廖品东　主编

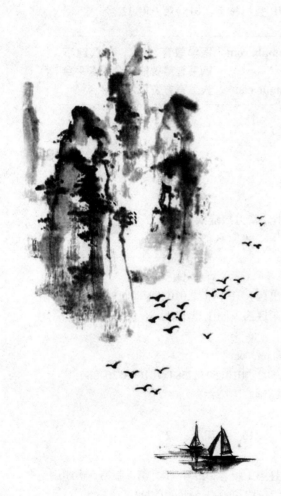

小儿常见病症病机解析

——谨守病机解儿难

人民卫生出版社

图书在版编目（CIP）数据

小儿常见病症病机解析:谨守病机解儿难/廖品东主编.—北京:人民卫生出版社,2018

ISBN 978-7-117-26097-8

Ⅰ.①小… Ⅱ.①廖… Ⅲ.①小儿疾病-常见病-按摩疗法（中医） Ⅳ.①R244.1

中国版本图书馆 CIP 数据核字（2018）第 050111 号

| 人卫智网 | www.ipmph.com | 医学教育、学术、考试、健康，购书智慧智能综合服务平台 |
| 人卫官网 | www.pmph.com | 人卫官方资讯发布平台 |

小儿常见病症病机解析
——谨守病机解儿难

主　　编：廖品东

出版发行：人民卫生出版社（中继线 010-59780011）

地　　址：北京市朝阳区潘家园南里 19 号

邮　　编：100021

E - mail：pmph @ pmph.com

购书热线：010-59787592　010-59787584　010-65264830

印　　刷：北京铭成印刷有限公司

经　　销：新华书店

开　　本：710×1000　1/16　印张：22

字　　数：337 千字

版　　次：2018 年 4 月第 1 版　2019 年 11 月第 1 版第 5 次印刷

标准书号：ISBN 978-7-117-26097-8/R·26098

定　　价：49.00 元

打击盗版举报电话：010-59787491　E-mail：WQ @ pmph.com
（凡属印装质量问题请与本社市场营销中心联系退换）

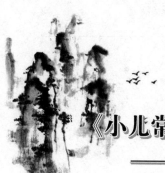

《小儿常见病症病机解析
——谨守病机解儿难》编委会

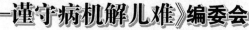

主　编　廖品东

副主编　李　雪　邵　瑛　孙德仁

秘　书　文宇恒

编　委（按姓氏笔画为序）

马保德（广西柳州市妇幼保健院）

王　列（辽宁中医药大学）

王　尉（成都市东平小儿推拿中心）

王　琳（西安基柱堂中医养生教育集团）

王龙飞（郴州市第三人民医院）

王德军（湖南中医药大学）

文宇恒（马来西亚国际医药大学）

邓平均（湖南长沙楚璞健康产业有限公司）

石　崧（大连扶十正健康管理有限公司）

皮　非（成都十陵社区卫生中心）

巩　莉（济南小美医药科技有限公司）

朱雅妮（广州美术学院）

朱霜菊（四川中医药高等专科学校）

向亚君（四川乐山职业技术学院）

刘　丰（首都医科大学附属北京中医医院）

刘红梅（大英县妇幼保健院）

刘建民（湖北中医药大学）

闫晓宁（西安基柱堂中医养生教育集团）

孙德仁（山西省河东中医少儿推拿学校）

李　雪（陕西中医药大学）

李守栋（南京中医药大学）

李妙媛（广西柳州市妇幼保健院）

杨新贵（河南杨家育儿康健康管理有限公司）

吴筛芳（郴州市第三人民医院）

邱　荣（山东威海易和小儿推拿堂）

应　坚（重庆安其儿小儿推拿健康中心）

张　浩（湖南金领玮业现代家庭服务产业联盟管理有限公司）

张　锐（青岛大学附属医院）

张万民（福建省厦门市萬民堂）

张声惠（武汉主人翁健康养生科技有限公司）

张淑华（青岛华康小儿推拿研究院）

邵　瑛（广州中医药大学）

林丽莉（福建中医药大学）

罗　敏（成都中医药大学）

季　群（季群小儿推拿连锁有限公司）

赵　焰（湖北省中医院）

赵婧伊（成都市东平小儿推拿中心）

胡锦秀（深圳市南山区妇幼保健院）

姜丽芳（南京中医药大学）

姜晓建（大连扶十正健康管理有限公司）

钱红涛（深圳市南山区妇幼保健院）

郭钦源（广西柳州市妇幼保健院）

郭彦力（深圳市南山区妇幼保健院）

黄文建（福州市百会通健康管理有限公司）

黄承益（四川省自贡市妇幼保健院）

黄孟林（武汉主人翁健康养生科技有限公司）

景　岚（重庆安其儿小儿推拿健康中心）

湛玉琛（湖南省岳阳市中医院）

蔡　洋（大连扶十正健康管理有限公司）

廖陈锐（成都市东平小儿推拿中心）

廖品东（成都中医药大学）

熊　茜（四川省小儿推拿专业委员会）

薛　晏（大连扶十正健康管理有限公司）

薛卫国（北京中医药大学）

张　序

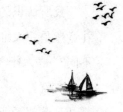

　　《小儿常见病症病机解析——谨守病机解儿难》是成都中医药大学廖品东教授及其团队历经几十年潜心研究中医儿科、内科、针灸和小儿推拿等基本理论并结合长期临床诊治经验谱写成的一部书。与其说是书，不如说是他们的心血。因为从朴实的文字中，我深深地感触到了他们这一群普通而实在的人对于中医和对孩子们的爱，以及对于美好未来的憧憬。

　　这是一部关于构建中医诊疗模式和专论儿科病机的书。编者们在深爱中医、发展中医的初心和恒心下，全方位、多角度、深入地对中医认识、诊断治疗病症的辨证论治和谨守病机两大临床诊疗模式进行了对比和总结。综观其内容、体例和观点，我毫不怀疑这是中医儿科新时代的"《诸病源候论》"。总论从概念、沿革、意义、优缺点，临床运用，以及通过与辨证论治模式的比较之后隆重地推出全新的"中医谨守病机诊疗模式"，这一模式包括谨守疾病共同病机，谨守具体病症病机和谨守患儿体质病机三个不同层次。它深刻反映了中医诊疗病症的规律和实质，为我们打开了在辨证论治之外，重新认识人体，认识病症，认识天人合一的窗口，形成了全新的中医儿科诊疗疾病的新纲领。各论则充分汲取古代文献精华和现代治疗经验与技术，在忠实于传统中医理论的同时又结合现代儿科学的研究成果，中西合璧，客观公正地阐释了五十多个儿科常见病症的病机，为读者认识、思考和防治儿科病症提供了重要参考。

　　这是一部关于中医诊疗模式的专著。作为中医医生的我们天天都在诊疗病症。我们爱中医，谈中医，用中医，对于辨证分型论治已经习以为常，个别人甚至达到痴迷程度。但我们很少问一问自己：这种模式是不是唯一，这种模式有没有缺陷，如果还有比这更好的模式是不是更有利于提高整体中医的疗效？

我所认识的廖品东教授是一个爱问问题的人。那天他专程拜访我，见面礼竟然是一大堆问题。他问"为什么同一个病人在不同的专家眼里辨证结果不同？""为什么别人报导的处方我们开出来却没有疗效？""中医名家 1 分钟左右就打发一个病人是辨证论治吗？""为什么有的名老中医一辈子什么病都开小柴胡汤或六味地黄丸却有疗效？""同样一个病人，火神派温里散寒，寒凉派清热泻火，补土派培土健脾，他们的诊疗过程符合辨证论治的定义、原则？体现了辨证论治的精髓吗？"他还问"知不知道辨证论治这一概念从第一次提出到广泛运用还不到一百年？""辨证论治怎么会是传统中医的基本观点呢？"是啊！中医有太多太多的疑惑，需要问太多太多的为什么。对于这种疑惑，其实我们也想到了，感受到了，我们也在问为什么，甚至发牢骚。可是，辨证论治被认为是中医的核心理论和唯一的诊疗模式，是进入教材的，老师讲授的，执业医师必须要掌握并考试的内容。尽管我们有疑惑，天天问为什么，并且发着牢骚，但囿于传统中医文化的惯性思维和中庸意识，使得我们随波逐流，听之任之，不敢挑战权威，不敢越雷池一步！

廖先生不同！他在提出各种问题的时候，不仅是问，不仅发牢骚，而是探索如何去解决这些制约和影响中医发展的问题。更令人欣慰的是，才不止一个廖先生呢！还有文女士、朱女士、杨女士、季女士、黄女士、皮女士、巩女士、赵先生、石先生、郭先生、马先生、薛先生等，有那么多的编委们一边临床，一边思考，一边总结。这让人看到了中医的希望！

我衷心希望他们继续思考中医，探索中医。希望这本书能助力中医的创新与发展。

当然，任何一个新观点的形成都遵循"幼稚—成熟—完善—全面"这一过程。谨守病机模式我是赞成的，但书中的一些观点我却不敢苟同。这不要紧啊！我仍然要推荐，要写序，因为我觉得这部书像是一把打开中医心灵之结的钥匙，虽然钥匙表面凹凸不平，不对称，不好看，但却非常实用，能带领我们走进另一重广阔的天地。

是的，有碰撞才有火花。有争鸣才有发展。

　　我收到邀请并写完这段序的时候正值祖国 68 周年华诞。看着伟大祖国日益强盛，看着人民生活水平提高，我心里的喜悦之情难以用语言表达。作为一个从旧中国过来的老人，我深深体会到今天的中医迎来了历史上最好的机遇。机会难得啊！要珍惜，要如廖先生和他的编委们一般的努力！

　　谢谢邀请！

张奇文　　2017 年 10 月 1 日

（农历丁酉年八月十二）

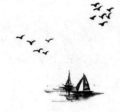

余　序

廖品东先生是与我共事数十年的同事，他所具有的生活激情和创作热情在我所熟识的人中并不多见。

在他的这部新作中，他试图在重新阐释疾病病机的基础上构建中医的诊疗模式。他对某些疾病的病机提出了新的观点，例如，感冒病机为"风""侵""表""争"，当发散；哮喘为非时之感，胶固之痰和闭拒之气三者相合，宜分解……他认为在诊疗过程中，必须"谨守病机"，一守疾病共同病机，二守具体病症病机，三守患者体质病机。

当然，在他的这部新作中，亦有不少内容与现行的辨证论治方法有悖，与现有的教材论述不符。但我想，在中医学漫长的发展过程中，与主流思想不符的观点必定层出不穷。兼容并蓄、去伪存真原本是学术传承的过程；百花齐放、百家争鸣原本就是学术繁荣的表现。

新思想或者新观点的出现，无论对错，对于学术的传承而言总有其可取之处。大浪淘沙，砂砾或是金石，总需要不断冲刷和反复磨砺才能显现。纵然是砂砾，在投入江湖的一刹那，也能激起浪花。

成都中医药大学校长　余曙光

2017 年 10 月 8 日夜

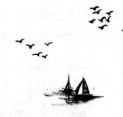

前　言

　　28 年前，四川成都，我中医内科研究生毕业，开始实践中医诊疗。我见到一位黄疸、胁下包块、腹水、肢体肿胀、腹痛、胁痛、大便秘结、极度消瘦、颓废、抑郁、食欲不振的患者，分别被不同的中医辨证为肝胆湿热、肝郁气滞、肾（阳）虚水泛、中气不足、真阴亏竭、气阴两虚等证型。一大堆处方中竟然完全没有相同的。专家说这就是中医的特色和优势。但我想，同样的人，同样的病，同样叙述病情的方式，理应诊断大致相同，可现实却迥然不同。关键是这还不是个案，而是存在于整个中医诊疗活动中的普遍现象。也就是说，任何一个病人在不同的中医眼里，他的病情和证型都有可能不同。这肯定不利于中医学术的发展，肯定不利于集合起整个中医的力量去攻坚克难。那个时候，我就对中医的这种诊疗模式产生了怀疑。我想穷究它，并立志改变它。我的想法得到了熊茜女士的赞许，我们一块研究和创新中医的临床诊疗模式。

　　30 年前，山西运城，孙德仁先生创立了中国第一所小儿推拿学校，每年招生规模上百人。他的学校教授推拿和小儿推拿，学生出去肯定从事与中医治疗相关的推拿和小儿推拿业务，但他们却不是医生，而且在校短短的两年时间内不可能完全掌握辨证论治体系。于是，他思考着要创立一套符合他的学校学生实际情况的教学模式和临床诊疗方法。他想，如果知道主诉，就能操作那该多好！

　　28 年前，中国台湾屏东，黄传胜先生接手父亲的个体诊所。他目睹了父亲每天从早到晚的忙碌。他想，如果父亲的治疗经验和方法能够复制就好了。要复制，就必须建立临床诊疗路径和规范。他发现围绕主诉进行甄别和处方能很好地解决这一问题。

10年前，广东广州，邵瑛老师写小儿推拿临床综述。在查阅了公开发表的几乎所有小儿推拿文献后，她意外地发现常见的二十多个儿科病种，虽然辨证为不同证型，但治疗处方中的穴位却高度统一。治疗为什么统一？一定是某一病症具有共性！那天晚上她激动得一夜未眠。

10年前，王德军；8年前，李雪；湖南长沙，他们步入小儿推拿领域，继承了湘西小儿推拿流派，并成为了该流派的核心人物。在实践中他们发现，湘西小儿推拿流派对所有儿科病症的治疗都有共同套路。他们的治疗其实是在一个共同的套路如开门、五经必推、拿肩井、五脏归经分治基础上进行调整的。这是为什么？他们欲弄个明白。

70年前，北京，冯泉福先生的冯氏捏脊术不论男孩女孩，不论年龄大小，不论什么病，都从下往上捏6遍，疗效很好。好的疗效怎样取得？其弟子和传人，以佘继林、郑军、李敏和刘丰等为代表的学术团队从来没有停止过探索和研究。

60年前，山东青岛，张汉臣先生倡导辨证论治，但后来他的弟子田常英、张锐、袁洪仁等在对张老的临床医案进行总结时发现，对于每一种以主诉为代表的病理状态张老都有固定的穴位配伍。他们将其命名为"术对"和"术组"。术对是两个穴位固定配对，术组是多个穴位固定组方。如补肾经、揉二马用于脑瘫和五迟五软，补脾土、推上三关用于体虚畏寒，补脾土、揉一窝风用于厌食、胃痛，揉小天心、分阴阳、补肾水、揉二马、大清天河水用于心烦、夜啼。揉一窝风、掐二扇门、清板门、分阴阳、清天河水、退六腑用于高热。同期的李德修先生也带着他的弟子赵鉴秋等人在思考，他们也发现治疗病症有规律。如清肺平肝、天河水治疗感冒咳嗽，清肺平肝、天河水、清胃经、运八卦治疗支气管炎，清胃经、运八卦、掐四横纹、清天河水治疗厌食，清补大肠、清小肠、补脾经、运八卦治腹泻等。那个时候，盲人张席珍精心呵护着他的儿子张继岗和张继青兄弟俩，两个儿子又将父亲传下来的技术毫无保留地传给了同是盲人的张淑华、姜向世和马红旗等人。盲人按摩，缺了望诊，做不到辨证论治，但盲人手感强，方向感强，记识能力强，怎样让他们以特有的触觉去感知和处理病症成为了他们日夜关注的问题。

18 年前，深圳，盲人林宏强，一个打工工人，为生计，脚浴、保健按摩、小儿推拿什么都做。后来，自己当了老板，开了按摩店。他是盲人，就将眼病，特别是近视眼的防治作为主攻方向。中医说"肝开窍于目"，更有目与五脏六腑广泛的联系。但通过长期实践，他感悟到近视眼就是眼的屈光系统出了问题，使光不能聚焦到眼底视网膜上，而与肝、心、脾、肺、肾没有多少关系。他开始重视对眼局部和视觉所在的大脑区域进行调节，取得了不俗成绩，他开发的近视眼防治手法列入了国家中医药管理局推广项目。

8 年前，武汉，黄孟林，原本软件业做得红红火火，却突然转向做起小儿推拿，而且做的是互联网+。他开发的小儿推拿 APP 下载量达到几十万。网上的小儿推拿怎样运营成为了他迫切需要解决的问题。他发现以患儿主诉为立足点，点开文档，编好一个基本方和程序，再进行加减就受到妈妈们和一般推拿技师的喜好。

3 年前，瑞典斯德哥尔摩，中国屠呦呦获得诺贝尔医学奖。屠呦呦团队的研究始于 20 世纪 60 年代。为了攻克疟疾，以她为代表的中国学者们进行了艰难探索。她们认定疟疾的基本病机就是"感染疟虫"，所谓的正疟、寒疟、热疟、瘴疟、疟母等不过是感染疟虫之后的不同表现形式罢了。她们集中所有的中药、针灸、推拿等内治外治法进行干预。最终证实青蒿素抗疟疾有效。其他的方药和针灸穴位都是辅助。

对了，还有福建，林丽莉；湖北，赵焰、刘建民；辽宁，王列；威海，邱荣；绵阳，朱霜菊；还有境外的文宇恒。以及很多不知道名字的朋友。

显然，这不是一个人在思考和探索，不是一个年代的思考和探索，也不仅仅是发生于某一个地域的思考和探索。凡是中医存在之处，大江南北，长城内外，人们都在思考中医，都在探索中医，大家在为中医今天的大好形势叫好的同时，却为中医自身学术发展的瓶颈问题而忧心忡忡。

路在何方？

路在脚下！

我倡议编写《小儿常见病症病机解析——谨守病机解儿难》就是探路，就是实实在在的前行。我们欲以此为契机，全面讨论并力求构建起适用于现代临床的中医诊疗模式。由于喊出的是时代的声音，因而得到了广泛的响应。

　　是的，我们没有多少名气，很多人文凭也不高。但我们这群人最大的特点是天天在临床，天天在推拿，天天在感悟。我们热爱中医，热爱小儿推拿，热爱孩子，热爱生活。我们在长期实践之中摸索出了防治疾病的好的方法，我们知道怎样快捷地解除孩子的痛苦，知道疗效才是安慰孩子和妈妈们最好的礼物。为此，我们殚精竭虑，尽其所能，反复争鸣与修改，力求刻画和反映出最真实的中医临床。在历经年余的思索和写作之后，今天，终于完稿了。可以说，书中建立起来的"谨守病机临床诊疗模式"和对儿科常见病症病机的解析，以及总结出来的防治常见儿科病症的方法，无不浸渍着五十多位编委们辛勤的汗水，无不体现着我们对祖国和对孩子们的爱！

　　但由于全国各地编委们的水平差异，更由于主编思维的局限性和能力有限，本书肯定存在不足之处。我们应该看到，人类对病症的研究是随着科技水平的提高和人们认识能力的增强而不断完善的。有争鸣，才有发展。有碰撞，才有火花。希望本书能够给大家带来新的思考！

成都中医药大学　廖品东

2017 年 10 月 8 日

目 录

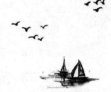

上篇 总 论

下篇　小儿常见病症病机解析与治疗

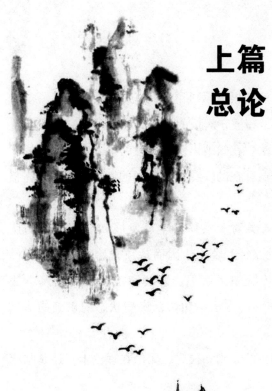

上篇
总论

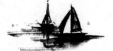

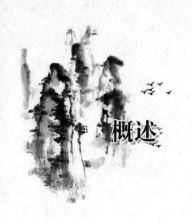

概述

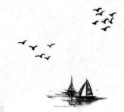

　　谨守病机是传统中医诊治疾病的根本原则和基本模式。

　　《内经》提出了"谨守病机"和谨守病机的思想，强调了谨守病机的重要性，介绍了谨守病机的基本方法。在归纳出疾病共性的十九大类病机的基础上，列举了当时危害较大、普遍存在的一些具体疾病的病机。构建了完整的"谨守病机诊疗模式"。

　　由于该模式较好地表达了人类对于疾病发生、发展和变化规律的认识，以及深刻反映了诊疗疾病的路径和要略，因而从一开始它就受到历代医家推崇，沿用至今，成为了传统中医认识、诊断和治疗疾病的基本法则。并且被千百年实践证明是科学的方法论和切合疾病状态的正确的诊疗模式。

　　继承和发扬传统中医谨守病机的原则和模式，无论在理论上，还是临床上对中医药学的发展都具有重要意义。

一、谨守病机概念

　　"谨"，《说文》："慎也"。《玉篇》："敬也"。"慎"是医生的基本素质，要求具备审慎之心，不能马虎，不能敷衍，不能掉以轻心。"敬"是医学活动的准则，要求遵循规律，敬畏天地（天人合一），实事求是，不浮夸，不追名逐利。

　　"守"，《说文》："从宀，官府也。从寸，法度也"。本为官名，官为民、监民，掌控法度以度量之。《玉篇》谓："收也，视也，护也"。由广薄而集中（收），详察而确其本（视），处心积虑维系之（护）乃"守"之义。

"病"，《说文》："疾加也"。玉篇："疾甚也"，还有"忧也""苦也""恨也""困也""辱也"之意。泛指人身体和心理的痛苦，以及融入社会的障碍。从几千年中医历史来看，中医的病虽然也有用病机命名，如惊风、厥证、中风、头风、感冒等，但大多数情况下，中医的病就是对某种病理状态的描述和归纳，或者为若干相关或不相关的症状的集合，如咳嗽、哮喘、发热、厌食、腹痛、腹泻、遗尿、五迟五软、夜啼、口疮、磨牙、瞬目、癫证、耳鸣、语言謇涩等。

"机"，古作"機"，本为织布机的形状和构件，如《集韵》："织具为之机杼，机以转轴，杼以持纬"，引喻为发动，发生。《说文》："主发为之机"。《集韵》："气运之变化曰机"。《庄子·至乐篇》谓："万物皆出于机，皆入于机。"《景岳全书》认为："机者，要也，变也，病变所由出也"。可见，机是事物发生和变化的起搏点和关键。

综上所述，谨守病机就是要认真、仔细地去分析、研究、总结和寻找出某种病理状态的根本属性和特征，弄清其发生和变化规律。注意：所谓病理状态其实就是以主诉为代表的那个主要症状。也就是说几千年来中医从来就是以消除病理性的症状为根本切入点的。可见，谨守病机要求围绕主诉，剖析主诉，研究主诉，主攻主诉，从而为临床消除或减轻这种主诉提供指导思想，并最终朝着征服这种病理状态的目标迈进！

二、谨守病机理论沿革

《内经》同时提出了"审察病机"和"谨守病机"。曰："欲令要道必行，桴鼓相应，犹拔刺雪污，工巧神圣，可得闻乎？岐伯曰：审察病机，无失气宜，此之谓也"，"谨守病机，各司其属，有者求之，无者求之，盛者责之，虚者责之。"其实，"审察"就是"谨守"，运用不同字眼，反复强调，并贯穿于《素问·至真要大论篇》中，"至真要"真重要！说明谨守病机是诊疗疾病的第一要务。

《内经》在观察和分析林林总总复杂疾病的基础上，发现它们有共同规律和特征，并将其归纳总结为病机十九条。它们是："诸风掉眩，皆属于肝；诸寒收引，皆属于肾；诸气膹（fèn）郁，皆属于肺；诸湿肿满，皆属于脾；

诸热瞀瘛（mào chì），皆属于火；诸痛痒疮，皆属于心；诸厥固泄，皆属于下；诸痿喘呕，皆属于上；诸禁鼓栗，如丧神守，皆属于火；诸痉项强，皆属于湿；诸逆冲上，皆属于火；诸胀腹大，皆属于热；诸燥狂越，皆属于火；诸暴强直，皆属于风；诸病有声，鼓之如鼓，皆属于热；诸病胕（fú）肿，疼酸惊骇，皆属于火；诸转反戾，水液浑浊，皆属于热；诸病水液，澄澈清冷，皆属于寒；诸呕吐酸，暴注下迫，皆属于热。"其中，涉及五脏病机五条，上下病机两条，风、寒、湿病机三条，火热病机九条。这是总病机。在具体疾病的论述与研究过程中，《内经》对咳嗽、心腹疼痛、关节肢体痛、水肿、发热、失眠、昏厥、淋浊、疟疾、呕吐、腹泻等具体病症的发生与存在规律和特征进行了探讨，留下了诸如"肺之令人咳"（《咳论》）、"不通则痛"（《举痛论》）、"风寒湿三气杂至，合而为痹"（《痹论》）、"阳盛则热"与"火郁发之"（《热论》《评热病论》）、"阴阳上下交争，虚实更作，阴阳相移"（《疟论》）、"阳加于阴谓之汗"（《阴阳别论》）、"阳气尽，阴气盛，则目瞑；阴气尽而阳气盛，则寤矣（阳不入于阴则不寐）"等经典病机。其后，历代医家沿此思路进一步探索，总结出"无痰不作眩，无虚不作眩"，"厥者，阴阳气不相顺接"，"膈有胶固之痰，外有非时之感，内有壅塞之气，三者相合，发为哮病"，"痰气交阻，神机不运则痛"，"胎毒熏蒸为胎疸"等经典病机。

历史上中医有关病机的著作首推隋代《诸病源候论》，共 50 卷。隋太医博士巢元方等撰于大业六年（610 年）。为我国第一部专论各种疾病的病因、病机和证候专著。全书 67 门，广泛涉及内科、五官科、外科、妇产科、儿科等共计 1720 种病症的机制。其中，对黄疸、瘿病、疳积、脚气、温病、消渴等疾病病机的认识深刻而科学，有效地指导了中医临床。清·沈朗仲撰，马俶（chù）校补，于 1717 年出版的《病机汇论》也是不可多得的病机专著。全书共十八卷，论述了中风、中寒、暑证等 60 余种内科常见杂症的病机，有一定的参考意义。

纵观历代医家著作，其写法和内容大多按照先探讨该病症的可能病机，然后运用方药、针灸等内外治疗方法进行干预。

三、谨守病机的意义

谨守病机是一种理论，更是一种临床诊疗模式。研究和运用这一理论和模式对于发展中医，提高诊疗水平有积极意义。

（一）传承中医

谨守病机是传统中医的基本理论，它根植于几千年来深厚的中华文化之中。从《内经》论述并构建起谨守病机体系到历代医家的补充修订和不断吸收人们长期同疾病作斗争的经验，使之成为了切合中医诊疗过程，反映了中医诊疗规律的理论框架。

中医的发展需要继承和创新。研究和整理谨守病机理论和模式，并将其发扬光大，本身就是传承中医。因而它具有一定的历史意义。

（二）理论争鸣

目前中医临床诊疗从上到下几乎只有一种声音——辨证论治。它贯穿于整个中医教育和临床体系之中。教材、教学、演讲、执业医师考试、查房、讨论等都围绕着它。实际情况却是：一个成熟的中医，一个好的中医，临床诊疗并不如辨证论治理论那般遇到某种病症，一定要分多少证型，运用不同的方剂治疗，他们其实都是把握并谨守住某种病症的特征，都是在按照这种病症的规律治疗。也就是说，辨证论治的理论和临床实践是脱节的，更不用说它的主观性、片面性、滞后性、无所不治性和不可重复性了。我们从《内经》中挖掘并构建出全新的谨守病机诊疗模式，虽然目前还不完善，还得不到学术界普遍认可，但总是探索，总在中医领域里，在只有一种辨证论治声音的情形下发出了不一样的呐喊。只有不断地呐喊，不断地争鸣，不断地修正错误，才能促进整个中医学术的发展。这是我们敢于亮剑，勇于暴露自己观点的根本原因。

（三）提供指导思想

传统中医的疾病就是一种以主诉为代表的病理状态。某种状态能够存在，一定有它存在的合理性，一定有规律可循。这种合理性和规律是由病症的本质特征和病症产生与存在的环境以及相关条件等共同决定的。谨守病机就是要找出这种病源的本质特征和它能够存在的必备的环境条件，然后设立相应的治法以期消灭这一病源，或铲除滋生这一病理状态的环境和条件。理论上，病症的本质被抓住并消灭了，病变存在的环境和条件不复存在了，这种病症本身就消亡了。因而谨守病机理论一定能够为治疗疾病提供指导思想。

有些病症病机简单，如感冒（外邪侵袭）、口腔溃疡（热毒熏灼）、湿疹（水湿郁结肌肤）、胎疸（胎毒内蕴，熏蒸胆汁，浸渍肌肤）、腹泻（清浊不分，合污而下）、呕吐（胃自身排邪与胃气上逆）、疟疾（感染疟虫）、肺痨（痨虫袭肺）等；有些病症病机复杂，如发热（阳盛则热、闭郁则热、能量暴发、缺水则热）、五迟五软（先天肾不足、后天脾失调、心肝偏旺）、肥胖（脾虚、痰湿、脾胃俱旺、宗筋弛张不收）、惊风（痰、热、惊、风）等。但不论简单，还是复杂，病机总是客观存在，总需要有人去总结和归纳。在本书中，我们组织多家单位对常见儿科四十多个病症的病机进行了探讨，得到了儿科常见病症的病机。更为可喜地是，我们以此病机理论去指导中医临床处方用药和推拿，均取得了不俗的成绩。

但是，我们也应该看到，我们的这种研究还是初步的，不全面的，甚至有些提法可能是不正确的。对病机的研究其实是人类同疾病作斗争的重要组成部分。人类对病机的认识永远没有完结。需要我们不断更新，不断修正，不断探索。

（四）激励后学，引领方向

治疗病症包括认识和探讨病机，以及运用各种方法对病症的治疗。我们应该承认今天很多病症无论中医还是西医都是不可治的。不可治的原因，一是病机未能阐明，或者现有病机根本就是错误的；二是虽然阐明了病机，却无特效方法进行治疗，如类风湿关节炎、艾滋病、乙肝、难治性失眠，等等。

医生的职责就是治好病症，治好病症是医生们追求的目标。

人类征服病症的路程漫长而曲折。人类对某病症病机的认识和治疗一定是随着时间的推移和科技的进步而不断发展的。屠呦呦引领的中国研究疟疾的团队最终发现并提炼出青蒿素就是明证，就是方向。我们承认"不可治"，正视"不可治"，并不是消极地束手待毙，而是为了更好地激励后学们去积极探讨"不可治"的原因，以期在认识和治疗这种目前的不可治病症方面，通过积累经验，摒弃糟粕，修正方案，开拓创新，而有所作为。

我们相信，以探索病机和治疗病症为出发点和最终目标的谨守病机理论和诊疗模式一定能促成中医界的广泛团结，群策群力，形成合力，朝着最终征服病症的共同方向前进。

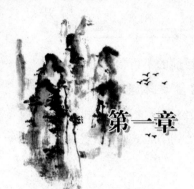

第一章 谨守病机的基本方法

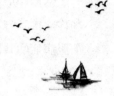

由于谨守病机的"病"为一种病理状态，常常表现为以主诉为代表的症状。因而围绕主诉（症状），剖析主诉，寻找出引发这种主诉的根本原因和机制就成为了谨守病机研究的主要内容。

一定的症状是怎样发生的呢？

症状表现于外，但"有诸内者，必形诸外"（《丹溪心法》）。外在一定的症状必然来自体内的某种变故，必然与人体的解剖、生理、气血、阴阳、心态、情感、劳作、体质、生活环境、嗜好等中的某一项或多项失调有关。一定的症状总可以，而且必然归类于人体的某个部位，某种性质和某种趋势，总有某种原因可寻。《灵枢·外揣》有"合而察之，切而验之，见而得之，若清水明镜之不失其形。五音不彰，五色不明，五脏波荡，若是则内外相袭，若鼓之应桴，响之应声，影之似形，故远者司外揣内，近者司内揣外"。即一定的病机是根据形体、五音、五色、五脏等生理功能和可能的病理变化推导出来的。

谨守病机要求从病位、病性、病势和病因等方面去探讨和归纳引起某种症状（病理状态）的原因。

第一节 主诉与病位

人体由各个局部构成，组成局部的结构和物质称为元素。

人体横向有皮肤、皮下组织、脂肪、肌肉、筋膜、骨骼、关节（椎间盘）脑髓、骨髓、脏腑。纵向有头、颈、胸、脘、腹、下肢。其中，躯干内有上焦（心肺）、中焦（胰脾胃）、下焦（肝肾、女子胞和睾丸）。头面有眼、耳、鼻、口齿等五官。经络、血脉是贯穿、网络、联系所有这些层次和部位的系统。阴阳、气血、津液、神明则是赋予以上元素功能和生命的物质。人体的鼻、口、眼、耳、二阴和皮肤是人与外界联通的窍道。

人体既然结构如此复杂，复杂的各个局部都有生理功能，也就都有病理改变。一旦它们病了，相应的生理活动就会出现异常，就会由该部位产生出某种症状。这时候，如果对这些部位的病变视而不见，都将其简单地归类于五脏，显然是错误的。正确的观点应该是既要以五脏为中心，联系和认识人体，也要重视局部本身，特别要研究局部病变的特征。

一、脏腑病变

脏腑病了，相应脏腑功能的变故将产生某些症状。有些症状是特异的，即只有那个脏腑病变才产生那个症状。有些症状是普遍性、多元化的，即某个症状很多脏腑病变都会产生。一般而言，特异性的症状为脏腑本身病变。如咳嗽、哮喘、感冒等多为肺系病变，尿频、尿急、遗尿等多为肾系病变，心悸、夜啼等多为心系病变，厌食、腹泻、呕吐、便秘等多为胃肠病变，黄疸、瞬目、抽动症等多为肝胆系病变等。普遍性的症状多为经络、血脉等网络系统和阴阳、气血、津液、神明等物质系统的病变。如发热、汗证、虚劳、疲乏、头昏、烦躁、痛症、痈疡等。

症状对应五脏俗称症状归经。著名小儿推拿专家，湘西刘氏小儿推拿流派核心人物刘开运先生特别强调症状归经，并建立起"五脏归经"理论，内容如下：

肺系：咳嗽、流涕、哮喘、痰鸣、发热、感冒、鼻炎、鼻窦炎、咽喉炎、扁桃肿大。

脾（胰）胃系：厌食、腹痛、腹胀、呕吐、泄泻、痢疾、完谷不化、便秘、积滞、疳积、流涎、肥胖。

肝系：多动症、抽动症、眨眼症、磨牙症、黄疸、胁痛、口苦、气逆、中耳炎。

心系：惊厥、夜啼、汗症、口舌生疮、心悸、贫血、吐弄舌、胎怯。

肾系：遗尿、尿频、尿赤、尿痛、盗汗、五迟五软、耳鸣耳聋。

传统中医脏腑病变中缺乏脑病，这是受历史局限性所致。现在许多心肝和肾系疾病的发病部位均直指大脑，在临床上应引起高度重视。

二、躯体病变

脏腑之外的躯体病变多表现为局部的疼痛、麻木、肥胖、功能活动障碍等，用手悉心体察，当在病变部位发现各种结节、压痛点，或异样点，或局部温度高低不同，或紧张度不同等。

这些症状和触诊所得到的东西也是实实在在的。筋伤理论中有"有疼痛就有肌紧张"的定论。传统伤科和针灸理论中有"阿是穴"的理论。找到了肌紧张，找到了压痛点，基本就可以定位了。这个时候，还将它们归类于某个脏腑（当然，牵张痛和反射痛例外），反而远离了主攻方向，不利于对躯体症状的治疗。

推拿因为用手直接接触患者的皮肤，用力可深透至躯体和各个层次。因而躯体病变为推拿的优势病种。

三、五官病变

五官科从大内科中分离出来，肯定是学科的进步。五官有五官的特征。这种特征表现为：①五官位于头面，位置相对较高；②五官为窍道，以通为用，最忌壅堵；③五官为天人合一的通路；④五官之间互相联通，一气贯之；⑤五官是聪明的表现；⑥五官内应于五脏。

五官疾病有不同于内科疾病的诊断、检查和治疗。因此，一定要强调鼻炎、鼻窦炎、嗅觉减退就与鼻有关。中耳炎、听力下降、鼓膜损伤肯定与耳有关。近视、弱视和斜视、白内障等就与眼有关。咽喉肿痛、扁桃体炎、腺样体肿大多与咽峡部和扁桃体有关。只有树立这样的思想，同时认真研习五官的解剖结构、生理功能和五官之间的联系，再运用推拿和中药去干预它们，才会取得好的疗效。

第二节　主诉与病性

人由阴阳构成。水火者，阴阳之征兆也。

水与寒相通，火与热类聚。

自然界有水火，有寒热。人体亦有水火，有寒热。自然界水火有常，则不寒不热，气温适宜，风调雨顺。人体生理上水火互济，则不寒不热，体温恒定。

自然界水火失调，或洪涝，或旱灾；或霜冻，或炎热。人体水火失调，或水肿、痰饮，或消渴、津枯。

仔细分析和品味每一个症状，发现它总是存在一定的寒或热的性质。症状偏寒与偏热，其实是体内水与火，阴与阳共济关系异常变化使然。火重了，身体、津液、脏腑、排泄物受到熏灼，就会表现出一定的偏热的症状。水重了，身体、津液、脏腑和排泄物被寒水浸泡，就会出现一定的偏寒症状。谨守病机根据症状的偏颇，就能推断出机体属于寒或属于热的病机。

一般而言，热为热毒炽盛或脏腑功能亢奋。表现为体温高，烦热感，各种脓样、黄色分泌物，各部位的焮红，面红，目赤，疮疡，疹子，便干结，烦躁等。当清之，泻之。寒为寒邪侵袭或脏腑功能低下。表现为体温低，肢冷、畏寒，各种清冷分泌物，夜尿多、便稀溏等。当温之，补益之。

第三节　主诉与病势

传统中医病势多指虚或实。

其实，病势是疾病表现出来的一种趋向性。

人体是有趋向性的。

人体的趋向性为升降出入。它是生命的特征，是气机的运动形式。正常人升降有常，犹如天地之间天清地厚，云雨交融，万物和谐，风调雨顺般而无病，而健康长寿。一旦升降出入紊乱，当升不升，当降不降，或升之太过，降之太过等都会以一定的趋势表现出来。因而根据患者表现出来的一定趋势，可以推断患者体内气机的运行情况，从而正确地判断病机。

呕吐、呃逆、善太息、中风、头胀、目胀、口臭、咳嗽、哮喘、发热、汗多等显然是一种向上向外的趋势；便秘、腹胀、癃闭、烦躁等症状可归结为当降不降。腹泻、尿频、排气、喜静等显然为一种向下向内的趋势；无汗、疼痛、疲乏、畏寒、感冒等症状则可归结为升发无力。

生理上没有这些（病）症状，病理情况下出现了这些症状。说明有一种力，一种机制使它们原有的向上向外或向下向内的趋势异常，这时候推断出这种症状背后隐藏的病机为升降紊乱。可能是当升不升，当降不降，也可能是升之太过和降之太过等。

升之太过，或当降不降，治疗就该降之、清之、泻之。反之，降之太过，或当升不升，治疗就该升之、温之、补之。

第四节　主诉与病因

不同病因所引起的症状会有差异。临床根据症状和症状之间的差异与变化，审症求因，就能推断出引发该病的病机，从而为治病求本奠定基础。

小儿发病不离外感、七情、饮食和劳倦等原因。但与成人比较，小儿肺常不足易外感六淫，脾常不足易内伤饮食，肝常偏旺易惊恐多动，心气怯弱易神不守舍，先天遗传易致肾（胎）毒，喜欢吮吸易染诸虫，蹒跚学步易跌损外伤。

《小儿推拿学》教材将儿科常见病因归纳为十大类，有一定参考价值。

一、外感六淫

1. 六淫的内涵　六淫存在于自然界。详细分析六淫的产生，可以发现有下面几种情形：

（1）风、寒、暑、湿、燥、火六种自然气候太过或不及：其中，风"善行而数变"，"风以动之"，"风为百病之长"。寒主收引、凝滞，"有寒故痛"，"寒则缩蜷"，"诸病水液，澄澈清冷，皆属于寒"。暑火同性，暑见于盛夏，多与夏天高热、闷胀、痧证有关。湿性重浊、黏滞、缠绵，"因于湿，首如裹"，"湿胜则濡泻，甚则水闭浮肿"，"诸湿肿满皆属于脾"。燥的特点为干，"诸涩枯涸，干劲皴（cūn）揭，皆属于燥"，表现为口干、咽干、鼻干、皮肤干、毛发干、大便干等。《素问·至真要大论篇》关于火热病机条文共9条，说明火热常见又多发；火性红赤，火性炎上，火能焚物；火热之邪具有熏灼、亢奋、伤阴等特点。

（2）恶劣的空气质量：如雾霾、粉尘、油烟、异味等。

（3）温差：多指因暖气、空调、加湿器等环境因素的变迁，使人体出入环境间的温度变化和湿度变化太大和太快。一般认为，当温差在8℃，湿度差达到20%以上时，都会造成人体一定的不适应，从而引发某些病症。

（4）疫疠：即瘟疫，儿科最为常见。疫疠具有传染性，起病急，多有发热、疹子、神昏，且流行期大小儿童症状大都相似。

2. 六淫外感的诊断　六淫总是从外入内，并且成为外感病症的唯一因素。

判断是否为外感的依据：体温高（一项有关上万例儿童发热的科研调查结果表明90%以上的发热属于呼吸道病变，如上感、支气管炎、肺炎、扁桃体炎等），恶寒发热，或鼻塞、流涕、喷嚏、咳嗽等外感表症中至少一项。天气急剧变化和儿童生存环境存在上述六淫滋生的条件等。

二、积滞内停

1. 积滞的内涵　积为各种有形之物停留于患儿体内，如宿食、燥粪、痰饮、肝脾肿大等；滞主要为体内气体增多，气压增高。积滞可由喂养不当、菌群失调、脾虚、炎症等所致。

2. 积滞的诊断　判断积滞的形成主要依据：伤食史，切诊有腹胀、腹痛，腹部包块，腹部拒按。兼有口臭，哭闹尖叫，二便不通（腹泻和呕吐这时候是从体内自我排出积滞的保护性反应），睡卧难安等症状。

三、禀承胎毒

1. 胎毒的内涵　胎毒是小儿常见病因。《小儿推拿方脉活婴秘旨全书》有小儿疾病"大抵半胎毒，半伤食也"，并将"脐风、胎惊、斑疮、惊痫、发搐、痰壅、赤瘤、鹅口、重舌、木舌诸症"划归为胎毒病。胎毒来自父母，与父母体质、习性、孕期感染和摄身失调等有关。

2. 胎毒的诊断 判断胎毒的主要依据：考查父母家族有无相关病史。询问种植、怀孕和生产有无异常。多于新生儿发病，起病急，多热毒特征，如胎黄、湿疹、惊风，多有先天缺陷或遗传疾病的病理学支撑等。

四、猝受惊恐

1. 惊恐的内涵 七情中的惊恐为小儿常见病因。惊恐多来自声、光、电、巨型、怪异等突然刺激。"惊则气乱"，"恐者气下"。惊恐以孩子尖叫、啼哭、惊惕、抽搐、夜卧不安、胆怯、面青、喜依偎等为特征，也常见于小儿腹泻、呕吐、咳嗽、头痛等病症过程中。

2. 惊恐的诊断 判断惊恐的主要依据：受惊史，突然尖叫、惊惕，面青、目青、山根青、大便青，依偎时患儿安宁等。

五、医源因子

1. 医源因子的内涵 顾名思义，医源为来自与医学治疗相关的因素。包括中西药物的毒副作用、过度治疗和院内感染等，这是当前小儿疾病的常见病因。医源疾病主要有严重感染，难治性咳喘、腹泻、精神异常、嗜睡或夜卧难安，胃肠不适等。对此，要认真追问病史，及时停用伤害性药物和治疗措施。

2. 医源因子的诊断 判断医源因子的主要依据：用药史与住院史。突然出现的与原有病症不相关的症状，如胃痛、抽动、夜啼、腹泻等，这种症状按照常规儿科诊疗方法治疗无效。

六、过敏

1. 过敏的内涵 过敏为人体对新异因子变化过度敏感。小儿出生后的环境与在母体内完全不同，后天吃、穿、用、呼吸等所有一切都是孩子过去不曾接触过的新异因子和新异的生活方式。孩子对新异因子肯定存在反应，反应剧烈就称为过敏。引起过敏反应的物质叫过敏原，常见的过敏原有牛奶、鸡蛋、鱼虾、花粉、猫狗、皮毛等。常见的过敏性疾病有肺系的咳嗽与哮喘，脾胃的腹泻，皮肤的疹子与瘙痒，肾系的尿蛋白等。

2. 过敏的诊断　判断过敏的主要依据：父母及家族有同类过敏疾病；接触过过敏原，特别是新加食物，新穿衣物，外出等；相关过敏的症状。过敏原筛查有利于确定具体过敏原。

七、痰浊（饮）

1. 痰饮的内涵　痰和饮是津液的浓稠或质的变异。清稀为饮，质浊为痰。痰饮的产生除脾为生痰之源，痰浊因脾运化失调，津液变质浓缩而成外，还要考虑热邪在肺炼液而成痰，以及空气中 PM2.5 等固态物质侵入呼吸道，裹挟津液而成痰。痰饮本身是病理产物，一旦形成，则会流注全身，形成新的病因。痰浊以胸闷、脘痞、腹胀、痰鸣、排泄物混浊、苔腻等为特征，主要导致哮喘、咳嗽、呕吐、癫痫、抽动、扁桃肿大、鼻流浊涕、耳鸣耳聋、疮痈等病症。

2. 痰饮的诊断　判断痰浊的主要依据：空气质量不佳，喉间痰鸣，咳嗽伴呕吐，体位变化时咳嗽加重，或呼吸急促，水肿，以及头颅、胸中、腹部、眼球等见到脑水肿、胸水、腹水和眼压高等。

八、营养过剩

1. 营养过剩的内涵　今天中国儿童普遍吃得好、吃得精和动得少，直接导致过多的能量储备——营养过剩。过多的能量常以脂肪形式储存在皮下组织、内脏器官周围和腹部网膜。营养过剩主要表现为便秘、肥胖、性早熟、高血脂、糖尿病、中风等。

2. 营养过剩的诊断　判断营养过剩的主要依据：肥胖，或体重超重。胃纳佳，生活条件好，进食油腻太多。运动少或不喜欢运动，精神状态容易困乏。

九、体虚

1. 体虚的内涵　即小儿阴阳气血不足。过去常见，现在随着生活水平的提高和新法接生，小儿体虚明显减少。体虚责之先天不足，或后天失养。

2. 体虚的诊断　判断体虚主要依据：长期营养摄入不足，身高体重不达标，身体和智力发育迟缓。乏力、神疲、四肢无力、食少、完谷不化、畏寒、长期低热等兼症。病程长，起病缓慢，或继发于大病之后。

十、感染诸虫

1. 虫症的内涵　虫症过去常见，多因卫生习惯不良而感染所致。虫症的症状取决于感染寄生虫的种类、数量和身体状况。

2. 虫症的诊断　判断虫症的主要依据：典型的虫症有腹痛，如阵发性腹痛、痛时剧烈、间隙如常，压痛，脐周痛等。兼症有厌食、异食、面部白斑、呕吐等。呕吐或泻下虫子，以及大便常规查见虫卵为确诊依据。

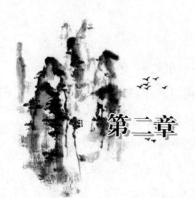

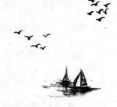

第二章 谨守病机诊疗模式

谨守病机诊疗模式来自实践中对临床诊疗过程的认识和对其实质的剖析与研究。

无论中医还是西医，都是人类与疾病作斗争的产物，都是为了征服疾病，解除人类的痛苦和延长寿命。既然治病，就会每天面对具体病人。病人就诊时，每个病人对医生来说都存在，或者只能是三种状态。一是病人病了，二是病人患的是某一种（单纯）或某几种（混合）具体病症，三是这个病人的病。每个医生每天都在回答这三个问题，并化解这三种不良状态。

谨守病机诊疗模式针对这三种状态，并且从这三种状态中提炼升华出临床诊疗最基本的模式。它在实践过程中形成了三个层次的"谨守"。

第一节　谨守疾病共同病机

病人可以得不同的疾病，如感冒、湿温、发热、呕吐、便秘、风疹、尿频、耳鸣、扁桃体肿大、近视、疮疖等。显然这些疾病的分类、属性、临床表现、解剖定位、机制、性质是不相同的。但它们都是疾病，都危害健康，病人都"病了"，这是否认不了的事实。谨守疾病共同病机紧紧抓住"病了"这一共性，守住"病了"这一特有的病机，建立起诊疗体系。

疾病与健康完全不同，甚至就是完全对立的两种状态。疾病就不健康。健康就没疾病。有人在疾病与健康之间划分出一个中间带，即亚健康。其实，亚健康是人为设置的。亚健康本质上还是不健康，是需要及早防治的不良状态。

健康是人类企求的状态，疾病是人类反感并要消灭的状态。但是，疾病和健康这两种状态不是永恒不变的。它们在一定条件下可以互相转化。即在一定的条件下，疾病可以康复，转化成健康。而健康也可以失衡，转变成疾病。

治疗疾病的根本目的其实就是要让疾病状态转化并回归到健康状态。完全回归就是痊愈，病机就逆转消失。不能回归，则想办法打断它，阻止疾病发展。有些疾病目前不能根治，那么就延缓疾病，从而带病生存，延长生命，这也是治疗。谨守疾病共同病机是认识和治疗疾病的第一个层次，它研究和探讨让人"病了"的各种疾病的共同的本质、特征和发展规律。研究和寻找出疾病朝健康方向转化的条件。并运用中药、针灸、推拿等各种疗法去实现这种从疾病朝健康方向的转化，从而防治它。

在全面复习传统中医文献和近现代对疾病研究的基础上，我们认为只要"病了"，就一定具备以下共性和特征。

一、疾病就是阴阳失调

阴阳学说是中医学的核心。中医认识健康和疾病的经典论断为"阴平阳秘，精神乃治"和"阴阳离决，精气乃绝"。即健康就是阴阳平衡，疾病就是阴阳失调。治疗疾病的实质就是要让已经失调的阴阳重新归于平衡。

1. 天人阴阳失调 天人合一（观）是传统中医的特色。

天人合一的实质是天与人之间阴阳的相通与相应。

在天，昼阳夜阴，永恒变化，形成类似图 2-1 的余弦曲线。人乃天地产物，"人以天地之气生，四时之法成"，"阳气者，一日而主外，平旦人气生，日中而阳气隆，日西而阳气已虚"（《素问·生气通天论》），"夜半人气入脏"（《灵枢·顺气一日分为四时》）。"阳气昼行于阳二十五度，夜行于阴二十五度，五十而复大会"。人体阳气变化也表现出类似图 2-1 的余弦曲线特征。

白天和晚上属性迥异。白天温暖、光明、喧嚣、生发，适合外出、劳作、排泄。夜晚寒冷、黑暗、静谧、收敛，适合睡眠。受天地阴阳影响，人类在进化过程中逐渐形成了"日出而作，日落而息"的生物学模式。这成为天、人阴阳曲线高度同一的合理解释。正因为如此，人类才获得了生存与发展空间。反之，疾病是这种模式被打破、阴阳失调的结果。诚如《内经》所

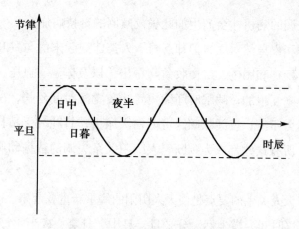

图 2-1　人体节律曲线示意图

言"顺之者昌，逆之者亡"。可见，遵循天人合一规律，根据天之阴阳变化规律来调节人体自身的阴阳对于养生和防治疾病有着重要的理论意义。

在天人阴阳合一过程中，天之阴阳为主导，永恒变化着。人类阴阳为从属，只是被动适应。天人阴阳关系失调的实质并不是简单的人体内的阴虚或阳虚，阴盛或阳盛，而是一种"合十"理论，即代表天之阴阳的余弦曲线（图 2-1）与代表人之阴阳的余弦曲线高度重合。研究两条曲线的重合度，就犹如一个手掌和另一个手掌对称性合十重叠一样。合十就叫天人合一。错乱和离散就是天人阴阳失调。合十就健康，就长寿。错乱离散就疾病。错乱多为疾病，离散则意味着生命的终结。

人类很多疾病，特别是明显具有时间特征的病症大多为天人阴阳关系错乱，天人阴阳曲线不能合十所致。如与阳虚，或阳不出于表相关的反复感冒（阳不能出表抗邪）、夜尿频多（白天无异常，白天也不需治疗）、遗尿（白天亦无异常）、五更泻（特发于寅时）、形寒肢冷（早晚尤甚，耐夏不耐冬）、神疲倦怠或嗜睡（夜晚发生是好事）、水肿（下午较重）等，以及与阴虚，或阴不敛阳相关的不寐与夜啼（晚上兴奋）、潮热（夜晚发生，耐冬不耐夏）、盗汗（只发于睡着时）、耳鸣（夜晚主要症状）、口燥咽干（夜晚尤甚）、心烦（白天正常心理活动之一），等等。虽然它们病症不同，表现各异，但均特发于白天或夜晚，或在某一固定时刻或季节发生或加重。结合近年来关于人体日、月、年等节律的研究成果，我们大胆推测：有了天人阴阳同步关系失调的病机才会产生如此昼夜颠倒的奇特病症。

其实，昼和夜虽然对立，但却互根。人类建立起来的与昼和夜相适应的觉醒和睡眠，精神和困倦，二便收敛与排出，以及体温、血压、脉搏等的昼夜差异也是对立互根的。睡眠时间缩短意味着觉醒时间延长，夜晚睡眠轻浅意味着白天精力不济；夜间尿频，可能白天尿少；打盹时无精打采，打盹后精力充沛等。所有这些都成为判断天人阴阳关系失调的依据和调整天人关系的重要思路。

由于调节天人关系的要点是使天人阴阳曲线重新重叠起来，即合十。而天人阴阳曲线都以时间为横坐标。分平旦、日中、日暮、夜半。每一个时间点，天和人的阳气趋势是一致的。平旦天人阳气上升（人之阳气出表），日中天人阳气隆盛，日暮天人阳气下降（人之阳气入里入阴），夜半天人阳气最弱。

如何才能使天人阴阳曲线合十呢？

我们建立如下假说：

（1）白天阳气升发和夜晚阳气入脏（阴以敛阳）是天人合一的结果。它主导着包括"觉醒-睡眠""兴奋-抑制"在内的人体的生理活动（规律）；天人阴阳关系失调是异常睡眠节律和阳虚证与阴虚证的重要病机。

（2）如果在平旦至日中天人阳气升发时，运用助阳、温阳方药和穴位助阳以升；在日暮至夜半天人阳气下降之时，运用养阴、滋阴方药和穴位益阴以敛阳，将有助于重建失调的天人阴阳同步关系（曲线）。

（3）天人阴阳同步关系的重建，有利于转导异常的昼夜节律，有利于减轻或消除阳虚和阴虚（症状）的各种状态，最终使患者错乱和离散的阴阳曲线恢复正常，从而治愈疾病。

这是一种全新的治法。包括只旦助阳，或只暮益阴，或既旦助阳又暮益阴，等等。

2. 人体自身阴阳失调 人体各个脏腑都有阴阳。阴总与阳相对。人体自身阴阳平衡与失调用柱状图（图2-2）表示（阴阳表示方法一般为阴阳鱼太极图）。阴阳平衡时阳柱与阴柱同高。这是生理，是健康，是人类追求的境界与状态。人体自身阴阳失调严格说来只有两种形式。一是阳盛阴衰，二是阴盛阳衰。细分阳盛阴衰和阴盛阳衰。又各分两种情况，即在阳盛阴衰和阴盛阳衰中，阳盛和阴衰，以及阴盛和阳衰，到底谁在先？谁为主导？它们之间的区别主要体现在基线上（图2-2）。

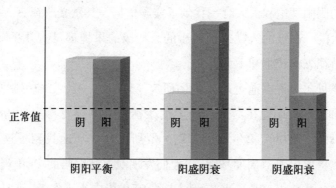

正常值

阴　阳　　　　阴　阳　　　　阴　阳

阴阳平衡　　　　　阳盛阴衰　　　　　阴盛阳衰

图2-2　人体阴阳示意图

对于人体自身阴阳失调的调理，方法其实很简单，"盛者抑之"，"弱者助之"，"以平为期"。这是目前中医业界广泛接受的观点和普遍运用的方法。不再赘述。

附：时间生物学和时间医学最新研究成果

2017年诺贝尔生物学和医学奖被授予3位美国医学家——杰弗里·霍尔（Jeffrey C. Hall）、迈克尔·罗斯巴什（Michael Rosbash）和迈克尔·杨（Michael W. Young），以表彰他们"发现了控制人体昼夜节律变化的分子机制"。

"白天永远不知夜的黑"，人类昼和夜有不同的生活习性，有不同的生理功能。不同的习性如何获得并固定下来？不同的生理功能如何发挥、调节和转化？中国的阴阳学说和天人合一理论早已系统阐释，并建立起完整的理论体系。但中医太粗放，国人并未深入下去研究。可这种节律变化却吸引着全世界科学家的眼球。

美国的三位科学家潜心于节律调整的物质基础研究，历经几十年终于获得硕果。他们从分子水平发现了地球上生物生命节律的分子机制，很好地解释了生物的昼夜生命现象，弄清了包括人类在内的指挥其"日出而作，日落而息"的"生物钟"的工作原理，为预测和适应正常的生物节奏，使之与地球律动（每24小时一个周期的昼夜节律）保持同步提供了依据。他们的研究为养生、长寿，以及明显的昼夜节律颠倒的疾病的防治（如夜啼、失眠、盗汗、五更泻、耳鸣、神疲、夜尿频多、遗尿、潮热等）拓展了空间。也给中医的阴阳理论和天人合一找到了实验依据，其意义非凡。

从高大的、高级的人类，到弱小的、低级的果蝇都具有几乎 24 小时的节律。但节律怎样产生却不可得知。

三位诺贝尔奖得主通过对果蝇的研究了解到有一种"神秘物质-周期基因"支配和主导着果蝇在白天和晚上的生活习性迥异。首先，1984 年，布兰迪斯大学的杰弗里·霍尔和迈尔克·罗斯巴什成功地找到了这种神秘物质，并分离提取出了"周期基因"。他们发现晚上被编码的 PER 蛋白质在白天会被降解。才会出现与昼夜节律同步的 PER 蛋白水平在 24 小时内周期性地出现震荡（图 2-3），提示昼夜节律的产生在于 PER 物质的有无和水平。

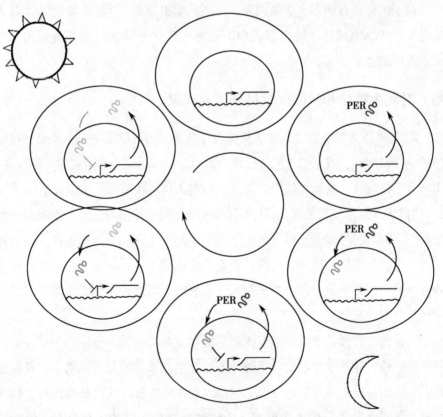

图 2-3 PER 蛋白水平在 24 小时内周期性震荡

　　杰弗里·霍尔和迈尔克·罗斯巴什假设 PER 蛋白阻断了"周期基因"的活性，并认为通过抑制反馈回路，PER 蛋白可以阻止其自身的合成，从而对 24 小时昼夜节律产生调节。

　　这个研究很诱人，这个模型更令全球瞩目，即为了阻止"周期基因"的活性，细胞质中产生的 PER 蛋白必须到达遗传物质所在的细胞核。二人工作已经表明，PER 蛋白晚上出现并建立在细胞核中，但它本身产生于细胞质内，并且在细胞核外游离。PER 是通过什么途径，乘坐什么"车"进入核内的，却无法得知，"犹如整个图画中少了几块连接的拼图，使我们美好的图画空缺并中断"。

　　他们继续不断地探索。

　　1994 年，他们与洛克菲勒大学的迈克尔·杨合作，发现了第二个"周期基因"，它编码正常昼夜节律所需要的 TIM 蛋白。他们的工作表明，当 TIM 结合 PER 时，两种蛋白质都进入细胞核，即 TIM 作为载体，运送 PFR 进入到了细胞核中，让其阻断了"周期基因"在那里的特殊活动，从而封闭和抑制了反馈环（图 2-4），使果蝇在白天产生与夜晚完全不同的生物学活性。

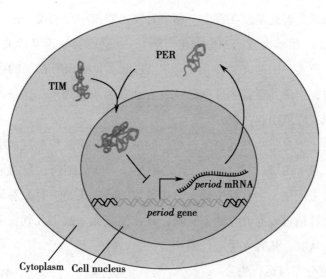

图 2-4　TIM 结合 PER 进入细胞核

由于三位获奖者的创新发现，昼夜节律生物学发展成为一个庞大而高度活跃的研究领域，对我们的健康和生命有着重大影响。

二、疾病就是气血失调

气血是人体生命的基本物质。得气血则生，无气血则亡。气血荣，生命旺，气血亏，生命弱。总之，气血有常，人体安康。"一脉不和，周身不安"。气血不足和功能异常是百病的基础。诚如《素问·调经论篇》所云："血气不和，百病乃变化而生。"

气血病变的主要形式为不足（理论上还存在有余，如肥胖、性早熟等）和运行与分布失调。

1. 气血不足

气血不足分为气血来源不足和化生不足两方面。

气血来源不足主要为饮食营养条件差。这是传统中医形成年代的主要原因。封建社会，农耕经济，靠天吃饭，战乱频繁，黄河流域生存圈的洪水与干旱等使中国人将平常吃饱饭，过年有猪杀，年年有鱼看作奢侈。那个年代，疳积、佝偻、肺痨、虚劳等比比皆是，危害严重。所以，为医者首先必须将营养来源是否充足放在首位。那个时候，夸张一点来说，一只乌鸡（乌鸡白凤丸），一块羊肉（当归生姜羊肉汤），一只麻雀（肉苁蓉丸），以及莲米、扁豆、芡实、山药（参苓白术散）、熟地、龙眼肉等都能治病，都是好药。但现在，中国儿童营养过剩已经成为常态和致病因子。这是古今之重大区别和不同，应该引起注意。

气血生化不足是指在气血原料充足的情况下，患者仍然气血不足。这个时候应该重点考虑肺、脾（胰）、肾之不足。肺吐故纳新，是能量氧气的重要来源。脾主运化，为食物中营养消化吸收的唯一渠道。肾藏有先天之精和后天之精，肾精可以充养骨髓、脑髓，并化生气血。故但凡气血不足，中医总是从肺，从脾，从肾入手进行调补。

2. 气血分布与运行失常

（1）气血分布失常：理论上气血无处不有，无时不在。全身均匀，聚集五脏，心肾犹多，重点供脑（大脑供血占全身供血的15%左右）。如果气血分布不匀，则某些地方气血不足，某些地方气血堆积瘀滞，成为发病机制。而大脑、心肾等因为关乎生命，生理上需要更多气血，一旦心、脑、肾气血供应不足将引发诸多病症，如心悸、气短、心烦、胸闷、面白、头昏、头痛、厥证、汗证、失眠、夜啼、耳目不聪、五迟五软等。

（2）气血运行失常：气血循行不疾不徐，周而复始，如环无端。气血循行当快则快，如运动与激动；当慢则慢，如睡眠与静思。如果气血循行出现异常，或急快、奔迫、上冲，或迟缓、闭郁、下陷。均为产生疾病的基本病机。前者病机为慓悍，后者病机为壅闭。《圣济总录》云："大抵按摩法，每以开达抑遏为义。开达则壅闭以之发散，抑遏则慓悍有所归宿。"可见，由于推拿按摩本身具备动能特征，又有一定的方向性。因而推拿是调节气血分布和运行最有效的手段之一。

气血本物质，气血被约束于经络与脉管之中，气血需要流动。因而判断气血异常和调节气血的思路，一是关注气血本身的质量，二是守其约束气血的管道。诚如《素问·调经论篇》所说"五脏之道，皆出于经隧，以行血气。血气不和，百病乃变化而生。是故守经隧焉。"《素问·至真要大论篇》谓："疏其血气，令其调达。"

三、疾病就是脏腑功能失调

中医以五脏为中心，五脏本身联系并相互生克。五脏在里，六腑在表，脏与腑之间借经络相连。五脏还与脉、筋、骨、皮、肉等五体相连属。五脏还开窍于眼、耳、鼻、口、舌等五官。在中医看来，人体所表现出来的任何症状都离不开五脏，都可以用五脏功能失调加以概括。

根据脏腑的生理功能和病理特点，将患者表现于外的各种症状和体征进行归类，以确定该症状和体征与某一脏腑之间的关系的方法是谨守病机的重要内容。

急性病，常常能找到明确的脏腑，然后进行针对性调治。慢性病却涉及多个脏腑，甚至累及五脏。如哮喘急性期发作在肺；缓解期则与肺、肾、脾，甚至与心、肝等相关。因而急性病多为单一脏腑功能失调。慢性病多为多脏腑或脏腑间的相互关系失调。

相应脏腑病变的共同特征与规律详见"谨守具体疾病病机"。

四、疾病就是升降紊乱

升降出入是气机运行的基本形式，是生命的特征。升为上行、出为向外，降为下行、入为向内。一般说来，阳主升，阴主降；阳从左升，阴从右降；脏在下，其气宜升，腑在下，其气宜降；清轻精华当升，浊重糟粕当降；脾升胃降，肝升肺降。升和降，二者趋势相反，属性迥异。但有升才有降，有降才有升；升是为了降，降是为了升，升降总相因。如胃的降浊与脾的升清互为条件，缺一不可。脏腑的升和降还具有相对性。如肺在五脏位置最高，高处适宜布散，故有宣发作用，是为升与散；水往低处流，肺位置最高，为水之上源，具有肃降、通调水道的功能，是为下降。肾居于下焦，内寓之元阴元阳为人身原动力，需要源源不断，向上蒸腾属于升清；而肾开窍于前后二阴，促排便与排尿，又属于降浊。总之，升与降揭示了气机运行变化的基本规律。升降有度，则阴平阳秘，气血调和，表现为小儿神清气爽、动静如常，二便、饮食、睡眠正常，生长发育协调。

既然当升则升，当降则降，升降有序，升降相因是为生理。那么，升降失调就成为疾病的共性，成为疾病的基本病机。当升不升，可见头昏、神疲、乏力、脱肛、耳鸣耳聋、目不明、食欲不振、泄泻、完谷不化、遗尿、感冒等。当降不降则会咳嗽、哮喘、呕吐、呃逆、胀满、便秘等。升之太过，当有头痛、头晕、鼻衄、吐血、暴聋、惊厥、中风、昏扑等。降之太过则下陷，将会出现泄泻、脱肛、尿频、漏汗、昏厥等。

升降出入具有方向性质和特征。推拿用手操作，推拿的每一招每一式无不彰显方向。因而推拿顺应升降，调节升降为其优势和特色。值得重点开发和研究。

无论生理还是病理，升和降就是方向，它们总会以一定趋向表现出来，即升降有据可凭。在推拿过程中，如果患者面红、唾液增多、身热、微汗出、呃逆、干呕、嗳气、太息、喷嚏、咳嗽、呼吸浅促等，常提示气机上升；反之，若患者矢气、肠鸣、大便增多、尿频、口渴喜饮、呼吸深长、饥饿等则说明气机下降。在推拿过程中常以此作为手法得宜和深透与否的标志，并以此作为疗效的保障。

推拿顺应升降的具体方法：

1. 致气调神，导引经气 最早提出这一观点的是《素问·玉机真藏论篇》，谓："神不足者，视其虚络，按而致之……移气于不足，神气乃得复也。"明确提出了找出"虚络"，适时按摩，导引其他部位的气血、经气、心神等至所按部位的治疗方法。当这种操作作用于头面、肩背、上焦，或足底、下肢、小腹与腰骶等部位时，就能达到升提与平降之目的。如摩百会、摩囟门、揉太阳、点攒竹、拿风池、拿颈夹脊、拿肩井、捏挤天突、振叩肺俞与胸廓等，能开胸、宣肺、醒脑、祛邪、升提阳气；而点涌泉、摩三阴交、掐太冲、点太溪等为著名的引火归元法，摩小腹或运小腹有助于气沉丹田，横擦腰骶与振八髎有助于通二便等。

致气调神、导引经气切中的是当升不升和当降不降的病机，多采用揉法、摩法、运法等，且操作时间宜长，力度宜轻，环境宜安静，常配合语言诱导。

2. 按而收之，阻截升降 《经》云"其慓悍者，按而收之"，指来势急猛之证，特别是升之太过和降之太过时，应强行阻断，逆其势治之。既然升之太过，宜于头顶、两颞侧、耳、目、肩上，或上半身等部位和穴位，直向下或向内抑之，以降其亢奋；而降之太过，宜取脚心、下肢、小腹和腰骶等部位和穴位，直向上或向外托之，以升阳举陷。该类方法多用点、按和振法等，宜长时间，重手法，并反复多次操作，且方向一定要与病理趋势相反，即直指下或上。如振按百会、振按头四方、振按目上眶（头部三振按）为降法代表，振按涌泉、向上振按小腹和中脘升提气机等。

此法与第一法所取部位刚好相反，一为引导，通过自我感觉导引经气至推拿部位；一为阻截，以强有力的方向感阻断其趋向性。二者在临床上常配合运用。

3. 顺应升降，推而助之 导引和阻截两法均用于人体系统的两端，本法用在人体系统的路径上。在其路径上采用与病理趋势相反的方法推而助之（升或降不足），或推而抑之（升或降有余）。如捏脊、推上七节骨、推上三关、上推中脘、膻中等能助其升而抑其降。反之，下推腹部、推桥弓、推下七节骨、推天柱骨、开璇玑、下推中脘、腹部等助其降而抑其升。该类方法以推法、擦法为代表手法。

4. 拿使之外，按使之内 单纯分析手法力向。拿法之力的方向为离开人体指向体外，而按法为指向体内。所以，拿法是升散法的代表手法，按法是内聚法的代表手法。早在《内经》就有"按之则热气至"，而拿法之拿五经、拿肩井和拿颈夹脊等无不体现升散之性。

5. 调脾胃，控枢纽 脾胃是气机升降枢纽。脾胃位于中焦，是上焦气机下行和下焦气机上行的必由之路。中焦壅塞则上下不通。同时，脾之升带动诸气上行，胃之降带动诸气下行。脾升胃降成为了人体升降的主趋势。脾胃为升降枢纽这一理论为我们通过调治脾胃，来调节人体的升降提供了新的思路。

五、疾病就是正虚邪盛

人处天地之中，人在人群之中，人周围的环境和群体无不对人体产生影响，并决定着人的生命质量。当天地环境和人际关系不利于人体的时候，作为外界因子的自然条件和人际关系等就称为邪气。

人的一生就是不断适应自然，适应社会的过程。中医将一个人的适应能力称为"正气"。正气强，适应能力就强，人体就健康无病。反之，正气弱，适应能力就弱，人体就患病。正气没有了，人的生命也就结束了。

"正气存内，邪不可干"，"邪之所凑，其气必虚"是中医的基本观点。正邪斗争贯穿了疾病的始终，正虚邪盛也就成为了疾病的共同病机。

调治正虚邪盛，无非扶正与祛邪。

1. 扶正 为正气不足的虚证而设。即一般所谓"补"法。

虚有阴虚、阳虚、气虚、血虚、精髓不足、津液亏耗等，宜分清虚之属性，针锋相对治之。

《经》云"精气夺则虚"。中医之虚，主要为物质不足，但也包括脏腑功能活动低下。补益物质非推拿之所长，提升功能推拿却有优势，临床应心中有数。

推拿补法的要点，前人总结为时间长，力度轻，频率缓，向心、向上、左转（顺时针）等。

2. 祛邪　为邪气盛的实证而设。治病先去邪，邪去正才安。

祛邪即一般所谓"泻"法。

中医泻法不离汗法、吐法、下法和消导法。

汗、吐、下三法着眼于将邪气驱除体外，消导则使结聚于体内的邪气得到消散。其中，汗法不仅仅指发汗。凡用药物，以及针灸、洗熏、熨烙、推拿、体操、气功等使邪气从皮肤透达外出的方法均称为汗法。吐法，不单指催吐，凡豁痰、引涎、催泪、喷嚏等上行趋势，使邪气从口、鼻、眼通过唾、涕、泪而出的治疗方法都属于吐法。下法，不单指将大便或小便排泄出体外，它还包括了行气、通经、消积、利水等能够使气机下行的方法。

具体来说，邪气有六淫，有温差变化，有雾霾，有瘟疫，有停积的饮食，有太过的七情，还有痰饮、瘀血、粪便等。六淫宜祛散，温差宜调节，瘟疫宜先防，积滞宜消导，七情宜疏泄，痰饮可催吐、可健脾、可肃肺，瘀血可清肃、可活络、可激荡，粪便总是糟粕，必须将其荡涤排出。

由于推拿具有机械力学原理，具有明显方向性，具有动能和势能。非常好地切合了汗、吐、下与消导的方向性与机械力学属性。因而，从古至今推拿都被认为是祛除邪气的重要方法。祛邪乃推拿之所长。

推拿泻法的要点，前人总结为时间短，力度重，频率快，离心、向下、右转（逆时针）等。

六、疾病就是机体不协调

人体由脏腑、筋脉、骨骼、皮肉、五官、气血、经络等各个部位和各个层次构成。人体有内外，有上下。所有这些将人体组合成为一个有机整体。人体的生命，如各种生理功能活动，各种姿势和动作，各种喜恶与表情等，都不是单一的一个脏腑，一个器官，一个组织所决定。人体的生命现象是无数同质的和不同质的脏腑、气血、阴阳、五体、五官等协调作用的结果。如人体的水液代谢有赖于肺、脾、肾、三焦、膀胱、输尿管等协调。饮食消化和糟粕排出是由从口腔经食道、胃、小肠、大肠到肛门的完整过程；在这个过程中，胃和肠之间不断经过"胃实肠虚"和"肠实胃虚"的有序变化，参与这一过程的脏器也统一协调，如《素问·六节脏象论篇》："脾、胃、大肠、小肠、三焦、膀胱者，仓廪之本，营之居也，名曰器，能化糟粕，转味而入出者也，其华在唇四白，其充在肌，其味甘，其色黄，此至阴之类，通于土气。"一呼一吸为息。一息中，有腹腔、胸腔、喉头肌肉参与，有肺、气管和支气管的运动，有鼻、咽、会厌等的协调，缺一不可。可见，要维护正常的生理功能，不仅要有单一脏腑的生理功能正常和发挥，更要有多个脏腑的先后顺序性和协调性。为此，传统中医才发明三焦理论，创造性地将与气血来源、分布、运行和糟粕排出相关的脏器集合起来，赋予其"如雾""如沤"和"如渎"的功能。除了脏腑外，眼睛的视物、眨动，鼻子的嗅觉，耳朵的听声等均是多器官参与完成。人体静态的坐、立、卧等姿势和动态的一举手，一投足，一转身，一下蹲，以及跑跳、投掷等均涉及多个关节和关节周围韧带、肌肉、筋膜等的不同方向，不同力量的协调收缩与舒张。

人体需要协调，协调代表健康。治疗疾病就是让人体整体协调，局部协调，内外协调，上下协调。让人体从不协调中重新协调过来。

能够恢复到完全生理状态的协调就是痊愈，是医学追求的目标。不能恢复到病前生理性的协调，能够在某种病理状态下达到暂时的协调也是治疗。如退变的椎间盘、退行性脊柱炎和脑瘫的某种异常动作和姿势等。

人体的协调主要由心、胆和脑主宰与介导。

1. 心——君主之官，统率协调　《素问·灵兰秘典论篇》："心者，君主之官，神明出焉"，"故主明则下安，以此养生则寿，殁世不殆，以为天下则大昌。主不明则十二官危，使道闭塞而不通，形乃大伤，以此养生则殃，以为天下者，其宗大危，戒之戒之！"据此，欲协调机体，当从心和心包论治。小儿推拿振按虚里，清心经和补心经，按揉心俞，叩击至阳，点揉内关，改良黄蜂出洞，调五脏等都是治心，都有助于孩子脏腑与动作姿势的协调，以及有助于语言的发育。

2. 胆——中正之官，鼓动和维系协调　《素问·六节脏象论篇》："凡十一脏取决于胆。"《杂病源流犀烛》谓"十一脏皆赖胆气以为和"。人有五脏六腑共十一脏，十一脏皆赖胆气升发鼓动而有功能，又靠胆气维系以协调。据此，可运用搓摩胁肋，掐揉肝胆（板门外侧，见周于蕃《小儿推拿妙诀》)，推抹剑下，拿肩井，点按胆俞、肝俞等予以调理。

3. 脑——澄神内视，阴阳之本，主导协调　除了心与胆，我们必须承认大脑对于人体内环境和外环境调节的主导作用。大脑位置最高，俯瞰全身，澄神内视，统领诸脏。五官开窍于头面，五官内联于脑，大脑成为天人合一枢纽。阳升阴降使头脑成为诸阳之会和清阳之府。总督诸阳的督脉与总任诸阴的任脉发源并联系大脑，使大脑成为阴阳调节之根本。脑还贮藏脑髓，主灵机记性，主人体生长与发育。所有这些，都成为我们调治人体失稳、失衡、失协调性的重要思路。以此为指导开发的健脑益智法无论是理论还是临床，无论对孩子生理还是病理都有一定的意义。

七、疾病就是不肃洁

初生儿谓之"赤子"，小儿谓之纯阳，小儿"脏气清灵"。

胚胎时期，胎儿有鼻不曾呼吸，肺系无雾霾、烟尘熏染，有口未进饮食，没有食物残渣，没有积滞和外来糟粕。眼睛不曾见光，瞳仁一尘不染。皮肤浸泡于羊水之中，恒温，没有触压，没有瘙痒。血液纯净，血糖、血脂、血压正常。大脑没有杂念，清静自然。

新生儿是以肃洁之躯来到人间的。

肃为整整齐齐，"洁"指干干净净。肃指结构，"洁"指状态。脏腑结构的整齐和脏腑状态的清洁是健康的标志和重要保证。

肃洁是小儿脏腑、气血、经络和躯体的生理特点。因为肃洁，就清灵。因为清灵才能对外界刺激和体内变化产生快速感应，快速传递，快速整合和快速反应。因而，肃洁和清灵为小儿推拿和中药等治疗方法促进脏腑受损后的再生与修复提供了有利条件。

小儿体内肃洁则健康，不肃洁则污浊，污浊则脏腑失于清灵而产生疾病。因此，治病之要在于肃洁，在于使脏腑重新恢复肃洁的状态。

疾病无论外因，还是机体内的变故，总有邪气和糟粕产生。外来致病因子本为外邪，所着之处，不清不洁。体内变故可成痰，成饮，成瘀，成滞，成毒，成脓，成沙石，成浊污，成郁火，也不清不洁。日久，成垢，致永久性不洁。或因火毒熏灼，焚物毁物造成结构异常，也可因瘀滞痰浊，日久堵管道，塞空腔而致实质性改变，也导致结构异常。

一旦机体失去肃洁，当变生诸症。肺失肃洁则咳嗽、哮喘，胃肠失肃洁则呕吐、腹泻、腹痛，心失肃洁则烦躁夜啼，肝失肃洁则烦闷惊惕，肾失肃洁则尿频、尿急、淋浊，肌肉骨骼失肃洁则痿痹疼痛、功能障碍并畸形。总之，疾病为失去肃洁。清洁机体，整肃机体也就成为了治疗疾病的根本原则和出发点。

人体脏腑本身有强大的自愈功能，即脏腑在一定范围内能够依靠自身的肃洁机制排出邪气，达到自愈的目的。很多疾病的临床表现其实就是脏腑自我肃洁的过程。如脾胃的吐泻、厌食，肺系的发热咳喘，肾系的尿频尿急，肝系的动怒躁动，心系的痒疮痛疹等。由于治疗疾病的本质在于使机体重新回到原本的肃洁状态。因而，对于腹泻、呕吐、咳嗽、发热、喷嚏、流涕和疹子等病症就需要具体分析，首先判断它们是不是人体自身肃洁过程的某种反应。如果是人体自身肃洁过程，对于这些症状就不但不能止，反而要促进其排出。只有胃空了才不吐，肠净了才不泻，肺清（肃）了才不咳，能量爆发了热才退，皮肤净了才不痒。这时候，指导治疗的原则就是通因通用和因势利导。

疾病就是阴阳失调、气血失调、脏腑功能失调、升降紊乱、正虚邪盛、不协调和不肃洁。万变不离其宗，任何疾病都难逃此七者。它们是滋生疾病的共同土壤。只要我们针锋相对，设立基本方，采用相应的方法去干预它，就可能铲除滋生疾病的土壤，就可能对各种疾病的治疗产生积极意义。现实医疗活动中，大多数老中医无论什么疾病，都只用某一个或某几个方，很多针灸和推拿医师在临床上也总喜欢运用某几个套路和穴位，都有疗效。究其理就在于抓住了疾病的共性，促使了疾病朝健康方向转化。传统上的小儿推拿操作，总有些手法与穴位无论男孩还是女孩，无论孩子年龄大小，无论孩子患什么病总是同样操作。如湘西小儿推拿流派开天门、推坎宫、推太阳、按揉总筋、分推手阴阳组成的"常例"和五经必推。冯氏捏脊始终采用同样的捏脊术调理。河东小儿推拿流派腹部必推，神阙静振等。其实，湘西流派的头面三大手法和手部起式，以及五经必推本身就调阴阳、调气血、调脏腑、祛邪气、顺升降，并增加协调性。冯氏捏脊术和河东肚脐推拿则扶正祛邪，调理气血和脏腑。从明清时期的文献看，小儿推拿有很多特殊的"次递"（程序）和共同的套路。目前，公认的次递与套路有：头面四大手法、黄蜂出洞法、五经推法、分推手阴阳法、调五脏法、上三关配六腑法、运内外八卦法、内外劳宫双点法、双点门法、抱肚法、催吐法、神阙静振法、腹部和脊柱操作法、拿肩井法等。

铲除了疾病滋生的土壤，疾病无处可藏，康复就成为可能，治疗就有希望了。

第二节　谨守具体病症病机

病人得各种各样的病症，不同病症之间有差别。病理状态不同，表现形式各异，产生这种病理状态的病机也就不同。特有的病机产生特有的病症，也只有通过不同病机之间的比较，才能从本质上使一种病症区别于另外一种病症。因此，抓住并守住具体病症的病机，就抓住了这种病症的本质，就为正确认识和治疗这种病症提供了保障。明代医家周子干谓："惟见一证（症），而求其证（症）之所以然，则本可识也。"探寻引发某一病症的"之所以然"，揭示某种病症的本质，探寻其规律，并根据这种本质和规律来防治这种病症为谨守病机的第二个层次——谨守具体病症病机。

病人的国别和地区不同，生活的环境和生活方式各异，各人种和民族间的习性有差别。但他们却可能患同样的病症。以咳嗽为例，北京、河北人咳嗽多与雾霾有关，成都、四川人咳嗽多与盆地潮湿闷热有关，深圳、广东人咳嗽多与天暑地热、食鱼嗜咸有关，东北人咳嗽多与天气寒冷有关，加拿大、澳大利亚和欧美人咳嗽多与空气清新后的花香、枯枝败叶、动物粪便和皮毛刺激有关，非洲人咳嗽则与流行性疾病和战乱等有关。引起不同地区和国度，引起相同或不相同生活方式的人的咳嗽病症的具体原因千差万别，有时甚至寻找不出来。但共同的是，他们都在咳嗽。咳嗽就一定有咳嗽的本质和特征。谨守病机的第二个层次就是要求围绕这个叫"咳嗽"的病理状态，分析和研究咳嗽，弄清能够导致咳嗽的共同原因和机制。从而寻找出适合于各个国度和地区的各种咳嗽人群的共同的防治方法。

这种研究无疑具有重大而深远的意义。传统中医谨守具体病症的病机主要围绕五脏中心论，天人合一观和病症的病理趋势和性质等方面探讨。同时，参考现代对于人体解剖生理的认识，从生理的异常就是病理，以及对各种疾病的现代机制等进行综合判定。此篇主要阐述五脏病机。天人合一观、升降观和寒热观详见谨守疾病共同病机。

一、脾胃病症

（一）脾胃的生理特征与基本病机

脾胃病症的病机由脾胃系统的生理特征所决定。脾胃系统由脾（胰）、胃、大肠、小肠、三焦、肝、胆等脏器构成。主要负责人体对于水谷饮食的化生。脾胃系统从结构和功能上看，有三大生理特征。

1. 管道系统　从口腔直至肛门为一完整管道系统。肝、胆、胰等也通过一定方式与这一管道相通。

管道以"通"为用，最忌壅塞。管道通畅是脾胃系统发挥生理功能的必要条件，管道壅堵是脾胃病症的共同病机。如食道壅堵为噎膈，胃脘壅堵为胃脘疼痛和厌食，肝、胆、胰和大肠小肠壅堵为腹痛、腹胀，大肠壅堵则便秘等。

2. 下行趋势　食物从最上边的口腔进入人体，大便从最下面的肛门排出，整个过程是下行趋势。运化在下行趋势中完成。脾的升清实为只产生气血的原料，上输到心肺。最终气血的生成是心肺和肝等脏腑的功能。但传统中医将其归于脾胃。

下行以降为顺，最忌上逆。下行趋势与人体从外界摄入食物相一致，它也成为了脾胃系统的另一重要生理特征。不下行则壅塞，甚则上逆。气机上逆也是脾胃很多病症的共同病机。如胃气上逆则呕吐，上逆动膈则呃逆，胃火上熏则口腔溃疡、牙龈肿痛，胃气夹腐浊上逆轻则口臭，重则鹅口，肠腑之气不下行则便秘，呕吐粪浊。各个脏器，气不下行，壅而不通则为痛、为胀。

3. 蠕动为征　只要进食吞咽，只要转运，只要气血生成，只要糟粕排出，脾胃整个管道系统就必须"动"。它不是一般的动，而是一种特殊的、按时、按一定顺序、依节段渐进式的运动。这种运动被称之为"蠕动"。

蠕动是脾胃和肠道的特征，更是生命的特征。脾胃的升清、降浊、管道自洁等均在蠕动中完成。蠕动的失调是很多脾胃病症的共性。

（1）蠕动太快：是腹泻、完谷不化、肠鸣、痰饮等病症的重要机制。

（2）蠕动太慢：多与上述壅堵和上逆病机共存。最易导致便秘、腹胀、倦怠等病症。

（3）逆蠕动：产生呕吐、反酸、胆汁反流、气上冲胸等病理状态。

（4）蠕动不协调：是造成小儿腹痛、夜啼、尖叫、大便不调等的主要原因。

4. 脾常不足 这是在贫困年代中常见的主要病机。判断脾常不足的国家级标准为：厌食、大便稀溏或腹泻、腹胀喜按、面色萎黄、身高体重不达标（如图2-5，标线有上中下三条区间线，即−3SD到+3SD。SD是标准差的英文缩写，在三条线范围内都是发育正常，只要不在最低线下面都不算身高体重不达标）。该标准认为上述5条症状中至少要满足4条才能诊断脾虚。

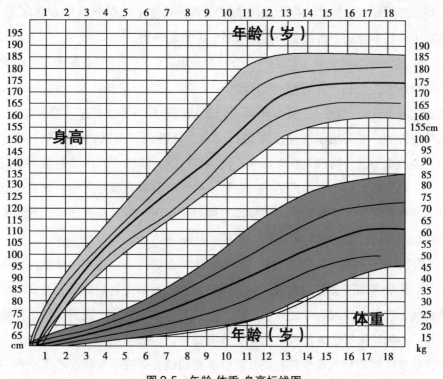

图 2-5 年龄-体重-身高标线图

脾常不足可导致的病症主要是疳积、厌食、五迟五软、腹泻、腹胀、流涎等。

5. 营养过剩，脾胃俱旺　胃主受纳，胃气旺则能食。脾主运化，脾气旺则能运和化，能将饮食中的营养更多地同化为自身的物质，最容易产生营养过剩。脾胃俱旺是导致肥胖、高血压、高血脂、糖尿病、倦怠乏力、头昏、大腹便便等病症的病机。诚如《脾胃论》作者李东垣的经验"脾胃俱旺，则能食能肥"。

（二）脾胃病症的治疗

1. 管道要疏通　疏理管道可以用药，如枳壳、枳实、莱菔子、青皮等。但机械力学的外治法实为疏通管道之特色。小儿推拿的腹部揉、按、推、摩、荡、挪等手法，抱肚法，特别是针对痛点和异样点的摩、揉、点按、振颤等手法，对于打通壅堵，宣导气机，保持通畅等有显著疗效。

2. 下行要引导　下行是趋势，药物虽然也有升降浮沉趋势，如大黄、芒硝、枳实、荔核、沉香、厚朴等。但药物远远没有推下七节骨、退六腑、清大肠、清胃经、抱肚法、向下振按推抹腹部等推拿手法那样直接方向向下，叠加于胃肠本身的下行趋势，促其下行，助糟粕排出。

3. 蠕动要协调　对于蠕动的调节，西药走在前列。开发有促进和抑制胃肠蠕动两大类药物。促进蠕动如胃复安、多潘立酮、伊托比利、西沙比利、莫沙比利等。抑制蠕动主要有昂丹思琼、格拉思琼、非多托辛、洛派丁胺、匹维溴铵等。中药增强蠕动主要为行气药、补益药，抑制蠕动主要为清热药。而推拿手法，特别是脘腹部的直接操作，因为同样一种手法可运用不同力度、频率和方向，因而理论上其对蠕动的调节具有直观之影响。如促进蠕动可选择顺时针、力度稍重、快频率之摩、揉手法，以及振按法等；抑制蠕动可选用逆时针、力度稍轻、慢频率的手法等。

4. 脾虚宜补之　对于符合脾虚诊断标准的患儿才可以运用补脾法。传统中药的代表方剂为参苓白术散，与其说它是药，不如说它是药膳，在食物缺乏时代，它是难得的有效之方。而传统小儿推拿之补脾经、捏脊疗法、揉足三里、神阙静振等法显然较之药物更具有优势。但必须明白，推拿补脾，不是供给多余物质和气血原料，而是改善脾胃功能，促进其运化，产生更多的气血原料。对于原料不足的患儿，参苓白术散配合小儿推拿是最佳的搭档。

5. 脾实要泻之 在中国，百姓生活发生了根本改变，在营养普遍过剩的当今，这一治法尤为重要。特别是对于肥胖、高脂血症、脾气暴躁和性早熟的孩子，清脾比补脾有时更有疗效和理论依据。著名中医李东垣和钱乙意识到了这一点。李东垣认为肥胖因为脾胃俱盛，钱乙独创泻脾散，又称泻黄散，由藿香叶、山栀仁、石膏、甘草、防风组成。小儿推拿可运用清脾经、清胃经、推下七节骨、重手法捏脊等调治脾胃功能过旺。

6. 脾胃疾病其他治法 主要有化积法、醒脾法、燥湿法等。

化积，严格地说不是针对脾胃本身，而是针对食入的、多余的、未能消化的食物。传统中药以山楂、麦芽、谷芽、隔山消、莱菔子为代表。小儿推拿则运用四横纹、板门、运内八卦、捏脊和腹部操作。由于孩子已经食积，运化已经停滞，脾胃负担很重了，这个时候还用中药，无论汤剂、丸剂，还是糖浆，均会增加脾胃负担，因而推拿应该是化积导滞的首选方法。

醒脾中药有陈皮、腊梅花、藿香、苏叶。水果汁甜甜的，香香的，微酸，功效不输给中药，可以用果汁代替中药。燥湿以二陈汤为代表，运用药物祛除脾胃系统的水湿。醒脾和燥湿两法均非小儿推拿之所长，在疾病调养时应合理选择运用。

附：脾-胰考

在传统中医五脏中，心主血脉主汗，肺主气司呼吸，肝主疏泄（疏泄胆汁以助消化）藏血，肾主水等功能基本上与现代医学接轨。唯有脾主运化，负责消化吸收，在西医看来无异于奇谈怪论。

当我们强调"脾为后天之本"，"气血生化之源"，"四季脾旺不受邪"的时候，很多西医外科医生都会出来反驳。他们会用西医的科学常识和自己的亲身经历告诉大家：脾不是消化器官，负责消化吸收的是肝、胰、胃和小肠。作为外科医生的他们，几乎每天都在摘除病人的脾脏。病人没有了脾脏，反而原有疾病会痊愈。因为西医脾的结构和功能已经非常清楚。

脾脏是机体最大的免疫器官，占全身淋巴组织总量的25%，含有大量淋巴细胞和巨噬细胞，是机体细胞免疫和体液免疫的中心。它是质地柔软的网状内皮器官，成人脾长约 10~12cm，宽 6~8cm，厚 3~4cm，重 110~200g。

由几条韧带将其"悬挂"在左季肋区后外方的肋弓处。脾脏的主要功能是过滤、清洁、储藏血液，以及在一定条件下制造血液。

那么，中医和西医关于脾的认识相互矛盾，又该怎样解释？

长期以来，传统中医坚信中医脾的理论正确，并且用中西医不能画等号来解释。但为什么中医的心、肝、肺、肾都在一定程度上与西医的同质器官功能相近或类似，而脾却完全不一样呢？

1. 脾的文字 在整个《内经》论述的脏腑中，有"脾"没有"胰"。古代，"脾"字常常写成如图 2-6 所示的"脾"的异体字。即"脾"与"脾"相通。

"胰"字在古代又作"胂"。"胂"字有些像"脾"。

考胰字，古代写成"��"（图 2-7）。

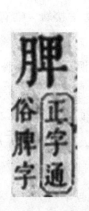

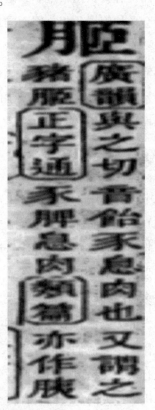

图 2-6 "脾"的古字　　　　图 2-7 "胰"的古字

《广韵》："与之切，音饴，豕息肉也，又谓之猪胰"。《正字通》谓："胰，豕脾息肉"。注意：这里的"胰"等于"脾"。直到《类篇》才正式出现"胰"字。可见从文字考证，脾字在先，胰字在后。"胰"字是可以绕到"脾"字上去的。故《内经》"脾"的音和义都应该是"脾"（"胰"），即后来的"胰"。

2. 脾的解剖　考历代关于脾的解剖，《难经·四十二难》："脾重二斤三两，扁广三寸，长五寸，有散膏半斤，主裹血。""散膏"是什么？膏为白白的冻状物质，其形态想必是今天的胰而不是脾。东汉《释名》："脾，裨也。在胃下。"胃下是什么？只能是胰腺。《周礼·天官·醢人》："脾析，即牛百叶也。"牛百叶为牛胃无疑。其他如《医学入门》曰："脾微着左胁，于胃之上"，又说："脾居中脘一寸二分……居一身之中央。"《遵生八笺》谓："脾正掩脐上，近前，横复于胃。"《素问·太阴阳明论篇》记载"脾与胃以膜相连耳"。可见，古人定义的脾肯定不是今天西医的脾脏，而是位于胃的下面，或紧紧与胃相连结的一个器官。如图 2-8，这个器官只能是胰腺无疑。

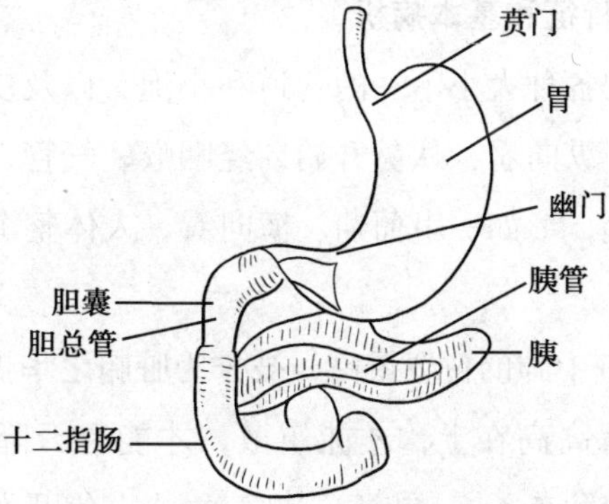

图 2-8　胰腺的解剖示意图

3. 生理功能　无论《内经》还是其他中医著作，从来就将脾与消化联系在一起。其实，在非医学文献中，"脾"有美肴的意思，说明脾与营养有关。《释言》谓："脾助胃气，主化谷也。"可见，脾的主要功能是主运化，即包括对饮食水谷的物理性转运和化学性消化。现代医学已经证实脾不具备消化吸收食物的功能。而胰腺却因为含有大量胰蛋白酶和胰淀粉酶等特殊消化物质而在消化吸收过程中居重要地位。同时，胰腺因为分泌胰岛素而直接调节血糖，从而在水电解质的调节过程中发挥重要作用。也就是说人的胖瘦、高矮、有力无力、精神状态等均与胰腺有关。而这些恰恰是中医脾的功能的表现形式。又因为"下丘脑-垂体-肾上腺-靶器官"轴是一个整体，它们相互影响。胰腺为重要的靶器官，胰腺能反馈性调节和作用于整个神经内分泌轴。明白了这一点，让你再次选择是脾，还是胰具有"主运化"和"升清"功能的时候，你还会选择脾吗？

4. 病理关系　胰腺功能差了，消化就差了。胰岛功能紊乱了，可以肥胖，也可能消瘦，可以水肿，也容易慢性感染。所有这些都是中医脾虚症状的基础。如果用胰腺加以解释则更加合情合理。

综上所述，中医五脏的脾应该指的是现代医学的"胰腺"。无论从解剖、文字、生理功能，还是病理来看，一旦用"胰"代替"脾"则所有问题都可以迎刃而解。

二、肺系病症

（一）肺系的生理特征和基本病机

肺系由从鼻至肺的各种大小不一的管道和小泡，以及皮肤、腠理、大肠和相应的经络等构成。纵向看，从鼻开始，经咽喉、气管、各级支气管，最终以无数肺泡为终末端，形如一串葡萄。横向看，人体整个广大的皮肤融合并联通于肺。

1. 位置最高　五脏中肺的位置最高，被誉为脏腑之华盖，能荫蔽五脏。

（1）主宣发：位置高高在上，才能布散，才能行云降雨。肺的位置最高，理所当然就宣散和发布了。《灵枢·决气》："上焦开发，宣五谷味，熏肤，充身，泽毛，若雾露之溉"，就是对肺的宣散和发布作用的高度概括。所谓"宣发"，就是肺将脾上输的水谷精微像雾露一样布散至全身，从皮肤到骨骼，到脏腑，到脉管内，无所不有。同时，肺还将人体的卫气发布到体表和血管之外，使其疾行，成为体表和血管的屏障和保护层，以抵御外邪和约束血液在脉管中运行。如果肺失宣发，则水谷精微郁于肺，变生痰和饮，并直接导致咳嗽和哮喘等病症的发生。如果宣散不及，全身得不到营养物质，体表和脉管外卫气懈怠，则会出现全身虚弱和反复感冒，以及紫癜等病症。宣散不及，体表皮肤水湿郁而不化，气湿不行，还会酿成湿疹。

（2）主肃降：水往低处流。肺的位置最高，肯定成为水之上源。自然界本来如此，青藏高原等高地和山脉就是各大河流的发源地。肺为水之上源，承担着提供水液，调节水液，肃降水液和清洁水道的作用。《素问·经脉别论篇》："饮入于胃，游溢精气，上输于脾，脾气散精，上归于肺，通调水道，下输膀胱。水精四布，五经并行，合于四时、五脏、阴阳，揆度以为常也。"水液代谢离不开"上归于肺"和肺的"通调水道"。如果肺的这一功能不调，人体水液代谢将紊乱，形成水肿、痰饮、咳喘，以及干燥综合征、皮肤皲裂等病症。

肺的宣发和肃降功能失调，最易产生痰浊（饮）。古人将其总结为"肺为贮痰之器"。实际上，肺不仅贮痰，还是直接产生痰浊的主要脏腑。"肺为贮痰之器"成为了肺系病症的共同特征。

（3）清阳之府：肺在五脏中位置最高。人体内阳主升，阴主降。理论上，作为位置最高的脏腑，肺内将充满清轻阳气，肺所在的胸中因而被称为"清阳之府"。这是生理。病理上，肺位置最高，其他脏腑均在肺的下面。一旦其他脏腑有火，不论实火还是虚火，火性上炎，最终都会熏灼肺脏。"易被火炎"也就成为了肺系病症的共同特征。

2. 与外界相通　肺开窍于鼻，鼻通咽喉，咽喉连结气道，支气管反复分支，最终分解成为肺泡。即肺泡通过气道、咽喉、鼻等部位暴露在大自然里。人以皮肤为界，皮肤内是自己，皮肤外是自然，皮肤也暴露在大自然之中。肺外合皮毛。也就是说，无论纵向的口-鼻-咽喉-气道-肺泡，还是横向与皮肤的联系，肺都完全暴露在大自然之中。既然暴露在大自然之中，那么，无论自然界之风、寒、暑、湿、燥、火六淫，还是雾与霾、花香与动物皮毛，空气的清新与秽浊，以及哪怕只是微小的一点点温差变化等，都最先被肺所感知，并首先影响到肺。因此，肺是人体最容易受到外邪侵袭的脏腑，"易遭邪侵"也就成为了肺系病症的共同特征。外邪侵袭，停留在表，成为感冒的病机。外邪侵袭，正邪相争，卫表闭郁，成为发热的病机之一。外邪侵袭，肺失清肃，产生咳嗽。而"非时之感"正是哮喘发生的三大必要条件之一（另外两大条件为"壅塞之气"和"胶固之痰"）。外邪侵袭，鼻黏膜发炎则成为鼻炎。外邪侵及颅骨内腔隙，闭郁，化脓产生鼻窦炎。外邪著于咽喉和扁桃体，则成为咽峡炎、乳蛾和腺样体肥大等病症的病机。

肺与外界相通，外界新鲜空气直接进入体内，体内代谢产生的浊气则由肺呼出。"吐故纳新"是古人最早对呼吸现象的精辟总结。呼吸的中心在肺，肺主气，司呼吸。如果肺主气功能失调，将成为心悸、心慌、气短、头昏、头痛、睡眠鼾声等病症的病机。

3. 清虚之脏　脏腑清灵的新生儿之肺白净滋润柔软。正常成人肺冲洗后也白净滋润柔软。无论人和动物，正常的肺都是白白的，润润的和软软的。即"清虚"之脏。而长期吸烟之人，肺褐色灰黯；尘肺之人，肺内充斥着尘埃和硬化结节；肿瘤之肺包块压榨、浸润；肺气肿之肺大泡形成，无力收缩；纤维化之肺条索满布；肺炎之肺渗出实变；肺脓疡之肺色黄而空洞。上述病症都不同程度地会出现咳嗽、喷嚏、胸痛、气喘、气短、心累，动则尤甚。通过比较不难得出：白净滋润柔软为肺之本质，亦为肺之生理。失去白、润、软的特征，肺就会污浊、干燥和硬化。所以，"肺失清肃"和"肺失清润"也成为肺系病症的共同病机。中医对肺的这种认识独到又深刻。生理上，肺系要求清虚，病理上恰恰难于得之。因而，肺为娇脏，热不得，冷不得，燥不得，涝不得，出不宜多、入不能少。正如清代徐大椿在《医学源流论》中所说"肺为娇脏，寒热皆所不宜。太寒则邪气凝而不出，太热则火烁金而动血，太润则生痰饮，太燥则耗精液，太泄则汗出而阳虚，太湿则气闭而邪结"。从润和软的属性看，肺应该喜润而恶燥。即清润之性更有利于肺发挥其生理功能。

（二）肺系病症的治疗

1. 易遭外邪，宜发散解表　因为肺与外界相通，外界哪怕微小的变化均影响肺。可以说，所有肺的病症或多或少都与外界环境变化有关。环境变化所致之病称为外邪侵袭。外邪总宜祛除。高位之肺，外合皮毛，主人体之表，决定了祛除肺系邪气的方法是发散解表。因为"在卫，汗之可也"，"因其轻而扬之"，"其高者，因而越之"，"其有邪者，渍形以为汗"，"其在皮者，汗而发之"。感冒、发热宜重点发散，务必得汗方解。可用麻黄、桂枝、香薷、生姜、细辛等发汗力强的药物。而咽喉疼痛、鼻炎、咳嗽等多配合汗法，可用薄荷、荆芥、防风等。小儿推拿根据穴位属性和手法之不同，将汗法分为：

（1）强力发汗：手法偏重，务使出汗。代表手法如捏脊并拿肩井、刺血、刮痧取痧、捏挤大椎、急促抱胸抱肚法等。临床孩子多有啼哭挣扎，有利于透汗。

（2）一般发汗：手法中等，刺激稍强，以微汗出为佳。代表手法如掐揉二扇门、推上三关、拿风池、按揉合谷、点揉曲池、持续最大忍受度时抱胸抱肚等。临床以孩子面红、呼吸急促，出现痛苦表情为度。

（3）轻微发汗：采用理论上具有发汗作用的穴位，轻柔操作。代表手法如头面四大手法、双点门、双凤展翅法等。临床以孩子舒适、无痛苦为宜。

2. 贮痰之器，宜化痰排痰豁痰　痰可来自脾胃。但肺与气道自身产痰不容忽视。治痰的中药有健脾运痰（如白术、扁豆、苡仁等）、渗湿化痰（如茯苓、前仁、葶苈子等）、燥湿化痰（陈皮、半夏、苍术、黄芩、黄连等）、豁痰（竹沥、菖蒲、胆星、麝香等）、祛痰（桔梗、鱼腥草、杏仁、枇杷叶等）、敛痰（乌梅、白芍等）等法。推拿重在化痰、排痰与豁痰。

（1）推拿化痰：适宜于一般性痰浊治疗。如按缺盆、推膻中、揉乳旁乳根、掐揉掌小横纹、清肺经、清补脾经、揉中脘、振按天枢等。

（2）推拿排痰：此为推拿之特色，能直接排出气道内的痰浊，见效很快。如扣拨天突、咳穴催咳、咽喉探吐、抱肚、倒立拍痰等。

（3）推拿豁痰：用于神志昏迷、惊厥、喉间梗阻、呼吸不畅等急救，也是夜啼、躁扰不宁、多动、抽动等因无形之痰引发的病症的常规治法。如掐十宣、掐精威、掐揉五指节、黄蜂出洞、将中指并掐左右端正等。

3. 易被火炎，宜清热降火　肺为娇脏，不耐寒，更不耐火热。肺喜润恶燥，燥易生火。肺位置最高，其他脏腑均在肺之下，它脏有火，火性上炎，必然熏灼肺金。因而清热泻火和通腑泻热为肺脏病症的常规治法。清热泻火多用银花、桑叶、黄芩、石膏、知母、大青叶、天花粉等。通腑泻热为根据肺与大肠相表里和肺热多伴有大便不通或泻下臭秽稀黄等症而设立，多用大黄、芒硝、葶苈子等。小儿推拿清热泻火的代表穴位为清肺平肝、清天河水、水底捞明月、大椎取痧、推天柱骨等。通腑泻热代表穴位为退六腑、推箕门、清大肠、清胃经和下推七节骨等。

4. 易于化燥，宜清润肺金 肺应秋，秋多燥。肺喜润而恶燥。虽有二人上马、三阴交等养阴润燥穴位，但补水却非小儿推拿之所长。临床多以西瓜、梨、葡萄、乌梅、甘蔗等水果榨汁内服以生津保水润肺。亦可用玉竹、麦冬、百合、芦根、玄参、石膏、天花粉等中药清热养阴、生津止渴。

5. 难于清肃，宜清肃肺金 清肃是一种干干净净、整整齐齐的状态，是肺的生理。失去清肃是肺系病症的共同病机。清肃肺金为肺系病症的治疗原则。清肃肺金不是指单独的某种治法，而是以上治法的共同体现。外感，肺因邪气侵袭而失清肃，发表祛邪就是清肃肺金。痰浊，肺因贮痰而失清肃，化痰、排痰、豁痰就是清肃肺金。火热，肺被熏灼而失清肃，清热泻火就是清肃肺金。其他，肺燥以润之，阴虚以养之，气虚以补之，无不在于恢复肺之清肃之性。

三、肝系病症

（一）肝系的生理特征和基本病机

肝胆相连，位于胁下。肝的经络绕阴器，行少腹，布胁肋。肝主筋，肝开窍于目，其华在爪。以上共同构成肝胆系统。

1. 谋虑之官，主升发协调 《素问·灵兰秘典论篇》："肝者，将军之官，谋虑出焉。"将军位居一人之下，万人之上，"将在外，君命有所不受"。在军中一呼百应，谋虑全局，谋虑战争。在人体疏泄气机，谋虑生发，指挥和协调人的各个脏腑与器官。胆贮藏胆汁，更决定胆子大小。肝之谋略和胆之勇怯，共同成就了中医肝特殊的生理和病理规律。

（1）主升发：人的生长很复杂。举例来说，首先要模子，模子爹妈决定，为肾所主。其次要原料，原料是气血，由脾胃供给。肾与脾在生长发育中的作用已经被大家熟识。但一味补肾补脾，在促进孩子生长发育方面的实际疗效并不令人满意（从历史上看，五迟五软和疳积的防治古人疗效不满意，今天纯中医治疗也不满意）。究其因，在于模子基本不能改变，原料再多并不等于能同化为自己身上的气血和可以发挥作用的能量，以及长成自己身上的脏腑。复习传统中医文献，特别是关于肝和胆的相关论述，可以发现，传统中医其实一贯主张肝属木，应春，主升发。升为上升和壮大，发为萌出或暴发。上升壮大是生长，萌出暴发也是生长，还是急剧地生长；而勇敢和决断，应归类于性格的形成与发育，等等。总之，人之生长与发育离不了肝胆。东方相术和《灵枢·阴阳二十五人》都认定木性之人细长，身长普遍高人一等。所有这些都不是简单的取象比类，而是由于肝的功能，特别是肝的疏泄功能所决定。"疏"谓"由近及远"，缓慢伸展，增长。"泄"，由此及彼，缓缓发散之意。肝的疏泄使筋伸、骨萌、肉舒、皮展、脉长、四肢动摇，这可是实实在在的生长。肝还藏血，主魂，"人卧血归于肝"，直接关乎人体睡眠。白天适时的运动伸展和夜晚良好的睡眠是小儿生长发育的重要保证。故对于小儿生长发育障碍，当其父母无恙，生活有保障，气血原料充足时，则应该考虑为肝系病症所致。

（2）职司协调：虽然人的协调性为心所主。但肝却职司具体的协调。

人的任何一种功能和任何一个动作，如水谷消化、水液代谢、气化作用、二便排出、呼吸、睡眠、吞咽、眨眼、微笑、跑跳、起卧、情感等都不是单一脏腑，单一经络和单一的某个部位所能完成。它们都涉及多脏腑、多经络、多部位参与。在参与过程中，谁在先谁在后，谁动几分几厘，谁持续多少时间，都必须精心布置和安排，统一指挥，协调进行。而肝胆正是具体部署和指挥之脏。正可谓"凡十一脏，取决于胆"。

谋虑与职司协调功能失常是肝系病症的共同病机。诸如多动症、抽动症、异常瞬目症，各种运动障碍与共济失调性病症，以及二便不调、月经不调、情志不调、眼（心）手不调等均责之于肝的这一病机。

（3）协调的物质基础——筋：升发和协调要有物质基础。肝主升发和协调的物质基础是"肝主筋"。筋有伸缩性，纵伸则高，横伸则阔，是为生长。筋无处不有，系胃肠、固脏腑、网经络、定脉管、裹肌肉、衬骨骼、连关节、布四末，充填各种腔隙。肝正是通过对筋的作用，如调畅筋，舒缩筋，协调筋，最终实现对全身脏腑功能和动作姿势等的固定与协调。我们注意到人的所有不协调，特别是动作与姿势的不协调都与筋的短缩、拘急、弛缓不收和筋与筋相互之间失于拮抗等相关联。

协调的物质基础在于筋，为推拿防治病症的机制研究开拓了新的思路。因为推拿手之所及在筋，其操作术式不离顺筋、理筋、弹筋、拨筋、舒筋、坚筋、固筋等。总之，推拿对筋之调理为其特色，我们甚至可以推测：推拿防治疾病的机制可能就存在于对筋的调理之中。

正因为肝主升发、生长，并负责人体多脏腑、多经络、多部位的协调。因而肝失疏泄的病机可以寓居于多种病症过程之中。临床才有"肝为万病之贼"（清·魏之琇《续名医类案》）和"肝为传病之源"（清·叶天士《临证指南医案》）之说。

2. 喜条达而恶抑郁 "条"谓"有条不紊"，"达"即"通达"。条达是肝除了主生长发育以外的另一重要生理特性，即疏通。疏通包括疏通管道，疏淘河流，舒畅气机。疏通管道与消化有关，疏淘河流与血脉有关，舒畅气机与人的协调性（如前述）和情志有关。人的情志也很复杂。喜怒哀乐，人皆有之，有之但不为过。平常情志的管理和调节均由肝完成。情志失调有两大类，一是肝郁气滞，自我封闭；二是怒则气上、气逆。前者为某些忧郁症、孤独症、梦游症、自闭症和语言障碍等的基本病机。后者成为夜啼、头痛、狂症、癫症、咯血吐血、中风等的基本病机。

3. 肝主风主动 钱乙将肝的基本病机总结为"肝主风"。他在《小儿药证直诀》中说："肝主风，实则目直大叫，呵欠，项急，顿闷；虚则咬牙欠气。"由于肝应春，春多风。风者，空气之流动，忽起忽止，变化无常，善行而数变。所有这一切都与肝为将军之官，肝气升发向上相对应。《内经》有"诸风掉眩，皆属于肝"之说。就将以"振掉"和"晕眩"为代表的人体不协调的"动"与风，与人体的肝联系在一起，构成中医特有的"动-风-肝"思维模式。所以，临床但凡不该动而动，如磨牙，突然吼叫、尖叫，夜啼，反复耸肩、清嗓、摆手、抖脚、拉扯等；但凡该动但动作太多太频，难于镇定，如频繁眨眼，以及反复刻板的动作等；以及各种动作的不协调等都应该考虑肝的病症。

4. 体阴而用阳 一方面肝主升发，主生长，肝性条达，主风、主动，一派阳刚景象。但另一方面，肝居于下焦，肝为藏血之脏；下焦属于阴，血亦为阴，肝又有阴柔之资。古人将肝的这一特性总结为体阴而用阳。"体阴"

宜柔和、滋润。"用阳"需刚强，升散。如果肝失其阴柔之资，则成为胁痛、头痛、头晕、不寐、心烦易怒、潮热、干性湿疹、瘾疹、汗证等病症的病机。而阳刚太过，肝阳上亢或肝火上炎，亦表现为同类症状。阴虚与阳亢是同一事物的两个方面。以阴虚为主者，重点表现为失去滋养的干燥之性，而以阳亢为主者，重点表现为上冲急迫之性。无论阴虚为主，还是阳亢为主，治疗总宜滋阴潜阳。

值得提及的是中医"血归于肝"总与"神舍于心"相呼应。心神的物质基础是气血，气血是心神的载体。当人卧之时，血归于肝，神守于舍。外周没有气血，没有各种功能活动。一旦醒来，随着气血出肝，心神离心，才有"目受血而能视，足受血而能步，掌受血而能握，指受血而能摄"（《素问·五脏生成篇》）等生理活动。可见肝与心在功能上密不可分。

（二）肝系病症的治疗

肝系病症的治疗方法完整地体现了古代皇帝对将军的治理之道。

1. 万人之上宜镇之——平肝法　平肝法又称镇肝法。肝者将军，一人之下，万人之上。但总在一人之下，不能骄奢，不能生野心异心。需要经常敲打，平镇之。

平肝法有助于获得好心情和好脾气，有助于镇静，有助于睡眠，还有利于稳定血压。如患者心情烦躁，性格暴躁，头痛、头昏、口苦、头晕、目眩，眼眵多、目赤肿胀，多动多言，胁肋胀满，疹子疮疡，梦呓，梦游，多汗等症状可适当运用平肝法。

平肝中药多为重镇安神之品，如朱砂、生铁落、龙骨、牡蛎、石决明、珍珠母等。也用钩藤、天麻、草决明、桑叶、菊花等。小儿推拿平肝多用振按百会、振按目上眶、振按头四方、振按肩井、推桥弓、点按三阴交、点揉太冲穴、搓揉涌泉，以及各种掐惊、治惊术，如天门入虎口、捣小天心、掐精威、掐揉五指节、掐人中等。

2. 将军性急宜疏导——疏肝法　将军脾气暴躁，应随时疏导之。疏肝法能调畅气机，调和情志，使气血运行通利而不壅滞，情绪调和而不急躁。由于气血运行通畅是人体正常生理功能活动的基本条件，所以疏肝法还是协调人体各个脏器，使其能按部就班完成各种复杂生理活动的重要方法。诸如消化、运动、二便、情绪、月经、生殖、天人相应和水液代谢等无不与肝气调畅有关。疏肝法最直接的作用是使人体不急不躁，心安理得，和谐相处，动静有常，起卧有节。如患者脘腹胀满，胃痛、腹痛，呕吐，叹息不止，忧思过度、情绪低落，或暴躁，动作不协调，二便紊乱，月经不调，失眠、自闭、人际交往障碍等可选用该类方法。

中药疏肝以柴胡、白芍、枳壳、甘草的四逆散和逍遥散为代表，以及梅花、佛手、香橼、青皮、郁金等药物。小儿推拿常用点揉太阳、按攒竹、扫散头部少阳经脉、拿五经、拿肩井、分推腹阴阳、摩腹、揉腹、推抹剑突下、搓摩胁肋、点揉肝俞胆俞、梳理少阳经脉、束挽疗法、放气冲等。

3. 将军火旺宜降之——清肝法　肝为刚脏，肝常有余，肝火易旺。清肝法为肝脏常用治法。凡患者头痛如裂、头昏、口苦、目赤肿胀、性情急躁、胁肋灼痛、耳内流脓疼痛、黄疸、带状疱疹、小便黄赤等均可运用清肝法。

中药以龙胆泻肝汤和茵陈蒿汤为代表。主要药物为龙胆草、栀子、黄连、金钱草、茵陈、虎杖、车前草、蒲公英、紫花地丁等。小儿推拿常用清肝经、清心经、清天河水、清天柱骨、搓摩胁肋、掐太冲、推箕门、推桥弓等。

4. 将军怀柔必不可少——柔肝法　柔肝法相当于皇上对将军的怀柔政策。适用于肝脏硬化、胁下包块、胁痛隐隐、性情急躁、头晕、两目干涩、视物不清、形体消瘦、口燥咽干、潮热、盗汗等。柔肝法的提出最早见于《素问·脏气法时论篇》："肝苦急，急食甘以缓之"。

中药缓急柔肝的代表方为芍药甘草汤。其他如当归、木瓜、乌梅、枸杞、北沙参、玉竹等都具有缓急、滋润、养阴之功，都体现了柔肝的治法。柔肝非推拿之所长，小儿推拿可清补肝经、双点内外劳宫、搓摩胁肋、推抹右胁下等。由于"揉以和之"，揉法最为柔和，因而柔肝多用揉法。如揉三阴交、揉肝俞、揉胆俞、揉腹等。

四、心系病症

（一）心系的生理特征和基本病机

心脏系统由无形之神明，居中之心脏和心脏外的包络，连接心脏之血脉，血脉内之血液和与血液同源之汗液，苗窍舌，六腑之小肠，以及心经、心包经和小肠经等集合而成。

1. 心者，君主之官

（1）主神明：在所有脏腑中，心是位于人体最中心的脏腑。与中心统四周的"地心说"相呼应，心脏就成为了人体的中央（图2-9）。国之中央为皇帝，心脏就成为了人体的皇帝。"国不可一日无君"，皇帝是一国的象征，心脏就是生命的象征。心跳一天就活一天，心跳一刻就活一刻。《内经》将这种情况总结为"心者，君主之官，神明出焉"。"君主之官"是将心在生命中的重要性类比皇帝，"神明出焉"则是指人生命的理想状态。

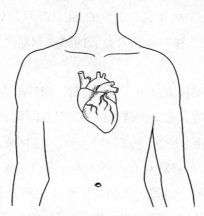

图2-9 心的解剖示意图

神有广义和狭义之分，广义神指整个人的生命活动，狭义神指人的觉醒、思维和意识状态。神为心生，为心所主。"神"的生理在于"明"。"明"则不昏庸，不糊涂，生命质量高，思维敏捷，动作协调、形体矫健，身轻无病。表现为白天充满活力，夜晚睡眠安稳，起居有常，思维语言不乱、意识清晰。

神本无形，然而中医却赋予其有形。神是生命的活力物质，寓居于气血之中。神在昼夜之间随气血分布不同而在人体内和人体外（体表）交替循环着。"心为神之舍"，说明心脏是约束和管理神的居所。夜晚"神舍于心"，心脏牢牢地将神关在心包内。外周没有了神，当然就没有了生命活动。早晨起来，气血运行加强，神被心释放出来，并随气血分布全身。因为神是生命的象征。而眼目的生命象征是视觉，鼻的生命象征是嗅觉，耳的生命象征是听觉。脾胃具体管理粮仓，其生命象征是运化；肺具体管理气体交换，其生命象征是呼吸；肝具体管理防御或协调，其生命象征是气机和情志；肾具体管理建筑，其生命象征是水液代谢和生殖；经络具体管理网络和联系，其生命象征是感应与整合；大脑具体负责统领阴阳和各种思维，其生命象征是意识。此外，手指的生命象征是摄，手掌的生命象征是握，脚的生命象征是步。当心神随气血发出到达并充斥着相关脏腑、经络和一定部位的时候，这个脏腑、这条经络和这个部位就被激活了，它们的生理功能就会表现出来。从这个角度上说，心系的所有病症，甚至全身的各种病症都可能或多或少存在"神不守舍"和"神机紊乱"这一病机。正因为如此，中医望诊才将"有神""无神"和"失神"放在对患者的第一判断之上。这对于小儿推拿的诊疗尤其重要。

（2）主协调：如果国家之主皇帝为明君，则政体协调，行业协调，全国协调，国泰（富）民安。如果皇帝为昏君，则全国从上到下不协调，甚至动乱。人体的协调直接由心所决定。《经》云："主明则下安，主不明则十二官危。"主不明之时，各脏腑只有各自为阵，自身难保，当然就没有脏腑间的协调。故消化、呼吸、血循、代谢、生殖等生理功能都会受到影响。同理，由无数部件参与的视、听、嗅、味觉等五官的生理功能和无数肌肉、筋膜、韧带、关节参与的运动功能也会因心失所主，而欠协调或不协调。

临床上心主神明失常多表现为：①整体生命活力降低：如倦怠、乏力、神疲、心累、心慌、气短，适应性差，以及循环、水液代谢、生殖、内分泌、语言、行为方式等功能的紊乱。②神失所主：如狂躁、妄语、妄见、痴呆、智障、脑瘫、癫痫、厥证，痰火扰心则见夜啼、惊叫、秽语、不能自主等。③神不守舍：如睡中突然惊醒、夜啼、注意力不集中等。

虽然心主神明，但心只职司喜而藏神，肝职司怒与藏魂，脾职司思虑与藏意，肺职司悲与藏魄，肾职司惊恐与藏志。可见，心之神明更主要的是生命的象征意义。

2. 心主血脉　心位于人体中央，心主神明。心主神明就必须主血脉。因为神寓于气血之中，随气血循环和调节出入于神舍。

神舍在心，而神机运行之道就是血脉。血脉以心为中心，由粗渐细，由近及远，分支布散于全身。无处不有，无时不在（图2-10）。既保证气血运行和分布，也维持神（生命）机运行。

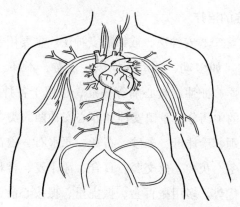

图 2-10　心主血脉示意图

血脉宜畅通，血行宜有节。心脉痹阻是心主血脉异常的常见病机。其表现形式多种多样。可单独成病，如头昏、头晕、血证、紫癜、心悸、怔忡、心慌、痛证、痹证、真心痛、胸中窒闷、唇色青紫、四肢不温等，也可存在于其他病症的过程之中，即"久病入络"，"怪病多瘀"。

虽然心主血脉，但肝藏血，脾统血，肾精化血，肺治节气血。可见心主血脉也主要是生命象征意义。

心在五脏中的主神明和主血脉两大功能都是象征意义大于实际意义。心并不如其他负责诸如粮草（脾）、气场（肺）、国防（肝）、建筑（肾）等具体事务的脏腑。神明和血脉无处不有，无时不在，神明看不见，摸不着，却随血脉渗透到所有地方，似无形之手主宰与支配着人体的各种生理活动。

记住这一点，并将其治法渗透到各种病症的防治中去，将会带来意想不到的疗效。

3. **心为火脏**　心在五行属火。朱丹溪称心火为君火，君火主明。心火不足，多为生命力弱，易神疲、倦怠、动则喘喝、心慌、气短。心火不足，寒水凌心，易见心悸、怔忡、胸水、心包积液、水肿等。在小儿，由于其知觉未开，见闻易动，常常不能自控。表现为易喜、易怒、易惊，传统中医据此认为"小儿心常有余"。火性红赤，火性上炎，火性扰神，火性灼津。心火旺盛常常成为发热、神昏、口渴、狂躁、夜啼、惊风、自汗或盗汗、口舌生疮、口腔溃疡、舌体红肿疼痛、尿赤、尿痛等的病理基础。

（二）心系病症的治疗

1. 宁心法 又称宁心安神法，或镇静安神法。主要用于心神不宁，或心神浮越、躁动之症。如多动、抽动、惊风、夜游、不寐、夜啼、尖叫、神怯、胆小怕事、心悸、怔忡、真心痛等病症，也用于各种痛症、高热和疮、痒等症。宁心安神的中药分为重镇安神和养心安神两大类。前者多用矿物类药物，如龙骨、牡蛎、珍珠母、朱砂、石膏、寒水石、磁石等。后者多用柏子仁、酸枣仁、麦冬、茯神、夜交藤、百合、浮小麦、合欢皮、远志等。小儿推拿宁心安神有优势。多用振百会、振虚里、振按心俞、振按至阳、黄蜂出洞法、掐精威、调五脏、按内关、点神门等手法。

2. 清心法 小儿心常有余，小儿病症易于热化。临床普遍运用清心。中药以导赤散和泻心汤为代表，常用通草、淡竹叶、麦冬、生地、甘草、绿豆、栀子、西瓜、黄连、黄芩、冰片、硼砂等。小儿推拿主要用清心经、清肝经、清天河水、横擦心俞、水底捞明月等。

3. 补心法 为心之气血不足设立，用于一切体虚之证。中药有偏于补气之人参、党参、太子参、黄芪、北五味等。有偏于补血如阿胶、当归、龙眼肉、白芍、大枣等。补心法在小儿推拿主要有振按虚里、横擦心俞、按至阳、轻手法抱胸、推上三关、捏脊、拿肩井、补心经、拿血海、横擦膈俞等。

4. 温通法 清心法用于心火旺盛。温通法用于心阳不足。心阳不足症见畏寒、肢冷、水肿、心悸、心包积液，及各种先天性心脏发育不全等。中药多用桂枝、白术、制附片、细辛、薤白、枳壳、姜黄、生姜等。小儿推拿多用清补心经、推上三关、揉外劳、按揉一窝风、推脊、理脊、抱胸抱肚、上月球等法。

5. 活血化瘀法 该法用于血脉瘀滞，或神机不运。症见各种痛症、痒症、疮症、跌打损伤症、胸痹等。以局部刺痛、固定部位痛、赤丝缕纹、色青紫、包块结节、高脂血症等为特征。中药以桃红四物汤和几大逐瘀汤为代表，常用中药如红花、川芎、姜黄、郁金、泽兰、当归、三七、牛膝、土鳖虫、水蛭等。小儿推拿多用运内八卦、调五脏、黄蜂出洞法、抱胸抱肚法、振虚里法、束挽疗法、局部振揉法、弹拨法等。

五、肾系病症

（一）肾系的生理特征和基本病机

肾位于腰部，左右各一，肾与膀胱互为表里。肾藏精、主命门、主骨、生髓、通于脑。肾经斜走脚心，入后跟，贯脊。肾开窍于耳及前后二阴。眼之瞳仁属于肾。以上脏器和部位构成肾系。

1. 位置最低，贮藏蒸腾与内聚排泄　肾位于下焦，五脏中位置最低。位置最低决定了肾的生理功能。

（1）贮藏蒸腾：阴阳构成人体，阴阳有升降。清阳上升，人体上部充满清阳，头和上焦的胸中成为清阳之府。质厚浓稠的精微物质"浊阴"下降，降到人体最底层，不能再降，被贮藏起来，肾就主藏精和内寓人体阴液了，这是阳升阴降学说的必然结果。但是作为液态和静态的阴是人体时时刻刻都要利用的精微物质。它们贮藏在人体最底层，如何利用？必须借助蒸腾。蒸腾与下降互为因果，蒸腾有赖阳光。古人受自然界阳光投射，水液蒸腾启发，将与浊阴性质不同的另一类具有上升、热能、兴奋作用的气态物质——"清阳"也归属于肾中。可见，肾不仅内寓液态阴，还内寓气态阳。有了阳，又有了阴，阳加于阴，蒸腾成为必然。肾就成为"阴阳之根本"，蒸腾就成为肾的重要生理特征。蒸腾的含义指位于最底层的肾将人体一切有用的精微物质，包括阴阳和水液等如蒸笼般层层向上，发散到肾之上的各个部位和角落。

人由阴阳构成，人始生即有阴阳，阴阳谁给？当然来自父母。来自父母是为先天。最先，最早是为"元"。故肾中阴阳被称为元阴和元阳，肾理所当然的成为先天之本。

肾的贮藏功能被古人誉为"肾者主蛰"，"受五脏六腑之精而藏之"。这就是肾藏精的来历。

（2）内聚排泄："浊"字有两重含义。一是质稠、果冻状的精微物质，是精华，贮藏在肾，并被蒸腾。二是浑浊，指代谢产物，特别是废水废液，应当排出体外。废水废液也属于阴，水往低处流，它们产生于人体生命活动和生理过程之中，产生后逐渐向下流淌，所有废水和废液最终内聚于下焦肾。肾位置最低，必须主水，必须开窍于前后二阴，必须将它们排泄出体外。

病理上，肾不能贮藏是各种虚证、尿频、遗精、带下、不育不孕等的基本病机。肾蒸腾无力是引发畏寒、肢冷、头昏、耳鸣、反复感冒、反复哮喘等的基本病机。肾失去内聚和排泄废水废物将引起夜尿频多、尿浊、神经性尿频、尿失禁、腹泻，以及癃闭、便秘、痰饮、水肿等。

2. 作强之官，伎巧出焉　关于"作强"，有谓"劳作""作用""强力""持久"等。其实，联想到心为君主之官，肝为将军之官，肺为相傅之官，脾为仓禀之官就知道作强之官为官名。考查《内经》成书的秦汉时期，修长城、修宫殿、筑驿道、治江河、建城池、铸铁牛等都是巨大工程，非举全国之力不可。如此大的工程，必须有组织。主持国家工程之官当为"作强"之官。作强之官强调技术和协作，才有"技巧出焉"。也就是说，肾的生理功能是负责建设。国家建设为大兴土木，成就工程。人之建设为生长和发育。内脏的生长发育在腔隙（胸、腹、盆腔）内完成，体格生长发育由骨骼主导。肾藏精，生髓，主骨，因而主生长发育。凡是与骨骼相关的病变，如矮身材、骨质疏松、骨质增生、牙齿松动与脱落、头发脱落等传统中医都归于肾虚。加之肾为先天之本，因而早产、低体重、发育不良的新生儿更责之于肾虚。

3. 金水相生，肺肾环路　五脏中，心、肝、脾独一无二，似为孤脏。肺和肾左右各一，成对成双。肺在最上面，有升（宣发）有降（肃降）；肾在最下面，也有升（蒸腾）有降（潜藏与泻浊）。阴阳升降顺序为阳从左升，阴从右降（传统理论认为肝在左主升，肺在右主降），据此可以推断：左肾左肺主升，右肺右肾主降（肾的左升蒸腾水液，肺的左升排出浊气；肺的右降吸入清气，肾的右降排出小便）。肺和肾成对成双，又位居最高位和最低位，它们是脏腑升降的终端和转换，肺肾升降环路对于气机、水液、卫气、阴阳调节至关重要。因为肺和肾之间存在如此环路，古人才打破五行相生规律，创造性地提出属金的肺和属水的肾互相资生的理念，称作金水相生。

（1）水液代谢：肺为水之上源，主肃降水液；肾为水之出口，蒸腾排泄水液，肺的宣发如雾露状，其发散水液同肾向上蒸腾水液使之弥散全身并无两样。肺肾相互作用，水液上蒸下布，充斥内外，遍布全身，滋润人体，维持生命。

（2）气体交换：肺主气司呼吸，肾主纳气性潜藏。肺位置最高，利于吸气，吸入的清新之气含有能量，能量被人体利用，必须下潜。肾位置最低，专事潜藏。正是由于肾的纳气作用，肺吸入的清新之气才弥散下潜，在下潜过程中，遍历上焦、中焦、下焦，大周天甚至认为下潜要到足底最低点涌泉，从而让各个脏腑组织和不同部位得到氧气，得到能量，维持生命。而各脏腑组织产生的废气则沿相反路径上浮，最终集聚于肺被呼出。吐故纳新是肺肾功能密切配合的生理形式。

（3）卫气循环：早晨肺宣发卫气，卫气分布体表和血管外，疾速行进，形成屏障。夜晚卫气收敛，潜藏于体内并被贮藏于下焦，然后由肾转输于肺，形成环路。故《内经》有"卫气出下焦"之说。

（4）阴阳环路：中医认为阴阳循行的规律为阳气"昼行于阳二十五度，夜行于阴二十五度，五十而复大会"。只要循环，就有端点，就有交换。阴阳的这种交换，理论上也应该发生于最上面和最底层。应该与肺（心）肾环路有关。

根据金水相生理论，凡哮证、咳嗽、喘喝、反复感冒、紫癜、气上冲胸、腹泻、水肿、潮热、汗症等常常从肺肾环路失调考虑。

4. 先天之本，虚实皆有　钱乙在《小儿药证直诀》谓"肾主虚"，奠定了"肾病为虚""肾无实证""大病久病，穷必及肾"等观点。在这一观点指导下，传统中医一味补肾。不能，也不敢清肾和泻肾。

这种观点建立在肾藏精，肾为先天之本的基础上。在中医看来，肾中贮藏之精由两部分构成。其一来自先天，谓"父精母血"。其二乃脾胃化生，为水谷精微。无论先天还是后天，"精"字听起来都是精华和营养物质，对人体百益而无一害。因而无论用药、推拿、针灸等均不能伐肾。但是，这种理论忽略了精，特别是作为先天之精的父精母血，它们是遗传物质，是父母乃至整个家族延续的种子。这棵种子早已烙上父母和这个家族的印记。父母和家族肯定想将最优质的精和血传给后代，然而，后代遗传到的也有劣质或有害的基因。当遗传到这种劣质和有害物质的时候，孩子就会表现出各种病症。其实，古人对此早有觉察，发明了胎毒理论。"胎毒"，顾名思义，来自胎中，由父母所遗传。古人记载了许多新生儿病症，如胎黄、惊风、湿疹、撮口、鹅口等都为胎毒致病，这是十分难能可贵的。根据这一认识，临床上许多遗传性病症均应从胎毒、胎寒、胎怯等考虑。在治疗上，应该根据病情，当补才补，该清则清，特别是胎毒一定要清肾泻肾，才不会犯虚虚实实之诫。

（二）肾系病症的治疗

1. 补肾法　肾病多虚，常用补法。补肾法适用于暴病伤阴或亡阳，以及各种慢性病和发育障碍，如五迟五软等。补肾法多用血肉有情之品和质重味厚之物，以益髓填精。补肾还应分清阴、阳、精、气之虚，分别采用补肾阴，补肾阳，补肾气，补肾精之法。如龟板、鳖甲、枣皮、麦冬、天冬补肾阴，附片、肉桂、干姜补肾阳，菟丝子、锁阳、巴戟天、山药益肾气，鹿茸、黄狗肾、海马、枸杞、黄精、核桃肉等益肾精等。补肾法非小儿推拿之所长。临床仅有补肾经、揉二马、推肾顶、掐肾纹、振神阙、运丹田、点命门、擦八髎、推上七节骨等，可试用。

2. 泻肾浊　肾位于下焦，主排泄。一切废水废液（浊阴）归于肾后当泻之，称为泻肾浊。该法适用于水肿、湿疹、臌胀、尿浊、头昏、尿毒症、癃闭等病症。中药以五苓散为代表。多用泽泻、蚕砂、猪苓、茯苓、苍术、车前草、红景天、通草、坤草、法夏等。小儿推拿运用清大肠、清小肠、清肾经、推下七节骨、关元+三阴交、肾俞+涌泉、运小腹等。

3. 清肾法　适用于下焦热盛，实热虚火均宜。如潮热、汗证、头晕、耳鸣、心烦不寐、夜啼不安、小便淋浊、尿痛、尿血等。中药以知柏地黄丸、小蓟饮子、青蒿鳖甲汤为代表。多用生地、黄柏、知母、丹皮、赤芍、白茅根、淡竹叶、虎耳草等。小儿推拿多用清肝经、清肾经、清天河水、揉二马、推下七节骨等。

附："肾者作强之官，伎巧出焉"考

《素问·灵兰秘典论篇》有一段关于人体脏腑的论述。这是传统中医脏腑功能的基础。

原文："心者，君主之官，神明出焉。肺者，相傅之官，治节出焉。肝者，将军之官，谋虑出焉。胆者，中正之官，决断出焉。膻中者，臣使之官，喜乐出焉。脾胃者，仓廪之官，五味出焉。大肠者，传道之官，变化出焉。小肠者，受盛之官，化物出焉。肾者，作强之官，伎巧出焉。三焦者，决渎之官，水道出焉。膀胱者，州都之官，津液藏焉，气化则能出矣。"

其中，最不好理解的就是肾。

今人均解"作强"为"劳作"与"强力""耐力"。

其实，解析"作强"，既要研究"作强"这两个字，更要结合全篇：①全篇无疑是用当时或之前的政体制度和官名比喻脏腑的特点和功能。如将军之官（肝），州都之官（膀胱），等等。②全篇所述及的官名有些是完整的官，有些是几个官名的缩写。如心为君主之官的"君主"是君王和主上（战国时的称呼），肺为相傅之官的"相傅"是宰相和太傅（秦汉时称呼）。③全篇有些不是直接描述官名，而是一定的官职之作用或特征。如粮官为仓廪之官，判官为中正之官，信使为臣使之官等。④全篇官名决不能重复。如有了将军就不应该再有与国防和军队有关的官名了。

明白了这些。作强就好解释了。

1. 从政体上看。掌权的君主有了，总理国事的相傅有了，负责国防的将军有了，管理仓廪的粮官有了，判断正误的中正法官有了，外交通信臣使有了，道路、交通、水利官员都有了。但有一个工种，而且是国家离不了的官位职务却缺失。这就是建筑与制造。要知道，春秋时期的水利工程，秦朝的万里长城和宫殿，汉朝的城市与驿道等均非一郡一县一城所能完成，必须倾全国之力，多方协调方能有所作为。同时，与国民生活分不开的油、盐、酱、醋、纸张、装饰品等物质都不是现成的，必须加工、制作。因此，作强之官之"作"应为"劳作"和"作为"，或者解作"作坊"，即手工制作。而"强"才与力量有关。

2. 从前后句分析。作强之官后面是"伎巧出焉"。只有建筑和手工作坊才需要技术，需要巧力。春秋、秦汉不是还留下了很多我们至今无法解释的建筑奇观和酿造成果吗？所以，作强之官应该是建筑之官和作坊之官的合称。

3. 从文字上考证。"作"有"造也"（《尚书·康诰》）"为也"（《诗经·郦风》）"始也"（《诗经·鲁颂》）之义。"作"还是秦朝的官名，如《前汉书·百官表》谓"作官"，"秩二千石，掌宫室"。

"强"在《广韵》谓"刚强""健"。而"健"也是汉唐时期官名，管招兵，一年一度或紧急时批量招兵，招兵要体检，必须由健官进行，平常则管理清洁卫生和协助医官作好防御。因为那个年代瘟疫多，防瘟疫单凭医官、医生不行，必须要由政府统筹。

第三节　谨守患者个体体质病机

谨守疾病共同病机抓住了病症共性，铲除了病症滋生的土壤，可以治疗疾病。谨守具体病症病机针对某种具体病症，针锋相对处方用药，也能治疗病症。它们研究和主攻的是疾病和病症，而不是患病的个体，因而不需要辨证论治。

但同样的病症，在个体病人身上可以表现出不同的形式，这种不同的表现形式却是患者之所担心，是患者和妈妈们迫切希望解除的痛苦。例如同样发热，有高热和低热之分；有的发热恶寒、四肢冷；有的但热不寒、口渴、烦躁、四肢热。同样癫痫，有的典型发作，昏不知人、猝然倒扑、抽搐、口中猪羊般叫声，有的却只是动动头或楞楞眼等。《素问·咳论》记载了同样的咳嗽，不一样的表现。

肺咳之状，咳而喘息有音，甚则唾血。

心咳之状，咳则心痛，喉中介介如梗状，甚则咽肿，喉痹。

肝咳之状，咳则两胁下痛，甚则不可以转，转则两胠下满。

脾咳之状，咳则右胁下痛，阴阴引肩背，甚则不可以动，动则咳剧。

肾咳之状，咳则腰背相引而痛，甚则咳涎。

胃咳之状，咳而呕，呕甚则长虫出。

胆咳之状，咳呕胆汁。

大肠咳状，咳而遗失。

小肠咳状，咳而失气，气与咳俱失。

膀胱咳状，咳而遗溺。

三焦咳状，咳而腹满不欲食饮。

以上就是所谓"五脏六腑皆令人咳，非独肺也"的内容。其实，稍加分析不难发现，它们确实不是心、肝、脾、肾、大肠、小肠、胆、胃、膀胱和三焦等脏腑引起的咳嗽，而是肺系的咳嗽累及相关脏腑、邻近器官，或咳嗽损伤了与呼吸相关的肌肉，或影响了与气化相关的功能变故时所表现出来的不同症状。

同样的疾病，在不同的人身上表现形式不同，被古人称作"病同人异"。最早提出这一观点的是《灵枢·五变》，指出："夫同时得病，或病此，或病彼，意者天之为人生风乎，何其异也？少俞曰：夫天之生风者，非以私百姓也，其行公平正直，犯者得之，避者得无殆，非求人而人自犯之。"在反复强调"一时遇风，同时得病，其病各异"的基础上，还以匠人伐木进行类比。曰："匠人磨斧斤砺刀，削斲（zhuó）材木。木之阴阳，尚有坚脆，坚者不入，脆者皮弛，至其交节，而缺斤斧焉。夫一木之中，坚脆不同，坚者则刚，脆者易伤，况其材木之不同，皮之厚薄，汁之多少而各异耶。夫木之蚤花先生叶者，遇春霜烈风，则花落而叶萎。久曝大旱，则脆木薄皮者，枝条汁少而叶萎。久阴淫雨，则薄皮多汁者，皮溃而漉。卒风暴起，则刚脆之木，枝折扤（wù）伤。秋霜疾风，则刚脆之木，根摇而叶落。凡此五者，各有所伤，况于人乎？"在人，则有"肉不坚，腠理疏，则善病风"，"五脏皆柔弱者，善病消瘅"，"小骨弱肉者，善病寒热"，"粗理而肉不坚者，善病痹"，"皮肤薄而不泽，肉不坚而淖泽，如此则肠胃恶，恶则邪气留止，积聚乃伤。脾胃之间，寒温不次，邪气稍至，蓄积留止，大聚乃起"。清代医家徐大椿在《医学源流》中辟《病同人异》专篇，指出："天下有同此一病，而治此则效，治彼则不效……以病同而人异也。"

"病同人异"是存在于病症过程中的普遍现象，是治疗疾病必须要关注的问题。在谨守住了疾病共同病机和谨守住了具体病症病机的前提下，只有充分考虑和具体分析患者的基本情况，将治病与治人有机结合起来，才能取得最佳疗效。而考虑和分析患者具体情况最好的方法当属于辨证论治。因为辨证论治永远针对具体患者。因此，临床上不能因为强调谨守病机模式就忽视辨证论治模式，而应该将两大模式有机结合起来。

同样的环境条件，同样的生活方式，同样的致病因素（即同样的邪气），导致了同样的病症，但病症的表现形式却有轻有重，有虚有实，有寒有热。这只能提示患者自身禀赋不同，影响和干扰了病症的性质和进程，使同样的疾病在不同人身上表现出特殊的状态和症状。

古人通过大量的临床观察，现代通过大量的实验研究，确信"病同人异"的根本原因在于个体的体质不相同。正是不同的体质导致了在同样病症情况下的种种差异表现。

"谨守患者个体体质病机"也就成为了谨守病机诊疗模式的第三个环节。

一、体质的定义

"体质"最早见于《晋书·卷三十七列传》，书中有对晋元王司马保的描述，曰"保体质丰伟，尝自称体重八百斤"。

"体"，指身体、形体、个体，也就是具体的人。"质"，指质量、性质、特征。人的体质为人体一段时间内，甚至一贯表现出来的某种相对稳定的状态，因而也称为"素体"。"素"即平素、经常之意。孩子初生，其体质多秉承于父母。故"素"也有"本来"，"素有"之意，谓与生俱来。

虽然体质先天形成，一贯素有，相对稳定，但体质肯定能改变。特别是在后天各种因素反复影响和作用下，会潜移默化，逐渐演变。

体质是个体形体结构、生理功能、病理趋向及性格气质等的集合体。某个人的体质，在生理上表现为个体之间的差异和个体独有的身心特征，在病理上表现为疾病发病的倾向性，病症之间的不同表现形式，以及病症间的转化规律等。

二、体质与疾病的关系

所有的病症都是一定的病因作用于不同个体体质的综合表现。病因外来或内生，体质内稳。体质不同，对病因的表达不同，对病症的发生、发展和转归的意义不同。从而造成临床上同样病症的不同表现。

（一）体质决定病症发生

在相同的致病因素作用下，体质的差异决定了发病与否。如果人的体质虚弱，机体卫外功能和自我调节功能低下，就容易感受外邪而发病。正如《内经》所言"正气存内，邪不可干"，"邪之所凑，其气必虚"。《伤寒论》谓"血弱气尽，腠理开，邪气因入，与正气相搏，结于胁下。正邪分争，往来寒热……"如果人的体质强盛，正气充实，卫气固护于外，脏腑协调于内，就会"五脏元真通畅，人即安和"，"病则无由入其腠理"（《金匮要略·脏腑经络先后病脉证》）。临床上，当气候突变、季节更替时，生病的总是那些平常体质虚弱，不能很好地转换自身生理节奏，去有效适应自然变化的孩子。

同为外邪侵袭，如风寒；同为七情所伤，如惊恐；同为积滞不通，如食积，都可以引起咳嗽、发热、呕吐、夜啼、腹泻、腹痛、头痛等病症。这是因为邪气、七情和积滞对人体任何脏腑和各个部位都会有所影响。而人体各个脏腑大小有差别，气血有多寡，阴阳有偏盛，质地有厚薄，得病的总是那些弱小、质薄、气血少和偏性强的脏腑和部位。

（二）体质决定病症种类

邪气侵犯人体后，一方面加剧素体阴阳的偏差，使其超越自我调节所允许的限度而发生病症；另一方面，还会削弱机体阴阳的自我修复能力，使之难于重新恢复到原有的阴阳平衡状态。如果患者体质阳盛阴不足或属于热，即使感受的是风寒也可以从阳化热而成为热证；但若体质阴盛阳不足或属于寒，则感受热邪也可能从阴化寒而生成寒证。这种从阳化热和从阴化寒的"从化"现象，是决定在同样病症前提下，症状表现属于寒还是属于热，症状表现为有力还是无力的关键因素。如同样是太阳经脉，同样感受风寒，但体虚、腠理疏松、卫阳较弱之人形成恶风、汗出、颈部强几几的太阳中风表虚证；体壮实、皮肤致密、腠理紧束之人形成恶寒重、无汗、头身痛的太阳中风表实证。女人产后多虚多瘀，如遇伤风受凉，体质虚者，两虚相搏，虚者更虚，产妇多冷汗、心慌、肢冷，甚至亡阳。体质实者，寒凝血脉则可能加重瘀血与气滞，表现为肢体疼痛、心腹疼痛、情绪郁结等瘀阻病症。

同样，外邪侵袭、七情所伤和积滞所致的同一种病症，在不同体质人群身上的表现形式也是有差别的。如外邪的呕吐多伴恶寒、流涕；七情的呕吐多气上冲胸和情绪改变；积滞的呕吐多吐出酸馊等。

（三）体质决定病症状态

体质强，能抗邪，少得病；即使感受邪气，也能逐邪，正邪斗争激烈，多以发热、寒战、头身疼痛、剧烈呕吐、腹泻等实证形式表现出来。体质弱，不能抗邪，会导致同一病症反复发生，如感冒、呕吐、腹泻、腹痛、咳嗽等反复发生；还由于体质弱，感受邪气之后，邪气难于被逐出，从而使症状长期存在，如久泻、久咳、久喘等。某种病症的反复发生和长期存在正是体质薄弱特征所决定的。

（四）体质决定预后

如何判断病症预后，体质是关键。大凡体质壮实者，患病时来得快，轰轰烈烈，但因为抗邪能力强，故病程短，发热多，但预后良好。体质弱者，患病如果来得快，多有生命危险；如果来得慢，则去得慢，病程长，多低热或不热而寒，预后也不良。

可见，同样的症状，其表现形式外因取决于环境、气候、饮食、人间关系，内因主要取决于体质。

三、主要体质类型与特征

体质差异是人体内脏腑阴阳气血偏颇和功能代谢活动差异的反映。认真分析不同个体体质类型，对于认识疾病的形成、发展及其规律，提高中医药治疗的准确性具有重要意义。中医体质分类从来就是以五行为依据的。"天地之间，六合之内，不离于五，人亦应之"。《灵枢·阴阳二十五人》根据金、木、水、火、土五行的不同属性，将之与人体表现出来的皮肤的颜色、身长的高矮、形态的胖瘦、声音的高低、性格的开朗与内敛、处事的态度和人生观等生理、行为、习惯、心理特征和对环境的适应调节能力等进行类比，从而判断和归类人的体质属于五行中的哪一行，以及这一行是旺盛还是缺乏。

（一）标准体质

【定义】理想的体质首先应该心、肝、脾、肺、肾五大系统各自发育良好，系统内各要素相互匹配协调；其次，五大系统间应该相生有序、相克有度。

标准体质是从健康人群中提取的符合大多数人群的相关数据。即每一个部位，每一项功能，每一个动作与姿态，每一项指标等均适合于大多数人（至少95%~97%以上适合）。标准体质成为了恒量人体是否健康的尺度，因为它符合大多数人，又是健康的标准，因而也被称为常态体质，或健康体质。

这类小儿先天禀赋好（父母身体、心理素质好，智商与情商均高），足月顺产，出生时各项生理指标均在正常范围；出生后多母乳或正确的人工喂养。

【表现】小儿身体壮实、体形匀称、精力充沛、反应敏捷、活泼可爱，天庭饱满，面色红润，皮肤细腻，头发稠密有光泽，目光炯炯，耳鼻畅通，嗅觉与听觉灵敏，唇色红活，舌质红、舌上薄薄一层白苔，指纹亦红活，且在风关附近。其身高、体重、囟门、胸围、头围、牙齿等的发育均与年龄相符，其进食量、睡眠时间、大小便（小儿5岁以后不再尿床，2岁后大便成形，且每周不少于2次）、语言、姿势与动作、脉律，以及各种反射等都随增龄变化。

【心理与性格】性格活泼开朗，爱提问题，乐于与人相处。

【适应性】对外界环境（自然环境和社会环境）适应能力较强。

【发病倾向】无。

【易患疾病】患病较少，即使发病也易康复。

（二）偏态体质

当妈妈们将标准体质同自己的孩子对照时总会发现自己的孩子在某方面会有差异。其实，在人类进化过程中，个体间所形成的体质都不可能100%

达到标准，它们总会在某些方面比标准态强些，而在另一些方面比标准态弱些。这种强于或弱于标准态的状态即是体质的偏态。如同十个手指头长短肯定不同，偏态体质是大自然赋予人类的特殊礼物。因为偏态体质存在，人与人之间才千差万别，世界才丰富多彩。但是，既为偏态，就会背离常态。而常态是一种人们从若干经历中得出的几乎反映了全人类优秀健康品质的状态；它是人们追求健康长寿的终极目标。所以，偏态体质虽然不是疾病，但偏到一定程度却会引发疾病。难怪学术上认为"偏态体质是发生某类疾病的土壤"。事实上，火旺体质容易发热、口舌生疮、咽喉肿痛；缺土体质总与瘦弱、腹泻相关等。

1. 木型体质　"木形之人，比于上角，似于苍帝。其为人苍色，小头，长面，大肩背，直身，小手足。好有才，劳心，少力，多忧劳于事。能春夏，不能秋冬，秋冬感而病生感而病生，足厥阴佗佗然。"

五行联系为：五行木-脏肝-腑胆-五官眼-手指食指-其华爪-五体筋-五志怒-五味酸-五液泪-颜色青-季节春-方位东-气候风。

（1）木旺

【表现】形体修长，消瘦，山根色青，口唇青紫，挤眉弄眼、频繁眨眼、眼眵多、时惊惕、抽搐、夜卧难安、躁扰不宁，头屑多，面红目赤，大便色青，舌质青紫、苔薄，脉弦，指纹青紫。

【心理与性格】看问题偏激，任性、冲动、固执己见、我行我素、性情暴躁，易烦躁气馁，易焦虑。

【适应性】对情志刺激较为敏感，喜争强好胜。因好表现自己而难于与人相处。

【发病倾向】多风、多动、多目疾、多性情异常。易发热，惊风，抽搐，震颤麻痹，耳鸣耳聋，中耳炎，多动症，抽动秽语综合征，精神分裂症，甲亢，头痛，眩晕，高血压，肝硬化，吐血，呕血，胆结石，月经不调，黄水疮，结膜炎，斜视，青光眼及出血性眼病。

（2）缺木

【表现】身材矮小，少汗，肢冷，声音低微，目无光彩，男性女性化。舌质淡、苔白，脉濡，指纹浮红。

【心理与性格】胆怯，难于决断，遇事无主见，听之任之。注意力不集中，精神涣散。

【适应性】遇事难于表达自己的主张。

【发病倾向】惊惕，夜卧不安，痴呆。

2. 火型体质 "火形之人，比于上徵，似于赤帝。其为人赤色，广䏶锐面，小头，好肩背髀腹，小手足，行安地，疾心，行摇，肩背肉满。有气，轻财，少信，多虑，见事明，好颜，急心，不寿，暴死。能春夏，不能秋冬，秋冬感而病生，手少阴核核然"。

五行联系为：五行火-五脏心-五腑小肠-五官舌-手指中指-其华面-五体脉-五志喜-五味苦-五液汗-颜色红-季节夏-方位南-气候暑。

（1）火旺

【表现】活泼好动，喜笑颜开，话语多，精力充沛，颜面潮红，口渴，饮水多，小便短少而黄，心烦、夜卧不安，睡中惊惕或啼哭，梦话，吐舌弄舌，多汗，舌质红、脉数，指纹绛。

【心理与性格】好高骛远，有始无终，浮夸，以自我为中心。

【适应性】适应冬天、宁静、菜蔬，不适宜夏天、吵闹、辛辣等。

【发病倾向】烟酒及燥热食品易引起火热证候。遇挫折易引发神经精神疾病或心理疾病。易于激动、狂躁，更容易失眠。易患口腔溃疡，淋证，失眠，胸痹，冠心病，高血压，高血脂等。

（2）缺火

【表现】面白，形寒，肢冷，气短，声低，舌质淡、脉细无力，指纹淡。

【心理与性格】心静似水、胆怯、懦弱、不敢冒险，口吃。

【适应性】无主见。得过且过。

【发病倾向】寒证，气虚证，胸痹，易抽搐，易健忘、多梦、头昏头痛。

3. 土型体质 "土形之人，比于上宫，似于上古黄帝。其为人，黄色，圆面，大头，美肩背，大腹，美股胫，小手足，多肉，上下相称，行安地，举足浮，安心，好利人，不喜权势，善附人也。能秋冬，不能春夏，春夏感而病生，足太阴敦敦然"。

五行联系为：五行土-五脏脾（胰）-五腑胃-五官口-手指拇指-其华唇-五

体肉-五志忧思-五味甘-五液涎-颜色黄-季节长夏-方位中央-气候湿。

（1）缺土

【表现】身体消瘦，肌肉松散，肢软，疲乏，面黄，或面部白斑，食欲不振，偏食，吮指，流涎，喜热饮，胃脘冷，大便稀溏不成形，唇淡，舌淡胖嫩、舌苔花剥，指纹淡。

【心理与性格】讨厌进食，喜静恶动，随意性强，主动性差。

【适应性】食谱变化难于适应，牛奶、鸡蛋、海鲜易过敏。

【发病倾向】饮食稍有不慎易消化不良，食欲不振易营养不良，药物和食物易过敏。易患腹泻，呕吐，脘腹疼痛，呃逆，头昏，痿证，胃炎、胃溃疡、肠炎等。

（2）土旺

【表现】形肥体胖，胃口好，喜冷饮，面色红润，大便秘结，汗多，肢体劲强。舌苔厚，脉滑。

【心理与性格】好动，性情宽厚。

【适应性】强。

【发病倾向】肥胖，高血脂，糖尿病。

4. 金型体质　"金形之人，比于上商，似于白帝。其为人，方面，白色，小头，小肩背，小腹，小手足，如骨发踵外，骨轻。身清廉，急心静悍，善为吏。能秋冬，不能春夏，春夏感而病生，手太阴敦敦然"。

五行联系为：五行金-五脏肺-五腑大肠-五官鼻-手指无名指-其华皮毛-五体皮肤-五志悲-五味辛-五液涕-颜色白-季节秋-方位西-气候燥。

（1）缺金

【表现】声低息微，语声低，呼吸浅，面白，目胞浮，皮肤不温，易汗出，胸廓扁平或鸡胸，鼻塞，遇冷遇热时清涕较多，或咽喉不适，反复感冒，舌质淡，苔白，指纹浮。

【心理与性格】平素懒于言语，怯场，不喜欢冒险。

【适应性】对气温变化难以适应，对地域变化适应性较差。

【发病倾向】当季节交替，或气候变化，或迁徙异地时极易引发感冒、过敏、皮肤病等。一旦发病，多迁延难愈。易于感冒，咳嗽，哮喘，气管炎，支气管炎，肺炎，鼻炎等。

（2）金旺

【表现】声音洪亮、呼吸气粗，说话声音尖锐或声嘶，喉间常有痰鸣，酒糟鼻，鼾声重，喜清嗓。或皮肤干燥、粗糙，疹子。舌红，指纹浮。

【心理与性格】刚毅果断、思维敏捷，善辩。

【适应性】对气候变化适应性较强。

【发病倾向】秋易伤燥，冬易上火，易于过敏。易患各种过敏性疾病。扁桃体肿大、咽喉炎、鼻窦炎、皮炎、白癜风、鼻衄等。

5. 水型体质 "水形之人，比于上羽，似于黑帝。其为人，黑色，面不平，大头廉颐，小肩，大腹，动手足，发行摇身，下尻长，背延延然。不敬畏，善欺绐人，戮死。能秋冬，不能春夏，春夏感而病生。足少阴汗汗然。"

五行联系为：五行水-五脏肾-五腑膀胱-五官耳-手指小指-其华发-五体骨（齿）-五志恐-五味咸-五液唾-颜色黑-季节冬-方位北-气候寒。

（1）缺水

【表现】五迟、五软，囟门迟闭，方颅，面灰，眶黑，智力和应变能力稍差，没精打采，注意力不集中，遗尿，耳目不聪，舌胖嫩，脉沉细，指纹黯。或消瘦，身热，手心热，汗出，两颧赤，眼干涩，口燥咽干，易惊，舌红少苔，脉细数。

【心理与性格】因心理和智力发育不全而胆怯、口吃、失意、记忆力差等。

【适应性】发育不全可表现为与人相处和融入群体与社会方面困难，对父母极度依赖，易上当受骗，易出现身体不适，易于疲劳。

【发病倾向】以精、气不足的虚证为特征，可表现为阳虚和阴虚两种状态。易患身材矮小，龋齿，牙齿松动或出血，痴呆，智力障碍，脑瘫、癫痫、性功能低下，腰膝酸软疼痛，耳鸣耳聋，视物不清（昏花），哮喘，肺气肿，糖尿病，肾炎，肾病综合征等。

（2）水旺

【表现】水肿，小便混浊，尿频，形体肥胖，乳腺发育过早，声音变调提前，汗毛多而黑，或其他性早熟特征。舌红，脉滑有力，指纹淡。

【心理与性格】好动，好表现，手淫。

【适应性】发育过早致与同龄孩子相处困难，易冲动。

【发病倾向】易患性功能异常疾病，发育障碍和精神方面疾病。

四、决定体质差异的因素

体质与疾病关系密切，谨守"体质病机"是谨守病机诊疗模式的重要组成部分。因此，研究体质的形成和决定因素，对于防治疾病就有十分重要的意义。人之生来自先天父母，人之成来自后天环境。正是先天与后天因素决定了体质的性质、强弱和偏差。关于先后天对健康和寿命的影响，《景岳全书·传忠录·先天后天论》说得好："故以人之禀赋言，则先天强厚者多寿，先天薄弱者多夭。后天培养者，寿者更寿，后天斫削者，夭者更夭。"

（一）先天遗传

中医认为：人之始生，"以母为基，以父为楯"（《灵枢·天年》）。父精母血，即生殖之精结合种植形成胚胎。胚胎禀受母体气血滋养而不断发育，最终形成人体。人体的形体结构就是体质的形态学基础。《灵枢·决气》："两神相搏，合而成形"，说明一定的形体不仅只包含形，还包括承载于形体之内的父母之神，即精神、情感、性格、习惯等无形之物，它们也伴随着胚胎的发育而形成。

《灵枢·寿夭刚柔》说："人之生也，有刚有柔，有弱有强，有短有长，有阴有阳"，"形有缓急，气有盛衰，骨有大小，肉有坚脆，皮有厚薄，其以立寿夭"。可见，体质决定于父母。父母强，家族强，孩子体质强。反之，父母弱，家族病态，则孩子弱小。如明代万全所言："子于父母，一体而分，如受肺之气为皮毛，肺气不足，则皮脆薄怯寒，毛发不生；受心之气为血脉，心气不足，则血不华色，面无光彩；受脾之气为肉，脾气不足，则肌肉不生，手足如削；受肝之气为筋，肝气不足，则骨软。"现代生物学认为遗传是由染色体传给后代的，父母的强弱肥瘦以及性格的类型等可以通过染色体而遗传给后代，使后代获得相应的强弱、大小、肥瘦等不同的体型与性格。如小儿的五迟、五软、五硬、鸡胸等大多由于先天不足而影响发育，以致体质异于常人。人类遗传学的研究还发现人的各种体质如体型、眼型、发型、肤色、眉毛式样、血型、免疫性，乃至对于药物的反应和代谢类型，甚至智力、寿命等都由遗传决定或与遗传有关。总之，形体始于父母，所以父母的体质特征往往能对后代产生影响。

（二）母体对胎儿的影响

胚胎种植后，将在母体子宫内经历十月怀胎。期间，母体的气血、阴阳，母体的状态、动作、环境等均会影响胎儿的发育。《内经》已经认识到胎儿期母体在药食、染病、精神状态不良等情况下均可影响子代体质。明代医家万全在《幼科发挥》中谓："儿在胎中，母饥亦饥，母饱亦饱。辛辣适口，胎热即随。情欲动中，胎息即燥。专食煎炒，恣味辛酸，喜怒不常，皆能令子受患。母若胎前不能谨节，产后不能调养，惟务姑息，不能防微杜渐……则百疾由是而生焉。"所以，传统有妊娠之时，其母"目不视恶色、耳不听恶音、口不出傲言"，以及"身不做恶行，心不思恶意"等忠告。《内经》和《诸病源候论》等著作中有"胎怯""胎寒""胎热""胎毒"等记载。认为它们都与母亲摄身不慎，未能很好地保养胎元有关。母体的失误常常导致胎儿性状异常，从而在母体内就形成过度偏离标准的异常体质。

（三）后天因素

人是自然界的产物。"人以天地之气生，四时之法成"（《素问·宝命全形论篇》）。人类从今天的体格、解剖、脏腑位置与功能，到作息、习性、嗜好，再到各种治疗方法等都是在进化过程中由自然界长期雕琢的结果。人的生活必然受到整个物质世界诸多因素的制约和影响。体质肯定受制于后天。

《素问·异法方宜论篇》详细记叙了不同地域的不同环境、气候、居处、饮食习惯等对人体体质的雕琢，以及易患病症和治疗方法。为后世研究体质提供了难得的样板（表2-1）。

"故东方之域，天地之所始生也。鱼盐之地，海滨傍水，其民食鱼而嗜咸，皆安其处，美其食。鱼者使人热中，盐者胜血，故其民皆黑色疏理。其病皆为痈疡，其治宜砭石。故砭石者，亦从东方来。

西方者，金玉之域，沙石之处，天地之所收引也。其民陵居而多风，水土刚强，其民不衣而褐荐，其民华食而脂肥，故邪不能伤其形体，其病生于内，其治宜毒药。故毒药者，亦从西方来。

北方者，天地所闭藏之域也。其地高陵居，风寒冰冽，其民乐野处而乳食，脏寒生满病，其治宜灸焫（ruò）。故灸焫者，亦从北方来。

南方者，天地所长养，阳之所盛处也。其地下，水土弱，雾露之所聚也。其民嗜酸而食胕（fǔ），故其民皆致理而赤色，其病挛痹，其治宜微针。故九针者，亦从南方来。

中央者，其地平以湿，天地所以生万物也众。其民食杂而不劳，故其病多痿厥寒热。其治宜导引按跷（qiāo），故导引按跷者，亦从中央出也。"

表2-1 《内经》"后天与体质"简表

方位	地势	居处	饮食	体质	疾病
东方之域	鱼盐之地	海滨傍水	食鱼而嗜咸	黑色疏理	痈疡
西方者	金玉之域	陵居多风	华食	高大、脂肥	病生于内
北方者	风寒冰冽	闭藏之域	乳食	粗犷豪放	脏寒生满病
南方者	地势低下	雾露之所	嗜酸而食胕	致理而赤色	其病挛痹
中央者	地平且湿	庭园森森	食杂而不劳	细腻、懈怠	多痿厥寒热

此外，运动、社会关系、父母榜样等都深刻影响着孩子，并在小儿体质形成过程中发挥着作用。

综上所述，体质决定和影响病症。体质又受先天和后天各种因素制约。先天不能选择，不能改变，但后天却掌握在自己手中，可以积极调理和改变。作为一个医生，作为孩子的监护人，我们应该充分重视后天因素，为孩子生长和体质塑造创造出最佳的环境。

第四节 谨守病机模式临床运用

谨守病机是《内经》发明并传承下来的传统中医诊疗模式。

临症如何谨守病机，怎样正确地谨守住病机，成为了治疗的关键。

《素问·至真要大论篇》："谨守病机，各司其属，有者求之，无者求之，盛者责之，虚者责之"，揭示了谨守病机法要。历代医家的发挥和补充更丰富和完善了谨守病机的内容。

一、一般情况守主诉

所谓"主诉"即患者感受最主要的痛苦，它常常是患者就诊的原因或最明显的症状或（和）体征。一个主诉初步反映了患者病情的轻重与缓急，提供了某脏腑或某部位病变的诊断线索。

消除或减轻了主诉就能够获得病人的信任，才能够在临床站稳脚跟。

患者患病时，症状和体征肯定不止一个，但总有一个最重要、最痛苦、最令患者和妈妈们担心，它促成患者找医生。主诉最明确，最好找。主诉还最为突出，以至于常常掩盖其他症状。

由于中医的病症其实就是以主诉为代表的某种病理状态，如咳嗽、哮喘、发热、胃痛、厌食、腹泻、遗尿、多动、目连札、磨牙、耳鸣耳聋、五迟五软、肥胖等。根据"谨守病机，各司其属"可以得出，有什么样的主诉，就有什么样的病机；探明和寻找到了这种病机，就能根据其病机分门别类，各司其属地进行治疗。所以，谨守主诉，认真分析以主诉为代表的那种病理状态，针锋相对，设立处方，是临床获取疗效的基本原则。

如果症状单一且突出，谨守主诉就很简单。但当几个症状同时存在，又差不多严重时，主诉就有些模糊，此时应该审慎，应该比较几大症状对人体的危害程度和几大症状之间的因果关系，将对人体危害最大，或作为原因的那个症状确定为需要谨守的内容。如单纯性头痛、头昏、鼻塞、咳嗽、咽喉疼痛可单独守头痛、守头昏、守鼻炎、守咽喉肿痛。如果几大症状同时出现，则要考虑感冒。应该守感冒病机。应该在谨守感冒病机，治感冒为主的前提下，又针对主要症状如头痛、头昏、鼻塞、咳嗽、咽喉肿痛重点处置。又如头痛、头晕、耳鸣、呕吐单独出现时，应分别守头痛、守头晕、守耳鸣、守呕吐，如果它们同时出现又差不多严重时，应考虑到几大症状的病机都与升之太过或气机下陷有关，都是兴奋性过于强烈所致，而应先运用镇静手法，以止晕、止痛和止吐。

选择主诉进行研究和分析，并针对主诉进行治疗，从表面上看是头痛医头，脚痛医脚。但谨守主诉病机的医头和医脚除了将重点放在头上和脚上外，并非只局限于头和脚，而是整体与全面地看待发生于头部和脚上的病变。如治疗头痛，有"治头不离颈"，有"头为诸阳之会"，"头为清阳之府"，以及升降相因等，如此治头就不仅仅只在头上操作与治疗，还可以治胸（清阳之府）、治脚（底部）和治肾（下焦）等。治脚则要考虑足之三阴经和三阳经的交汇，考虑小腿、大腿和骨盆对脚的影响，还要考虑左右脚之间的平衡等。

二、急症缓症守急症

病有缓急。缓症进展缓慢，性命无忧，容许思考，容许试验。急症却进展迅速，关乎性命，稍有不慎，则亡阴亡阳，不能耽误，必须争分夺秒进行救治。因此，当缓症与急症同时存在时，应守急症病机，将保全性命放在首位。

中医临床急症主要有：

厥症：以昏扑、四肢冷为特征。乃阴阳气不相顺接，治宜回阳救逆。

惊风：发作时昏不知人，意识丧失、四肢抽搐，牙关紧闭。抽搐有力为急惊，抽搐无力为慢惊。无论有力无力，都属危急之象。为痰、热、惊、风而致病。宜醒脑开窍，掐惊止惊。

癫痫发作：以突然倒扑、不省人事，抽搐，猪羊般叫声为特征。基本病机为痰气交阻，神机失运。治宜豁痰开窍，分解痰气。

哮喘发作：以呼吸急迫，鼻翼煽动，三凹征，哮鸣音为特征。为非时之感、胶固之痰和闭拒之气三者相合，阻塞气道和肺泡所致。治宜分解外邪、痰饮和闭拒之气。

中风：以猝然倒扑，偏瘫、语言不利为特征。为肝阳上亢、痰浊瘀阻等所致，治宜醒脑开窍，平肝潜阳，豁痰逐瘀。

癃闭：以无小便，腹胀满，拒按为特征。乃膀胱闭阻，尿路不通所致。

宜疏通膀胱，化气利水。

小儿发热也归类于急症范畴。因为发热最令妈妈揪心。小儿发热最易并发惊风抽搐，甚至因为发热而影响大脑功能，造成智力障碍等。所以，当发热与咳嗽、头痛、感冒、汗症、腹泻、便秘、腹痛、尿频等症同时出现时，常常先守发热病机，以退热为第一要务。但要注意的是，"闭郁"本身为引发发热的基本病机之一。这时候治疗上通腑治便秘，通经络治腹痛和发汗治感冒等，本身就是退热的基本治法，应重点关注。

其实，守主诉和守急症并不矛盾。当患者自己，或其家人因急症就诊时，肯定已经不是缓症，而是昏迷、抽搐、哮喘持续、高热、惊风或二便不通了。这时候的主诉就应该是急症所表现出来的那个症状。

三、新病旧病守新病

旧病很久未痊愈，说明其难于治疗。旧病很久了，生命仍然继续存在，说明其不妨碍性命。因而旧病不宜过度关注。而新病出现，是在已有旧病的人体身上出现，如果是旧病所致，则旧病性质发生变化。症变，病机变，也该谨守变化了的病机——新病。如果新病是与旧病无关的病症，则人体同新病的斗争显然会受到旧病的影响，因而要首先谨守新病病机，致力于祛除刚发生的病变，防止其导致旧病的恶化。况且，旧病久了，治之不易，新病初发，立足未稳，较易祛除，也要求先守新病病机。

谨守新病也与谨守主诉不矛盾。如果仍然是旧病，除了药物没有了，患者一般也不会就诊。但当有了变故，即新近产生了症状的时候，患者和妈妈们不理解，才会就诊。这个时候当然要关注新出现的症状，也就是要守新病了。

四、诸症之中守呕吐

如果用中医思维，则诸症之中应谨守呕吐病机，并先于其他症状进行治疗。

注射、输液、鼻饲、胃管等显然非传统中医。中医用中药或外治法，中医强调饮食调理。如果呕吐，则服药和饮食调理皆不可能。人不服药，中药无法调理。人不进食，生命难有保障。人不口服补液，无水以灭火，发热难于退去。以上都是呕吐所致的危害。因而，当腹泻、胃脘疼痛、发热、便秘、厌食、疳积、咳嗽、感冒、哮喘、尿频、夜啼等多种病症伴有呕吐时，均宜重点关注呕吐，保证能进食和能服用瓜果水液，此举有益于防止儿童因呕吐而致电解质紊乱所产生的各种变症。

五、没有症状守检验

今天临床有很多病理状态除了检验异常外，可能并无症状。如乙肝、轻度糖尿病、尿酸高、蛋白尿、隐性脊柱裂、弱视、闪光（小儿并不能叙述）等。对于这种情况，应该谨守检验，认真分析检验指标的意义、原理，据此确定相应脏腑和病机。有些病症，除了症状外，常常有检验的异常。如果经过治疗症状没有了，但检验指标仍然异常，也应谨守检验结果。

六、症状和实质守实质

症状是患者不舒服或痛苦的感受，存在个体差异，但实质性的病变则可通过检验发现，它是客观存在的现实。如肿瘤、胸腹水、各种占位、实变、椎间盘突出等。对于实质性病变，传统中医称之为"岩"或"癥瘕"等。但中医有关实质性病变的病名显然已经不能适应今天的实际情况，建议中医用"占位"一词表示。

某个脏腑或部位如果发生占位，这个脏腑的功能将受到影响。占位长大，则其周围组织器官也会受到影响。这个时候的占位才是病症的本质。如前言中介绍的那位具有黄疸、胁下包块、腹水、肢体肿胀、腹痛、胁痛、大便秘结、极度消瘦、颓废、抑郁、食欲不振而分别被辨证论治为肝胆湿热、肝郁气滞、肾（阳）虚水泛、中气不足、真阴亏竭、气阴两虚等证型的患者就应该考虑肝脏占位，谨守胁下包块（肝癌）的病机。

七、有者求之，无者求之

有者要求，无者也要求。《内经》用了一个"求"字，强调主观索求。

有者，看得见，摸得着，求而当应。无者，目前并不存在，可能求而不遇。但不能因为目前不存在就不去关注。疾病变化太快，如果等到"无者"变成"有者"再去关注和治疗，可能为时已晚。

有主诉，有急症，有新病，则谨守主诉、急症和新病是为"有者求之"。如遗尿守遗尿，感冒守感冒，腹痛守腹痛，厌食守厌食，哮喘守哮喘，呕吐守呕吐；以及发热守发热，惊风守惊风，厥症守厥症，癫痫守癫痫等。但在谨守和治疗这些病症的时候，要考虑并预见到它们的变化。如感冒之后常常诱发鼻炎，扁桃肿大疼痛常常为发热前奏，发热可致惊风，腹泻易致脱水、厥症，耳内感染和咽喉肿痛常常会引发咳嗽，而咳嗽气紧又可突然发热，尿频也常常致腹痛和发热等。这时候除了守住现有的感冒、扁桃体肿大、耳内感染、发热、腹泻、咳嗽、尿频的病机外，还应预见到现有病症可能的转归，从而提前布局，已病防变，即"无者求之"。

现代的各种检验也为"有者求之，无者求之"提供了方法学。很多病理情况是在体检时发现的。这时候检验的异常和病理发现就是"有"。这时候就不能掉以轻心，应当进一步索求，密切观察和随访，或积极预防症状发生，即"无者求之"。

纵观传统小儿推拿，均以头面四大手法和分推手阴阳为起式，每病必推，每人必推。该操作术式除了协调阴阳气血之外，其中头面四大手法的掐揉耳背高骨，分推手阴阳之前的捣小天心和掐总筋均能镇静、止惊。而那个年代的惊风（破伤风）恰恰是对孩子生命安全最主要的危害。因而，虽然是感冒，是咳嗽，是腹泻，是发热，甚至没有感冒，没有咳嗽，没有腹泻，没有发热，但已经在掐揉耳背高骨，已经在捣小天心和掐总筋了，这就是典型的无者求之。

八、盛者责之，虚者责之

"盛者"和"虚者"为两种截然不同的状态。同样病症都存在"盛"和"虚"不同的状态。如发热有高热和低热，咳嗽有持续和偶尔，腹痛有剧痛和隐痛，呕吐有剧烈和溢出，等等。认真分析和认识同样病症的盛和虚不同的状态，并体现在治疗中，才能获得满意的疗效。

　　盛者，强盛，有力，属于实。虚者虚弱，无力，属于虚。在治疗过程中，盛者以逐邪为主，全力攻伐，务求一战定乾坤。虚者以固护正气为主，扶正祛邪，宜缓缓图之。特别是虚者可能因虚致病，也可能因病致虚。努力改善虚的状态，对于病症的康复意义深远。

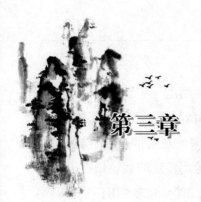

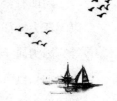

第三章 谨守病机诊疗模式的流程与研究

第一节 谨守病机诊疗模式流程

通过运用谨守病机诊疗模式对发热与咳嗽两个具体病症进行诊疗，可以清晰展示谨守病机诊疗模式的流程。

一、发热

病人以体温高为主诉就诊。

1. 基本病机　发热不外乎阳盛则热，闭郁则热，能量暴发则热（由于闭郁或生长发育不协调而产生的多余能量的发散）和缺水则热四种。

2. 治疗　立即推拿与处方。基本方组成如下：

阳盛用清法：小儿推拿用打马过天河、退六腑、水底捞明月、推箕门、推脊、大椎取痧。中药用石膏、知母、水牛角、黄芩、银花等。

闭郁用发散，当取其汗，用汗法：小儿推拿推上三关、掐揉二扇门（发脏腑之汗）、揉外劳、拿风池、头面四大手法。中药用麻黄、桂枝、葛根、柴胡、防风、荆芥、苏叶等。

能量暴发一般不需要治疗。需要平时经常做捏脊、拿肩井等以诱导其能量散发。中药可用柴胡、升麻、葛根等。

缺水一定要补液：非推拿之所长（理论上可揉二马、按揉三阴交、摩涌泉等）。宜服用西瓜汁或其他多种水果汁、补液盐等。无论何种中药处方，汤液本身就在补液，这是中药之所长。临床多用生地、竹沥、芦根、麦冬、玉竹、太子参等。

3. 临症指南　发热以体温高为主诉，均要运用清法。

闭郁有全身闭郁和局部闭郁。全身闭郁为外邪所干，正邪交争于体表，以无汗为特征，治疗应加强发散。无论何种邪气，即使是风邪、燥邪与热邪等，因为属于邪气，也应该发散它们。这是发烧运用汗法的理论依据。但是，如果已有出汗迹象（额、手心、前胸湿漉漉），则不用或少用汗法。局部闭郁为人体气机不通不利，壅遏于某一部位，以无汗、胀闷和大便秘结为特征，治以通导，可重点推六腑、推下七节骨和抱肚法等，促使排便。中药用大黄、芒硝、枳实、莱菔子等通导。

发热补水尤为重要。发热为阳盛，为火热。灭火者水也。如果发热又不吃不喝，甚至呕吐，则首要止吐，止住呕吐继续治。止不住呕吐，早日输液。

二、咳嗽

病人以咳嗽为主诉就诊。

1. 共同病机　咳嗽基本病机为肺失清肃。小儿易清，易肃，较好治疗。老年人难于清，肺纤维化、肺大泡难于肃，故难治或不治。肺失清肃的病机又具体分为：咳嗽病位在肺，咳嗽肺气上逆，咳嗽气道高反应（痉挛），咳嗽为人类特有的排异反应，咳嗽必然有痰等五大类。

2. 治疗　立即推拿与处方。基本方组成如下：

咳嗽病位在肺：当清肃肺金。小儿推拿清肺平肝、肺俞操作令热。中药运用桑叶、苇茎、黄芩、桔梗、杏仁、鱼腥草等清肃肺金之品。

咳嗽肺气上逆：当降肺降气。运用肃肺法、降肺法、开璇玑。中药多运用葶苈子、桑皮、莱菔子等以降肺气。

咳嗽气道高反应（痉挛）：当镇静解痉。运用按缺盆、拿列缺。中药运用白芍、地龙、僵蚕等解痉之属。

咳嗽是人类特殊的排异反应：当催咳催吐，促进排异。点天突、催咳法、探吐法、倒立拍背、抱肚法。催咳催吐非中药之所长。理论上可用瓜蒂、白芥子等。

咳嗽必然有痰：当化痰、排痰、燥痰。小儿推拿揉掌小横纹、揉板门、将中指并掐左右端正、运内八卦。中药可用陈皮、胆星、法夏、竹茹、化橘红等。

3. 临症指南　咳嗽不严重，伴流涕、喷嚏、鼻塞，为感冒，应该同时谨守感冒病机，重点治疗感冒。咳嗽前或咳嗽时体温高，发热为急症，无论何症有发热时均宜首先治疗发热。应谨守发热病机。咳嗽声音表浅，咽喉红肿，为咽喉或扁桃体炎。按五官病症的扁桃体炎或咽峡炎治疗。谨守扁桃体炎或咽喉炎病机。长期鼻塞流涕，慢性咳嗽，按鼻炎治疗，谨守鼻炎病机。

第二节　谨守病机理论基础与研究

由于谨守病机诊疗模式重点应对和处理主诉所代表的那种病理状态。而那种病理状态古代有，现代有；中国有，外国有。它们客观存在，是病人欲摆脱的主要痛苦，也是医生欲解决的主要问题。人类同疾病作斗争的历史，就是人类为摆脱痛苦而不断总结发现克制主诉病痛的历史。在漫漫历史长河中，无论中医、西医，还是患者，也不论中国，还是外国，大家都在为减轻或消灭病症而努力。共同奠定谨守病机诊疗模式的基础理论。

一、研究对象

谨守病机模式不针对患者个人，针对患者所表现出来的以主诉为代表的那种病理状态，即强调治病。传统的辨证论治模式针对患者，如果患者变了，症状变了，辨识出的证候就会改变，处方也会随之改变，始终处于不断地变化之中。动态性是辨证论治模式最大的特点。而谨守病机模式针对的主诉，它不因患者、地域等改变而改变，也不因其他兼症改变而改变。只有当主诉改变或消失，或当兼证上升到主证时，谨守病机的目标才会改变。永远围绕主诉进行研究是谨守病机模式最大的特点。

谨守病机模式针对病症。病症在不断变化，产生病症的环境在变化，引起病症的原因在变化，必然导致病症的病机发生变化。要谨守住病症的病机就必须应时而变，随时关注各种新的研究动向。因此，谨守病机模式有利于中医融入到现代科技之中，有利于打造出符合中国国情的新的医学模式。

二、研究过程

谨守病机模式针对以主诉为代表的病理状态。病人具备某种病理状态，理论上就肯定有导致那种病理状态存在的病机。即使没有病人，也可以对那种病理状态进行研究和探索。如感冒可以只表现为发烧，头痛，身痛，项强，咳嗽，流涕，鼻塞，咽喉疼痛等某一症状，也可以上述症状兼而有之。谨守病机模式论定感冒是"感受"和"触冒"外邪的一种时行疾病，其基本病机不离"风、侵、表、争"四端。无论风寒、风热、伤燥、伤湿和伤暑，总归是邪气，都应该祛除，统一运用发散解表法治疗。邪去了，感冒好了，什么阳虚、气虚、阴虚和夹痰、夹惊、夹滞等，都因感冒离去而不复存在。临床思路清晰，主攻方向明确，事半功倍。又如病人以腹痛为主诉，谨守病机从疼痛本质入手，守住"不通则痛""牵张则痛（外引小络）"和"拘急则痛"等疼痛的共同病机进行调治。直观，逻辑性强，疗效也有保证。

三、理论基础

改革开放几十年，人们的思维、观念、生活方式和科学技术日新月异，可是中医仍然闭关自守，缓慢地发展。的确，建立在阴阳、五行，建立在有"象"无形的脏腑和至今没有找到实质的经络，以及"气""血"等概念基础之上的中医，发展真的很难。谨守病机要求分析和研究以主诉为代表的症状的病理状态。这既是中医，也是西医研究的共同目标，更是老百姓时刻关心的内容。病痛折磨人，痛苦天天有，人类与病症作斗争的经历天天发生。人们甚至天天观察，口口相传，代代积累。缓解和消除病痛其实是人类的生存之道。因而，谨守病机既要整理和总结古人对某一病症的认识，又要结合现代解剖和生理，以及现代对某种病理状态的实验和研究成果，还要广泛收集民间对某症状的描述、感悟和体会。如此建立起来的体系，才有可能既吸收传统中医合理的内核，保持和发扬传统中医的特色，又获得现代科技支撑，其理论体系才易于被广大民众所承认和接受。

四、研究方法

谨守病机就要研究病机。人类同疾病的斗争由来已久，人类对疾病本质，即病机的研究一天都没有停止。为了谨守病机，必须考查研究古今中外对该病症的认识。主要研究方法为：

1. 溯源法　了解古人对某病症的认识过程。吸收其合理的内核，摒弃其糟粕。如关于中风，从"外风-内风-类中风（非风）-脑卒中"链条中可以发现，外风是古人的直观认识，误认为外界吹风吹出了中风病。内风显然是对外风的反思，即否认了外界的风引起了中风。类中风完全否认了风是引起中风的元凶，称为非风论，认为中风只是患者的症状与风的"突起突发""善行数变"等性质有关。脑卒中直指中风的本质为大脑的病变。又如疟疾，传统的认识经历了"阴阳失调-寒热错乱-瘴岚之气-疠气-感染疟虫"等漫长过程。只有"感染疟虫"提示了疟疾的本质，才诞生了中国第一个诺贝尔医学奖。又如疳积（证），目前学术界都认为是脾虚与积滞，均围绕脾虚和积滞进行诊疗。其实，从历史来看，疳证是儿科四大难症之一。儿科四大难症为"麻、痘、惊、疳"。"麻"是麻疹，"痘"是天花，"惊"是破伤风，它们都是严重危害儿童生命的病症，中医儿科同它们斗争上千年，无数的辨证论治，仍然没有攻克它们。最终它们是被现代医学的免疫学所扼制。而四大难症中的"疳"如果只是脾虚和积滞，会严重危害孩子生命吗？会有补不起来的脾和化不掉的积滞吗？在溯源的过程中，我们注意到关于疳症最早的原始记录："蒸盛过伤，内则变为疳"，"久蒸不除，多变成疳"。无论从原文所出的篇名《诸病源候论·虚劳病诸候·虚劳骨蒸候》，还是具体内容的"蒸盛"与"久蒸"，都没有脾虚积滞的影子，而是变蒸过程失常，蒸热灼伤所致，才有"疳者，干也"，才会如此严重地影响儿童的生长与发育。又如，从《小儿推拿广意》进行溯源发现 24 种发烧有 20 种均运用推上三关，说明发热与闭郁密切相关；说明发烧需要汗法。在《小儿推拿妙诀》中发现催吐法几乎用于所有感冒和咳嗽，而呕吐本为上升，从而反证感冒病机的邪气从外至内的趋势和咳嗽一定有痰的病机。

为了探讨儿科常见病症的病机，参与本书编写的几十家单位的编委们对每个病症的源流都进行了追踪溯源和梳理。

2. 实证观 即开展某些动物和人体实验，以观察和研究某些病理状态，从而揭示病症的基本病机。

因为没有科研经费支撑，本书无法做出多中心大样本观察。但我们仍然进行了相关实验和思考。如给予每天自由吃食 30g 的老鼠，强行灌注 32～35g/d，持续一周，没有引起体温增高和咳嗽。

同样是老鼠，如果在艾灸环境中，当艾烟重、时间长时则塑造成咳嗽动物模型。同样，新生儿肺炎和上呼吸道感染在雾霾重的环境中发病率明显增多。说明引发咳嗽病症的主要原因是外感而非积食。

观察各种发烧，发现只要出汗，都对降温有效。西医治疗感冒，不论何种情况均可运用解热镇痛类药，而一旦用药汗出，则体温均有改善。说明发热病机中的"闭郁则热"和治疗中"火郁发之"的正确性。

对于新生儿胎黄，大胆运用清肾经和清脾经，结果不但没有见到副作用，反而退黄有效。印证了肾经、脾经可以清。并将清肾经推广到新生儿胎毒所致的所有病症。

对于肥胖患儿不用补脾，反而运用抑制脾胃功能的方法。脾胃功能抑制，既不能运，又不能化，食欲减少，吸收减少，结果减肥有效，从而对肥胖的脾虚痰湿理论提出质疑。

对于厌食，不论虚证与实证，均运用抱肚法、荡腹法、挪腹法、掐揉四横纹、揉板门等取效。证明了胃肠受纳面积相对或绝对减少是厌食的基本病机。

凡此种种，在临床中发现问题，思考问题，设计实验。或通过不同的治疗方法去干预，反证其病机。从而有新的发现。但相关资料太少。发展中医，应该高度重视实证和实验。

3. 吸取现代研究成果 现代对病症的认识和探讨比较深入，资料更多。我们通过查阅、综述现代对病症的认识，从中发现规律和共性。

如国家级课题"急诊常见发热性疾病的流行病学调查"在某医院总计以发热为主诉就诊的 10506 例患者中，90% 以上为肺系疾病，排名前几位的疾病依次是：上呼吸道感染、（支）气管炎、咽喉炎、扁桃体炎、肺炎、尿路感染、胆管（囊）炎等。说明发烧最常见于肺系病症。

为分析现代小儿推拿对儿科各种常见病症的治疗。我们以"小儿""推拿""按摩"和与之相关的病症如感冒、发热、咳嗽、哮喘、厌食、疳积、便秘、腹泻、遗尿、湿疹、荨麻疹、胎黄、抽动症等为关键词进行计算机和手工检索，对检索到的文献进行挖掘分析。检索文库主要有中国知网（CNKI）、维普中文科技期刊全文数据库、万方科技期刊全文数据库等，检索时限为近 15 年（截至 2015 年）。共检索到基本符合临床论文写作（非循证医学）要求的文献 178 篇。对此，我们从常用穴位（按出现频率多少排序）、中医分型，特色（手法与穴位）和观察指标等进行了总结。结果表明，当今临床对某病症的治疗虽然存在辨证分型，但在治疗上的穴位却高度同一，倾向于基本方。治疗同一，只能说明病机同一了。

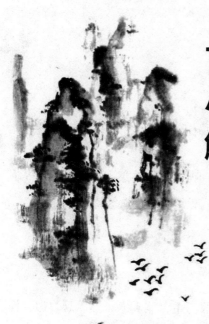

下篇
小儿常见病症病机
解析与治疗

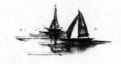

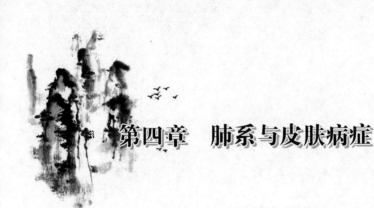
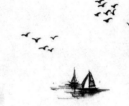

第四章　肺系与皮肤病症

第一节　感　冒

【定义】感冒是以鼻塞、流涕、喷嚏、咽痛以及恶寒、发热、咳嗽等临床表现为特征的时行疾病。具有起病急，病程短，能自愈等特点。

【病位】肺卫、体表。

【病势】由外向内。

【病性】有寒有热。

【病因】肺卫不足，外感六淫，以风邪为主，兼夹寒、热、暑、湿、燥邪，或感染时行疫毒。

【基本病机】风、侵、表、争。

【理论依据】

一、中医

1. 天人合一观　天人合一是传统中医的核心理论。人"以天地之气生，四时之法成"，"顺之者昌，逆之者亡"。

天人合一中，天的变化时时刻刻，无处不在。人的适应总是相对的。自然界存在的各种因素和任何变化肯定会对人体产生影响。

2. 人体结构

（1）人体结构有表里。从表到里依次为皮部-腠理（玄府）-肌肉-骨骼或脏腑。

（2）经络有浮络-孙络-络脉-经脉。正经有三阳经（太阳-阳明-少阳）和三阴经（太阴-厥阴-少阴）

（3）纵向有上焦（心肺）、中焦（脾胃）和下焦（肝肾）。

（4）呼吸过程为鼻与咽喉-气道-肺-肾。

（5）气血理论从表至里有卫-气-营-血四个阶段。

人体结构的深浅客观存在。表层的皮部，经络中的浮络和孙络，六经中的太阳经，脏腑的上焦，呼吸的门户鼻与咽喉，气血中的卫气等，它们担负着形成人体轮廓，形成天人合一通路、感知外界变化、排出体内废物（汗、CO_2、盐等）和保护人体的作用。它们居于人体最外层，视之可见，触之可及，风雨、阳光、外伤等因素均易影响其完整性，从而导致表层的病变和损伤。

3. 正气　中医将人体的抗病能力称为正气。正气担负着抗御外邪的作用。"正气存内，邪不可干"。分布于人体表层的正气称为卫气。卫者，捍卫、保卫也。

4. 传统中医病机

（1）风：自然界的环境因素和任何变化都会对人体产生影响，自然界的变化以空气流动为特征，流动者，风也。其他如寒、热、湿、燥、暑等均必须借助空气的流动，即借助风邪才能侵袭和损伤人体，故感冒邪气以风邪为主。

（2）侵：人与自然界以皮肤为界，以口鼻、咽喉相通。自然界在人之外，它对人体的影响过程就必然是由外入里的趋势。这个过程就叫邪气侵入。

（3）表：由于人体结构的表里关系，邪气侵入之后，必然首先在外、在表、在上。故邪气最易停留于皮肤、肌腠、浮络、孙络、太阳经、上焦鼻与咽喉。

如果邪气只在表层，就纯粹是表证，即感冒。如果邪气部分在表层，部分已经入里，就叫表里并病。如果邪气直接进入人体内，就不是感冒而是"直中"，即一开始就表现为脏腑病变。

综上所述，感冒以邪气在表层为特征。

（4）争：邪气侵袭时，人体正气受到激发而奋起抗邪。感冒当时，人体表层客观存在着正气和邪气之间的斗争。邪气欲侵入，欲发展；正气要抵抗，要消灭邪气。

如果人体正气缺失，邪气常常直接透过表层进入脏腑，即产生邪气"直中"病机，直接引起严重的脏腑病变，甚至导致脏腑衰竭，如闭症、脱症等，而非感冒。如果正气强大，逐渐将邪气局限、祛除，则感冒可以不药而愈。但如果邪气强大，正气不足，则感冒会缠绵难愈或转变为其他病变。

故风、侵、表、争为感冒的基本病机。

二、西医

1. **人体外环境**　自然界客观存在细菌病毒，存在温差变化。细菌病毒在一定条件下感染人体，导致感染性疾病。温差变化太大会使人体受凉或中暑。

人体呼吸道以环状软骨为界，分为上呼吸道和下呼吸道。上呼吸包括鼻、口腔、咽喉等器官。人体口腔和鼻咽部也存在细菌和病毒。人和细菌病毒建立起一种共生状态。小儿的共生状态尚在建立之中，很不稳定，小儿发育又很快，容易使这种共生状态失去平衡，常常造成细菌或病毒感染。

2. **发育因素**　小儿出生时，从母体带来很多抗体，如 IgG，它们对各种细菌和病毒具有抑制与杀灭作用，它们在婴儿体内持续时间约为 6 个月。半岁后，婴儿体内的抗体减少，自身的抗体产生机制尚未完全建立和广泛合成，故半岁后的小儿容易上呼吸道感染。

小儿生长速度极快，姿势与动作不断发育。行走与跑跳增加了小儿所能触及的范围，同时跑跳容易出汗，使呼吸加速，均增加了上呼吸道感染的机会和条件。

3. **上呼吸道感染一般规律**　上呼吸道感染包括鼻、咽部的急性感染。90% 以上由病毒引起，如鼻病毒、冠状病毒、腺病毒、流感病毒、柯萨奇病毒等，细菌感染占约 10%，亦可细菌与病毒混合感染。诱因主要是营养不良、疲劳、活动出汗，以及过敏体质等导致身体防御能力降低而引发，气候多变时容易流行。

　　致病病毒一般通过飞沫或直接接触传染。感染后致上呼吸道黏膜下水肿充血，出现鼻塞、流涕、打喷嚏以及流泪、咳嗽和咽部不适。一般 5~7 天可自愈。

　　上呼吸道感染时除症状外，血常规常表现为白细胞正常或偏低，淋巴细胞升高。细菌感染时白细胞增多，中性粒细胞高。

　　由于多数上呼吸道感染是病毒所致，目前尚无特效抗病毒药物。故不宜滥用抗生素，也不宜滥用解热镇痛药物。美国食药监管局（FDA）2007 年明文禁止"2 岁以下儿童使用感冒药"。

【治疗】

一、原理

1. 风邪为患宜祛风。

2. 邪气侵袭宜逐邪。

3. 邪气在表、在上者，汗而发之。

4. 正邪相争应扶助正气，祛除邪气。

故发散外邪为感冒的基本治法。

二、治法举例

1. 中药　五虎散发表祛邪。苏叶、荆芥、薄荷、生姜、淡豆豉，加少许红糖调味。冷水浸泡 10 分钟，煎开即可。频频少许喂服。

2. 小儿推拿　头面四大手法（祛风散邪，清利头目）、推上三关、揉二扇门（发散力强，取汗透邪）、拿揉风池（祛风要邪，解表宣散）、拿肩井（升提阳气，扶助正气以祛邪）。

【预防与调摄】

1. 加强体格锻炼，增强体质。

2. 注意随气候变化增减衣服，室内常通风换气。

3. 感冒流行时，少去人群聚集地，减少感染。

【文献资料】

《素问·骨空论》："风者百病之始也……风从外入，令人振寒，汗出头痛，身重恶寒。"

《素问·风论》："风之伤人也，或为寒热。"

《仁斋直指方》："寒温不节，汗身脱衣巾，感冒风寒之气，气闭发热头疼，此伤寒类也"。"感冒风邪，发热头疼，咳嗽声重，涕唾稠黏"。"感冒风湿之气，头目不清，鼻塞声重，肢体倦怠，欠伸出泪。"

《诸病源候论·风热候》："风热病者，风热之气先从皮毛入于肺也。肺为五脏上盖，候身之皮毛。若肤腠虚，则风热之气先伤皮毛，乃入肺也。其状，使人恶风寒战，目欲脱，涕唾出。"

《伤寒杂病论·辨太阳病脉证并治》："太阳之为病，脉浮，头项强痛而恶寒"。"太阳病，发热，汗出，恶风，脉缓者，名为中风。"

《丹溪心法》："伤风属肺者多，宜辛温或辛凉之剂散之。"

《幼科释迷》："小儿外感风寒，拘急，呵欠，皮毛涩，口中气热者，当发散，秋冬用温热，春夏用凉寒。"

《明医指掌》："（参苏饮）感冒风寒，胸胁满闷，咳嗽头疼，身重吐痰。"

《小儿药证直诀·伤风》："伤风昏睡，口中气热，呵欠顿闷，当发散，与大青膏解之。"

《幼科铁镜·辨伤寒》："表散法：开天门，分阴阳，推三关，体实则大发其汗，揉太阳并外劳宫，运八卦推艮入坎，症轻推之自愈，重则用元宵火定之。体弱随发汗随止，女反是治，用芎苏饮服之。"

《证治准绳·幼科》："清解散治感风发热头疼，鼻塞涕流，及温壮，悉主之。"

《小儿推拿广意》："伤寒一日，遍身发热，头疼脑痛，人事昏沉，胡言乱语，使用推三关、六腑、天河、捞明月、分阴阳、运八卦、五指尖，胛肘无汗掐心经，内劳宫、肩井（有汗不用）。"

《幼科推拿秘书·伤寒门》："以取汗为主，盖风与寒，皆随汗散也。法宜分阴阳，运八卦，推三关，揉二扇门，掐阳池，黄蜂入洞。"

《小儿推拿方脉活婴秘旨全书》："一掐心经二劳宫，推推三关汗即通，如若不来加二扇，黄蜂入洞助其功。"

第二节　发　热

【定义】发热指人体温度（腋温）≥37.5℃。

【病位】全身卫、气、营、血各个层次，局部各个脏腑。

【病势】向外发散，暴发。

【病性】阳热。

【病因】外邪侵入、体内阴阳失调。

【基本病机】阳盛则热，闭郁则热，能量暴发则热，无水则热。

【理论依据】

一、中医

1. 阳盛则热　人之有寒热，若自然之有水火。火为阳，水为阴，热为阳，寒为阴。发热从寒热状态来看，肯定是阳热太盛。阳热太盛有两种情况，一是实热，实热是阳确实盛。二是阴虚，阴虚了，阳相对旺盛。实质还是一样，都是阳盛。《内经》说："水火者，阴阳之征兆也。"以热的形式表现出来，不管原因如何，都是阳热太盛。《内经》告诫："阳盛则热。"又说："阴虚生内热。"注意，阴虚了肯定阳亢（盛）。作为反衬，《内经》还说"阴盛则寒"和"阳虚生外寒"。显然发热是阳盛。

2. 闭郁则热　人体是一个开放系统，人与大自然息息相关。人体各个脏腑既相对独立，又相互联系。如果人体与自然，或者人体各脏腑之间的联系中断，会怎么样呢？流水不腐，不流的水会发臭。更何况活着的、有代谢功能的生物呢。密闭久蕴情况下，活着的生物体代谢会产热。因此，闭郁是发热的另一个重要原因和共同病机。《内经》注意到了这一点，"火郁发之"，"体如燔炭，汗出而散"，以及小儿推拿中的"二扇门发脏腑汗"等就可说明。现代医学从《内经》中拾起了这一点，无论任何发热都用解热镇痛药，其实质就是发汗。

（1）整体闭郁：人生活在大自然之中，受大自然环境以及气候影响。《内经》："天暑衣厚则腠理开，故汗出，天寒则腠理闭，气湿不行，水下留于膀胱，则为溺与气。"人以皮肤为界，区分自然和自我。皮肤是人体联系与交通自然的通路，皮肤也在呼吸。一旦外界环境不利于人体生存和生活，导致人体出现不适等症状，中医就称之为外邪侵入。而抗御外邪是人类在进化过程中获得的适应自然的本能。这种本能使人体立即对不利环境作出反应，排斥它或逃离它。其作用的主要形式就是尽快关闭毛孔，阻挡它的侵入。随着毛孔关闭，人体与外界隔绝，闭郁由此而生。闭郁了，阳气逐渐积蓄，最终产生发热。发热时，"腠理开，毫毛摇"，呼吸促，体温高，产生一种向外向上趋势，最终逼迫侵入人体的外邪从毛孔出去。"敌人从哪里来，就从哪里将其驱逐"。人整体闭郁之热，充斥全身，热势可以很高，初起常伴有恶寒，甚至寒战。其发热程度和时间完全取决于正邪相争（共性）和邪气自身的性质（个性）。如风邪侵入，则表现为恶风、低热，暑邪侵入为高热、喘喝、昏厥，湿邪侵入为身热不扬、坠胀等。

（2）局部闭郁：人体为有机整体。各脏腑之间通过经络、导管，或网膜相联系。形成"牵一发而动全身"，"一脉不和周身不安"的格局。当这种联系因为种种原因中断时，脏腑或器官就闭郁了。这在消化、呼吸、泌尿和感观系统较为明显。脏腑闭郁了，它的阳气蓄积而不得宣散，最终也以发热的形式暴发出来。发热了，就宣散了，闭郁就解除了。所以，这种情况下发热本身是自我解除闭郁的形式。局部闭郁之热以低热、局部热、闷热、胀热等为特征。

闭郁发热的机制很好地解释了小儿推拿揉外劳宫、揉一窝风、推上三关、掐揉二扇门、拿风池、风府，以及中药用桂枝、麻黄等退热有效，这是因为它们解除了人体整体的闭郁。而揉腹、摩腹、退六腑、推下七节骨、清胃经、抱肚法等则通过疏通下焦，通腑气，解除了局部的闭郁。食积发热，用麦芽、谷芽、山楂等无效，用莱菔子、大黄有效也是这个道理。关键不是化积，而是通导以解除闭郁。

中医用益气药和补阳药治疗发热有效，这是不争的事实。但据此认为是气虚或阳虚引起发热就有些问题。会不会是发热导致气虚？"壮火食气"？或者是发热到极点，"阳盛必阴"呢？故我们认为，气虚和阳虚发热不是气虚和阳虚直接引起发热，而是发热病症本身到了一定的阶段引起了正气虚弱。

它们本身应该是局部闭郁产生的局部阳盛。因为阳虚则冰冻，枢机不利，不能发散，闭而生热。气虚则陷下，陷而不升则郁，郁而化热。

3. 能量暴发则热　热是能量的形式。发热肯定是能量暴发。为什么发热在小儿最常见？从能量学角度看，就是一次又一次暴发。已经知道孩子越小，代谢越旺盛，生长发育越快。小孩长大，是一个从量变到质变的过程，是人体代谢和生长由快逐渐缓慢下来的过程。代谢与生长同步，就是阴平阳秘，没有发热。不同步时，如果生长相对快，就会体虚、肢冷、消瘦；如果代谢相对快，就会肥胖，或者发热。我们注意到，能量暴发的发热多见于孩子，但这种孩子胖不起来。因为多余的能量以发热的形式暴发了，不能转化成脂肪。这种情况也存在于很多内伤发热之中，或者说它是"闭郁发热"的自我解脱的方法。因为，发热肯定是一种能量的传递和暴发。目前已有研究表明"经常发热和哭闹的小儿基本不患自闭症和忧郁症"，由此联想到中医儿科的变蒸，应该是科学理论。这种发热可以是全身的，可能只有发热、面赤、好动，而没有其他不适，发热时间应该短暂，常不药而愈。

4. 缺水则热　《内经》说："水火者，阴阳之征兆也。"水火完全对立，能制约阳热的只能是水。特别是对于以发热为主症的病症来说，水一定不足。提出这一观点有利于提醒妈妈和医生在小孩发热的时候补水。最终灭火者，水也，推拿、针灸只不过是消防员。没有了水，消防员只有干瞪眼。我们可以试想一下，如果我们的针灸、推拿退不下来热，去医院怎么办？医院里如何预防高热惊厥？回答都是补液。阳盛则热，阳盛则津亏，"留得一份津液，便有一分生机"，"壮水之主，以制阳光"，古人留下的经验教训太多了。所以，当孩子发热的时候，不论任何证型，都要早些补液。我们在临床让患儿尽可能多吃水果，尤其是西瓜，运用多年并未见到什么副作用。

平常我们面对的发热，总不离阳盛、闭郁、能量暴发和缺水四大机制。有时单独，有时多途，临床应详加分析，区别对待。

二、西医

发热是指致热原直接作用于体温调节中枢，致体温中枢功能紊乱或各种原因引起产热过多，散热减少，导致体温升高超过正常范围。发热本身不是疾病，而是一种症状。其实，它是体内抵抗感染的机制之一。发热甚至可能有它特殊的用途，包括缩短疾病时间，增强抗生素的效果，提醒休息，减少传染性等。

引起发热的原因很多，最常见的是感染（包括各种细菌感染，病毒感染，支原体感染等），其次是结缔组织病（即胶原病）、恶性肿瘤等。发热对人体有利也有害。发热时人体免疫功能明显增强，有利于清除病原体和促进疾病痊愈。但发热时，人烦躁、头昏，全身不适，高热时损伤各大系统，尤其是神经系统。

治疗上，体温不太高，伴发症状不重时，不必用药。可适当休息，多饮水。病原体未明时，不得滥用抗生素。但长期不退热，或温度过高时，可以选用适量解热镇痛药物（如对乙酰氨基酚）。有惊厥史或体温超过 40℃ 的患儿（小儿超过 39℃）因可能引起惊厥、昏迷，甚至严重后遗症，应及时应用退热药并补充液体。

【治疗】

一、原理

1. 阳盛则热宜清热泻火。

2. 闭郁则热宜发散透达。以汗出为佳。

3. 能量暴发为患者自我调节，不必顾虑。

4. 无水则热应及时补充液体。

二、治法举例

1. 中药　柴胡、葛根（发表解肌，开腠理）、石膏（清热退烧）、青蒿、荆芥（清热发散）、生地、芦根、太子参（壮水之主，以制阳光）。

2. 小儿推拿　打马过天河、退六腑、推天柱骨（清法代表）、推上三关、掐揉二扇门、揉外劳、揉一窝风、拿风池风府、捏脊并拿肩井（发散代表）、水底捞月（清法并养阴）。

【预防与调摄】

1. 发热推拿多用凉水作介质，手法从重从快。推拿过程中小儿哭闹有利于发汗与退热，应合理运用，但不宜啼哭太久。

2. 发热期间一定要注意补液。

3. 对危及小儿生命的急性感染性疾病所导致的发热，应及早诊断，切勿延误病情。

【文献资料】

《内经》："阳盛则热"，"阴虚生内热"，"诸热瞀瘛（mào chì），皆属于火"，"水火者，阴阳之征兆也"，"寒邪外束，阳不得越，郁而为热"，"体若燔炭，汗出而散"，"火郁发之"，"热者寒之"，"壮水之主以制阳光"。

《医林改错》："身外凉，心里热，故名灯笼病，内有瘀血。认为虚热，愈补愈瘀；认为实火，愈凉愈凝"，"晚发一阵热，每晚内热，兼皮肤热一时"，"后半日发烧，前半夜更甚，后半夜轻，前半日不烧，此是血府血瘀。血瘀之轻者，不分四段，惟日落前后烧两时；再轻者，或烧一时。此内烧兼身热而言。"

《金匮要略·血痹虚劳病脉证并治》："虚劳里急，悸，衄，腹中痛，梦失精，四肢酸疼，手足烦热，咽干口燥，小建中汤主之。"

《诸病源候论·虚劳热候》："虚劳而热者，是阴气不足，阳气有余，故内外生于热，非邪气从外来乘也。"

《医学入门·发热》："内伤劳役发热，脉虚而弱，倦怠无力，不恶寒，乃胃中真阳下陷，内生虚热，宜补中益气汤。"

《景岳全书·寒热》："阴虚之热者，宜壮水以平之；无根之热者，宜益火以培之。"

《医学心悟·火字解》："外火，风寒暑湿燥火及伤热饮食，贼火也，贼可驱而不可留。内火，七情色欲，劳役耗神，子火也，子可养而不可害"。"养子火有四法：一曰达……所谓木郁则达之，如逍遥散之类是也；二曰滋……所谓壮水之主，以镇阳光，如六味汤之类是也；三曰温……经曰劳者温之，又曰甘温能除大热，如补中益气之类是也；四曰引……以辛热杂于壮水药中，导之下行，所谓导龙入海，引火归元，如八味汤之类是也。"

《小儿按摩经》："掐两扇门，发脏腑之汗，两手掐揉，平中指为界，壮热汗多者，揉之即止。"

第三节　咳　　嗽

【定义】呼吸道气体及其分泌物或异物从口鼻喷涌而出的反射性方式。

【病位】肺。

【病势】上逆，实证为多。

【病性】有寒有热。

【病因】外感六淫，内伤多火热熏蒸，或痰浊壅塞。

【基本病机】肺失清肃。

【理论依据】

一、中医

1. 咳嗽病位在肺　早在《内经》，古人就对咳嗽进行了专论。《素问·咳论》开篇"黄帝问曰：肺之令人咳何谓也？"《内经》是一本通过君臣问答阐述自然、社会，特别是中医理论的著作。黄帝问"肺之令人咳"是黄帝的基本观点，即黄帝所见、所闻、所思均是咳嗽归于肺。黄帝代表国家，代表人民，说明那个时代"肺之令人咳"是全民、全社会的共同认识。而黄帝不解地只是肺是怎样产生咳嗽的，他想知道其中的道理。但是，岐伯却答到："五脏六腑皆令人咳，非独肺也"，令后人不解。

认真复习《素问·咳论》："岐伯曰：肺咳之状，而喘息有音，甚则唾血。心咳之状，则心痛，喉中介介如梗状，甚则咽肿喉痹。肝咳之状，咳则两胁下痛，甚则不可以转，转则两胠下满。脾咳之状，咳则右胁下痛，阴阴引肩背，甚则不可以动，动则咳剧。肾咳之状，咳则腰背相引而痛，甚则咳涎。脾咳不已，则胃受之，胃咳之状，咳而呕，呕甚则长虫出。肝咳不已，则胆受之，胆咳之状，咳呕胆汁。肺咳不已，则大肠受之，大肠咳状，咳而遗失。心咳不已，则小肠受之，小肠咳状，咳而矢气，气与咳俱失。肾咳不已，则膀胱受之，膀胱咳状，咳而遗溺。久咳不已，则三焦受之，三焦咳状，咳而腹满，不欲食饮，此皆聚于胃，关于肺，使人多涕唾而面浮肿气逆也。"可以发现，所谓的五脏六腑咳并不是肺以外脏腑引起咳嗽，而是咳嗽这种病理状态的不同表现。根据以上《咳论》原文作如下归纳：肺咳，咳而气紧，甚则唾血。心咳，咳而心悸气短。肝咳，咳到两胁疼痛。脾咳，咳引胸背疼痛。肾咳，咳而腰痛，且痰涎多。胃咳，咳嗽伴呕吐。胆咳，咳嗽引发呕吐黄色苦胆汁。大肠咳，咳而大便失禁。小肠咳，咳而矢气多。膀胱咳，咳而尿失禁。三焦咳，咳而腹胀满，不欲食饮，面浮肿。所有这些，哪里是其他脏腑引起的咳嗽？它们只不过是咳嗽的程度不同，以及咳嗽过度猛烈后所引发的呼吸肌、胸膜、胸腔、腹腔、盆腔内压等变化和胃肠逆蠕动等所致的症状。它们真不是膀胱、肾、肝、胃、胆、脾、心、大小肠、三焦等引起的咳嗽，而实实在在是肺咳。

后人也觉得《咳论》繁琐，从而将其简化为今天的外感（风寒咳嗽、风热咳嗽、燥邪咳嗽）和内伤（痰湿咳嗽、痰热咳嗽、肝火咳嗽、肾不纳气咳嗽、肾阴虚咳嗽、肺阴虚咳嗽）两大类咳嗽。陈修园先生更直白"咳嗽不止于肺，亦不离乎肺"。也就是说各种原因，不影响和干扰肺，那就不是咳嗽。一旦咳嗽，原有的疾病就发生性质变化，就一定是肺系有了问题。

2. 咳嗽乃肺气上逆　人是直立动物，直立后，人类的肺、气道与口鼻的关系如图4-1。它们与地面垂直，而不再像动物那样与地面平行。动物因为平行，不需要咳嗽，排出呼吸道异物只需头低位就能成功。这是咳嗽为人类特有反应的根本原因。可见是大自然，是进化让人类获得了特有的反射——咳嗽。显然，口鼻在上，肺系在下，咳嗽为气体夹痰浊异物等从口鼻而出，其本质一定是肺气上逆。

3. 咳嗽为气体喷涌而出　口鼻在上，肺系在下。在下的气体、痰浊、异物等要从在上的口鼻出来，离不开动力。动力小了还不行，提灌不上去，必须有强大的推动力。根据咳嗽的表现，特别是咳嗽久了，厉害了，就会小腹痛、胁肋痛、心悸、气短、二便失禁，我们推导这种肺气上逆的推动力应该来自冲气。冲脉起于胞中，下出会阴后，从气街起夹脐上行，散入胸中，上达咽喉，环绕口唇。《素问·骨空论》："冲脉为病，逆气里急。"李东垣《脾胃论》："冲脉所逆，胁下少阳脉二道而反上行，名曰'厥脉'。其症气上冲，咽不得息，而喘息有音，不得卧。"《千金方》："咳唾手足厥逆，气从小腹上冲胸咽，其面翕热如醉。"可见冲脉起源于小腹，丹元所在，发作

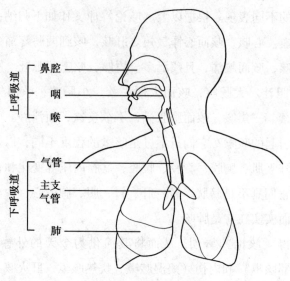

上呼吸道
　　鼻腔
　　咽
　　喉

下呼吸道
　　气管
　　主支气管
　　肺

图 4-1　肺系解剖示意图

时气上冲胸，瞬间高压，带动肺气喷涌而出，咯咯有声，便是咳嗽。

4. 咳嗽是排异反应　咳嗽常常在雾霾、粉尘、燃烧秸秆、炒菜、花粉、动物皮毛，以及空气质量不好，或气管中因为痰浊或异物堵塞，或细菌病毒感染时发生，提示咳嗽就因它们所引起。而每一咳嗽，总有飞沫从口鼻而出，伴随着飞沫的就是那些进入人体的雾霾、粉尘、烟熏、油烟、花粉、皮毛、细菌病毒和痰浊等。因而，咳嗽是人类特有的保护性反应，是一种帮助人类排出呼吸道异物的特殊呼吸运动方式。在这一方面，咳嗽对人体是有益的。

5. 咳嗽必然有痰　这是中医特色。白色泡沫痰为风痰，清稀为寒痰，黄色为热痰，黏稠黏涎为湿痰，不易咳出为燥痰。即使患者干咳无痰，我们认为还是有痰，应该是燥痰或火痰。总之咳嗽必然有痰，咳嗽是痰作祟，咳嗽是为了排痰。痰可能因为脾失健运而致，即"脾为生痰之源，肺为贮痰之器"。但证之临床，肺系的痰大多因为肺失宣发，津液郁积而成；因为外界热邪侵袭肺系，或体内火热上炎，炼液而成；因为雾霾、粉尘等颗粒物质裹结而成。即大多数痰直接产生于肺系之中。

二、西医

1. 原因　咳嗽是由于气管、支气管黏膜或胸膜受炎症、异物、物理或化学性刺激引起，表现为先是声门关闭，呼吸肌收缩，肺内压升高，然后声门张开，肺内空气喷射而出，通常伴随声音。咳嗽具有清除呼吸道异物和分泌物的作用，咳嗽的形成和反复发病，常是许多复杂因素综合作用的结果。

2. 引起咳嗽的多发性原因

（1）吸入物：吸入物分为特异性和非特异性两种。前者如尘螨、花粉、真菌、动物毛屑等；非特异性吸入物如冷空气、二氧化硫、油烟等。

（2）感染：咳嗽患者中，可存在有细菌、病毒、支原体等，它们本身或其分泌的相关毒素作为气道异物直接或间接刺激气道收缩，降低咳嗽阈值，引起咳嗽反射。可激发咳嗽。

（3）食物：婴幼儿容易对食物过敏，但随年龄的增长而逐渐减少。引起过敏最常见的食物是奶、鱼类、虾蟹等。

（4）气候改变：当气温、节气等改变时可诱发咳嗽，故在寒冷季节或秋冬气候转变时较多发病。

（5）精神因素：患者情绪激动、紧张不安等，都会促使咳嗽发作，一般认为它是通过大脑皮质和迷走神经反射或过度换气所致。

（6）运动：有70%～80%的咳嗽患者在剧烈运动后诱发咳嗽，称运动诱发性咳嗽。

【治法】

一、原理

1. 清肃肺金，让呼吸系统清洁无垢，干干净净。
2. 宣发肃降肺气，让人体气机升降出入有序。
3. 镇静以止咳。

二、治法举例

1. 中药　麻黄（宣肺祛邪）、苏子（叶）（降气化浊）、黄芩、桑叶（疏风清热）、杏仁、胆星、竹茹、青黛、海蛤粉（化痰、镇静、止咳）、甘草（缓急止嗽）。

2. 小儿推拿　清肺平肝、清天河水、推三关、退六腑、揉肺俞（清肃肺金)、降肺法、肃肺法、开璇玑（降肺气）、按缺盆（镇静止咳）、咳穴、抱胸法、运内八卦、揉膻中并乳旁乳根、揉掌小横纹（化痰）。

【预防与调摄】

1. 检查鼻和咽喉，如明显鼻与咽喉病症所致咳嗽应按鼻和咽喉病症治疗。

2. 咳嗽伴发热，以退热为先。

3. 推拿催痰时，应注意体位，避免痰浊呛入气道。

4. 食用话梅、山楂等，利咽喉，酸甘化阴，缓解咳嗽。

5. 保持室内空气流通。

【文献资料】

《小儿药证直诀》："若闷乱气粗，喘促哽气者，难治，肺虚损故也"。"脾肺病久，则虚而唇白。脾者，肺之母也。"

《脾胃论》："气在于肺者，取之手太阴荣，足少阴输，鱼际并太渊输。"

《丹溪心法》："咳逆有痰，气虚、阴火。视其有余不足治之。"

《小儿推拿秘旨》："咳嗽皆因风入肺，重则喘急热不退，肺伤于寒嗽多痰，伤于热者声壅滞。寒宜发散热则清，实当泻胃虚补肺，嗽而不已便成痨，痰盛不已惊风至，眼眶紫黑如伤损，嗽而有血难调治，疏风豁痰补泻明。"

《幼幼集成》："小儿性识未开，内伤何有？所有咳嗽无非寒热二者而已矣。寒固伤肺，热亦伤肺，医者能辨其寒热，效无不捷。"

《厘正按摩要术》："肺为华盖，职司肃清，自气逆而为咳，痰动而为嗽"，"肺寒则嗽必痰稀，面白，畏风多涕，宜温肺固卫；肺热则嗽必痰稠，面红，身热，喘满，宜降火清痰；肺虚则嗽必气逆，汗出，颜白，飧（sūn）泄，宜补脾敛肺，肺实则嗽必顿咳，抱首，面赤，反食，宜利膈化痰。"

第四节 哮 喘

【定义】"哮"指声响，"喘"指气息。哮喘是指反复发作的以呼吸急迫，喉中哮鸣，甚至张口抬肩、不能平卧、心悸气短、鼻翼煽动、摇身撷

（xié）肋、唇口青紫，突发突止为特征的发作性疾患。主要与遗传和环境有关。

【病位】肺、肾。

【病势】发作时肺气膹郁属实，缓解时肾不纳气。多虚实互见。

【病性】寒热错杂。

【病因】外感（风、寒、暑、湿、燥、火等）；内因（喜、怒、忧、思、悲、恐、惊等）；多种肺系疾病或它脏所累，或所产生的病理产物（痰饮）干扰；其他病因包括遗传、先天禀赋薄弱，怀胎时因外邪、药物、饮食失调等有关。

【基本病机】膈有胶固之痰，外有非时之感，内有壅塞之气三者相合。

【理论依据】

一、中医

1. 中医肺和肾功能

（1）呼吸的生理：呼吸是人类最早关注的生理现象。呼吸包括呼和吸两个部分。呼气指人体排出气体的过程，吸气指人体摄纳气体的过程，气从口鼻入，又从口鼻出。入多少，出多少。呼和吸方向相反，量相当。这是对呼吸现象最古朴的认识。古人循着口鼻到肺，结合胸廓起伏，建立起"肺主气，司呼吸"的理论。

一呼一吸的一口气称为"息"，"有息者生，无息者死"，呼吸是生命象征。如果呼和吸完全同质，即吸入什么呼出什么，吸入多少呼出多少，那呼吸就显得多余。生命需要呼吸，提示呼吸是人与自然界气体交换的形式和过程。古人进一步意识到吸入的是博大自然界取之不尽的清新，呼出的是人体内的陈旧。"吐故纳新"（《庄子·刻意》）是这种思维的必然结果。

肺主气，司呼吸，但如果吸入和呼出的气体局限在肺，其结果仍然不是吐故纳新。欲实现换气，实现对清新之气的利用，理论上必须在人体下焦最低位置或整个人体的最底部设置一个能导引和容纳这种清新之气的脏器。传统中医将其赋予了"命门"（即肾脏，脏腑最低位）和涌泉（人体最低位，也是大周天的最低位）。正是因为命门和涌泉的潜纳，才使得进入肺的清新之气逐渐下沉，从上至下，依次渗透到人体的各个层面和部位。"肾主纳气"就是这样应运而生的（不是实验，不是观察，完全是中医思维）。从文献上看，肺主气在先，形成于秦汉时期，肾主纳气理论在后，形成在理学盛行的宋代。

呼吸全过程包括两个方面：

气的交换：自然界的清气和体内的浊气在肺交换。即由肺吸入自然界的清气，清气汇入胸腔及膻中（胸为清阳之府，气会膻中），完成气的摄入。同时，人代谢产生的浊气也汇入胸腔及膻中，再由肺排出体外。

气的利用：胸为清阳之府，吸入的清新之气一部分在胸中与脾上输的水谷精微相结合生成宗气。宗气灌入心脉，为血液成分，是推动血液循环的主要动力。另一部分清新之气则在命门和涌泉吸纳下缓缓下潜。由于肺为华盖，位置最高，肾和涌泉位置最低，从肺开始下潜，各脏腑组织就依次得到这种清新之气，并从中获得能量和动力。在利用清新之气的同时，废气随之产生，并缓缓上升，蓄积于肺，最终由口鼻排出。

（2）天人合一呼吸观：呼吸一进一出，一升一降，与自然界天和地，以及云和雨之间的交融相一致。如《素问·阴阳应象大论篇》："清阳为天，浊阴为地。地气上为云，天气下为雨。雨出地气，云出天气。"天津博物馆收藏的古代《行气玉佩铭》有"行气，深则蓄，蓄则伸，伸则下，下则定，定则固，固则萌，萌则长，长则退，退则天。天几春在上；地几春在下。顺则生，逆则死"等，都是关于天地和呼吸运动的描述。

2. 哮喘发生的条件　《内经》说"诸气膹（fèn）郁，皆属于肺"，说明哮喘的实质是肺气膹郁，奔越上逆。清代医家李用粹精辟地阐述了哮喘发生的机制："哮即痰喘之久而常发者，因内有壅塞之气，外有非时之感，膈有胶固之痰。三者相合，闭拒气道，搏击有声，发为哮病。"（《证治汇补》）指出了哮喘发生必须具备三大基本条件。

（1）膈有胶固之痰：这种痰可能因为脾失健运，津液潴留变质而生；也可因为肺热，炼液而成；或者因为雾霾等空气中固体颗粒裹挟而成。小儿哮喘之痰饮多为胎禀，或出生时所呛之羊水。

（2）外有非时之感：即引发哮喘一定与外界环境因素有关，如雾霾、花粉、粉尘、皮毛、海鲜、药物、六淫等。

（3）内有壅塞之气：其一指哮喘可因忿怒、惊恐、忧思过度、不遂意等而引发。情志因素致病的共同特点是气机逆乱，哮喘就是一种气机逆乱，它是导致哮喘发生的重要诱因。其二指发作时的主要病机之所在，即典型的痰气交阻，气道闭塞。

然而，单纯痰饮多为呕恶、胸闷、脘痞。单纯外感或为感冒、咳嗽、发热、流涕。单纯气壅为痛、为满、为胀。它们都不足以引发哮喘。

3. 三者相合，痰气交阻，发为哮喘 哮证发生的关键在于气壅、外感和痰饮三者相合。暂时相合则一过性哮喘，合而难分则哮喘持续（喘脱证），合而不解则呼吸中断生命绝，三者分离则哮喘暂时缓解。

模拟哮喘发作过程为：素有胶固之痰或水饮内停之机体，突然感受外邪，或情绪失控，由于邪气侵入，正邪相争（外感），或气机逆乱（情志因素）等引动痰饮。痰饮泛滥，波涛汹涌，痰随气升，上蒙下窜，不循常道；痰与气交阻，邪与痰肆虐。肺因痰饮而实变，有效呼吸面积不足；气道因痰饮而壅塞，上下隔拒不通。一时间，胸阳闭阻，气不下潜，肺气膹郁，奔越而上，发为哮喘。

哮喘时，肺气膹郁，喘息有声，呼吸急迫，张口抬肩，心跳加速，烦躁不安，额汗出，小便遗，人之挣扎使邪气得到祛除，气机得以舒解，哮喘可暂时停止。但由于痰饮缠绵胶固，邪气永在，气化未稳，随时存在三者相合可能，故哮喘每因诱因而诱发，反复发作，迁延难愈。

二、西医

1. 原因

（1）变应原：哮喘（西医称为支气管哮喘）的原因可能与遗传因素，以及螨虫、真菌、花粉、枯草、木本植物（树花粉）、禾本植物的草类、莎草类花粉、谷物粉、面粉、饲料、茶、咖啡豆、家蚕、鸽子、蘑菇、松香、活性染料、油漆等变应原；阿司匹林、抗生素、虫类、动物类和芳香类中药、蜂王浆口服液、水杨酸酯、防腐剂及染色剂等药物及食物添加剂有关。

（2）促发因素：大气污染、吸烟、合胞病毒（RSV）、腺病毒、鼻病毒、流感病毒、副流感病毒、冠状病毒，以及某些肠道毒素等病毒或细菌感染，围生期胎儿环境、妊娠晚期体内摄入多价不饱和脂肪酸；母亲在妊娠期间吸烟肯定影响胎儿的肺功能，易引发日后哮喘的易感性；剧烈运动、气候变换，空调环境、精神因素等亦可诱发哮喘。

2. 诊断

（1）反复发作喘息、气急、胸闷或咳嗽，多与接触变应原、冷空气、物理、化学性刺激、病毒性上呼吸道感染、运动等有关。

（2）发作时在双肺可闻及散在或弥漫性，以呼气相为主的哮鸣音，呼气相延长。

（3）上述症状可经治疗缓解或自行缓解。

（4）除外其他疾病所引起的喘息、气急、胸闷或咳嗽。

（5）临床症状不典型者（如无明显喘息或体征）应至少具备以下一项试验阳性：①支气管激发试验或运动试验阳性；②支气管舒张试验阳性（FEV_1 增加 12% 以上，且 FEV_1 绝对值增加 >200ml）；③PEF 日内变异率或昼夜波动率 ≥20%。

符合以上 1~4 条或 4、5 条者，可确诊为支气管哮喘。

3. 治疗　缓解症状用药：速效吸入 β_2 受体激动剂、全身皮质激素、抗胆碱能药物、黄嘌呤、短效口服 β_2 受体激动剂。

长期控制药物：吸入糖皮质激素、全身皮质激素、长期吸入 β_2 激动剂、口服长效 β_2 激动剂、抗白三烯药物、黄嘌呤、色甘酸钠、尼多克罗米、第二代抗组胺药（H_1 拮抗剂）、变应原特异性免疫疗法。

【治法】

一、原理

1. 发作期速行分解，使气壅、外邪和痰饮三者分离。由于痰饮胶固（多来自胎中）一时难于化掉，而外感与气壅相对较易调治。故祛邪，顺气，镇静为发作期主要治法。

2. 缓解期应辨明外邪、痰饮和气壅孰轻孰重，分别图治。外邪重则扶助正气，增强体质，防治感冒；痰饮重则健脾、肃肺、益肾和化痰逐饮；气壅重则化积行气和疏肝理气。

二、治法举例

1. 中药　苏子、半夏（降气平喘）、麻黄、五味子、白果（麻黄发散肺气，五味子、白果（收敛肺气、共同调节肺脏）、前胡、陈皮、细辛、桂枝（化痰行气，温肺散寒）、甘草、生姜、大枣（调和营卫、缓急平喘）。

2. 小儿推拿　掐揉一窝蜂、二扇门、拿列缺（发散力强，祛风发表，针对外邪），掐左右端正、运内八卦、推掌小横纹、揉丰隆、按缺盆、拿揉肩井、揉振天突、定喘（开胸顺气，化痰平喘，针对痰浊），肃肺、抱肚、拍背（振胸动膈，化痰顺气）；清补肺经、脾经、肾经（缓解期根据病情选择补泻），温熨丹田、搓涌泉、擦小腹与腰骶（温熨元阳，引气下潜）。

【预防与调摄】

1. 注意饮食调节，适当多食富含纤维素的粗粮、蔬菜等，避免辛辣燥火生痰之食物，避免接触变应原。

2. 前胸后背为肺所居，经常搓、抹、振、叩，有化痰、顺气、平喘之功，常常用于哮喘的预防和保健。

3. 呼吸训练对缓解哮喘有效果。小儿最简单的呼吸训练方法有"尽力闻花香"，吹蜡烛，吹气球，或游泳、练习水中换气等。

4. 预防哮喘要着力于增强患儿抗寒能力和适应性。可从小训练冷水浴，遵循"局部到全身"，水温"由高渐低"，以及洗浴时间"由短渐长"等原则。

5. 过敏原随时存在，任何地方都有，故祛邪仅为权宜之计，增强体质，化痰逐饮方为上策，要高度重视缓解期调治。

【文献资料】

《内经》有"喘息"，"鼻张"，"肩息"。

《灵枢·五阅五使》："肺病者，喘息鼻张。"

《灵枢·本脏》："肺高则上气肩息。"

《金匮要略》有"上气"。

《诸病源候论·气病诸候·上气喉中如水鸡鸣候》："肺病令人上气，兼胸膈喘满，气行壅滞，喘息不调，致咽喉有声，如水鸡之鸣也"。"痰气相击，随嗽动息，呼呷有声"，"（治宜）消痰破饮"。

《针灸资生经》："云其疼如锥刺，以火针微刺之即愈，因此与人治哮喘，只烙肺俞，不烙他穴，惟按肺俞不疼酸者，然后点其他穴云。"

《丹溪心法》："哮病专主于痰"。"未发以扶正气为要，已发以攻邪为主。"

《医学统旨》："大抵哮喘，未发以扶正为主，已发以攻邪气为主。亦有痰气壅盛壮实者，可用吐法。大便秘结，服定喘药不效，而用利导之药而安者。必须使薄滋味，不可纯用凉药，亦不可多服砒毒劫药，倘若受伤，追悔何及。"

《症因脉治·哮病》："哮病之因，痰饮留伏，结成窠臼，潜伏于内，偶有七情之犯，饮食之伤，或外有时令之风寒束其肌表，则哮喘之症作矣。"

《景岳全书·喘促》："喘有夙根，遇寒即发，或遇劳即发者，亦名哮喘。未发时以扶正气为主，既发时以攻邪气为主，扶正气须辨阴阳，阴虚者补其阴，阳虚者补其阳。攻邪气者，或于温补中宜量加消散。此等证候，当眷眷以元气为念，必使元气渐充，庶可望其渐愈，若攻之太过，未有不致日甚而危者"，"实喘者有邪，邪气实也；虚喘者无邪，元气虚也。"

《医宗必读·喘》："喘者，促促气急，喝喝痰声，张口抬肩，摇身撷肚。短气者，呼吸虽急，而不能接续，似喘而无痰声，亦不能抬肩，但肺壅不能下。哮者与喘相类，但不似喘开口出气之多，而有呀呷之音……三证极当详辨。"

《临证指南医案·哮》："宿哮……沉痼之病……寒入背腧，内合肺系，宿邪阻气阻痰。"

《证治汇补·哮病》："哮即痰喘之久而常发者，因内有壅塞之气，外有非时之感，膈有胶固之痰，三者相合，闭拒气道，搏击有声，发为哮病。"

《时方妙用·哮证》："哮喘之病，寒邪伏于肺俞，痰窠结于肺膜，内外相应，一遇风寒暑湿燥火六气之伤即发，伤酒伤食亦发，动怒动气亦发，劳役房劳亦发。"

《医学实在易·哮证》："邪气伏痰狼狈相因，窒塞关隘，不容呼吸，而呼吸正气，转触其痰，齁齁有声。"

《类证治裁·喘证》："由外感者治肺，由内伤者治肾。"

第五节 湿 疹

【定义】指发生于婴儿皮肤表面的一种过敏性炎症。典型疹子为红色丘疱疹，多伴有白色或黄色渗出物，瘙痒异常。一般在婴儿1~2个月后发生，反复发作，2~3岁后逐渐减轻，或自愈。

【病位】皮肤、肺、脾、肝。

【病势】实证为主，郁结而不宣。

【病性】有寒有热，以热为主。

【病因】外感水湿邪毒与内生湿浊。

【基本病机】腠理闭郁、气湿不行，水湿郁结肌肤。

【理论依据】

一、中医

1. 湿疹的实质——过敏反应 湿疹是发生于婴儿皮肤上的一种过敏性炎症。

过敏是过度敏感，即人体对新异因子反应过度强烈时所产生的一种以疹子、分泌物为特征的应激反应。

什么是"新"？"新"是从来没有见过。什么是"异"？"异"是与自身差别悬殊。越是新的，越是异的东西，就越容易导致应激的变态（过敏）反应。

明白了湿疹的实质就知道为什么婴儿湿疹很普遍，为什么3岁后会逐渐消失，也就知道了如何防治它。

父母交合，新的生命诞生。这个生命孕育在母亲子宫内。胎儿有皮肤，却浸泡在羊水里，不与外界接触。有胃肠，没有消化，不与食物接触。有肺，却没有吐故纳新。有眼但见黄昏和黑暗，有耳只闻及沉闷和变调的声音，有口没有尝到任何味道，有鼻呼吸不到空气也嗅不出香臭。更没有人直接抚摩他，逗他，传递眼神给他，并与他交流。

十月怀胎，一朝来到人世。孩子皮肤暴露在大气之中，胃肠开始进食，肺进行吐故纳新，眼见阳光之五颜六色，耳闻声音之美妙，口尝味道之酸、甜、苦、辣，鼻知香和臭。妈妈抚摸，有人逗挑，有人陪护，孩子与外界开始全方位交流。

对全新的、怪异因子的反应是人类的本能，是人类在进化过程中获得的生存技巧。可孩子还小，不能很好地调节自己的躯体，不能恰如其分地掌控反应的度量，常常反应过头。这是婴儿好发湿疹的主要原因。

2. 湿疹的普遍性——气与（水）湿　在所有因子中，空气和水湿是人类天天必须接触，而且是接触最多的物质。

接触空气最多的是皮肤、鼻子和肺。皮肤整天暴露在空气之中，皮肤上的孔窍又与大自然相通。空气当然是气，但除了气体，就是水。《内经》称之为"气湿"。皮肤与自然的相通和交流正是依靠腠理的开合和气湿的变化来完成。这种变化受自然界气温和湿度的影响。如《灵枢·五癃津液别》："天暑衣厚则腠理开，故汗出……天寒则腠理闭，气湿不行，水下留于膀胱，则为溺与气。"

可见，在婴儿出生后的各种因子中，与空气和水湿的接触最普遍，其对空气和水湿的反应也就最基本和最常见。如果空气和水湿都适应不了，更不用说适应其他物质和条件了。由于接触和反应的主要部位在皮肤，皮肤上"气湿不行"，又不得下输膀胱，就将郁结于皮肤。郁结不宣是形成疹子的必要条件，又因为是水湿郁结，就会渗出液体，这应该是"湿疹"名称的由来和主要病机之所在。

3. 与湿疹相关的脏腑　接触空气和水湿最多的是皮肤，接触水湿与气体最多的还有胃肠。由于肺外合皮毛，主腠理开合，宣发卫气和水湿，因而湿疹主要与肺有关，特别是外源性水湿的侵袭。由于人体天天饮水，人得水则生，绝水而亡。而饮入的水的吸收和输送（升清）主要由脾完成。《素问·经脉别论篇》："饮入于胃，游溢精气，上输于脾，脾气散精，上归于肺，通调水道，下输膀胱，水精四布，五经并行，合于四时五脏阴阳，揆度以为常也。"说明内源性水湿的生成主要与脾失健运有关。

不论外源性或内源性水湿，一旦郁结皮肤，气湿不行，就会引发湿疹。

但从中医基本理论出发，脾不过是水源，而皮肤上水液的来源、散发和调节主要是肺而不是脾。即使脾虚，失去对水液的治理，酿成水湿，但只要肺的宣发正常，那么，再多的水湿也难于在皮肤上凝聚、郁结，形成湿疹。

但单纯肺或脾所致的湿疹，因为无热，无毒，故其疹子多晶莹，分泌物多清亮。而一旦化热化毒，则疹子发红，局部红肿，分泌物色黄如脓样，甚至结痂。在五脏中，肝主风，易化热，易致痒，故传统中医将这一类湿疹归于肝胆湿热。

《素问·至真要大论篇》中有"诸痛痒疮，皆属于心"的论述，为干性湿疹从心论治，以及宁心安神以治标止痒提供了思路。

4. 湿疹特发于皮肤上　湿疹有两大特点：

（1）疹子是从皮肤内冲出来的。冲出来，最终将皮肤冲起了疱，形成疹子。可疱又没有破溃，显然其冲劲被抑遏住了。这是我们判断湿疹为气机郁结的原因。

（2）湿疹有大量的分泌物，这是病名叫做湿疹的原因。

传统中医认为皮肤为肺所主。皮肤上的气体和水湿都是肺气宣发的。肺在体内，皮肤在外面，肺的宣发的方向是从内至外。如果没有皮肤表面的气机郁结，则肺的宣发将形成汗水。理论上，如果孩子出汗多，或者发热，就不会有湿疹。因为出了汗，毛孔通了，郁闭解除了，自然不会冲起疱而形成疹子。如果发热了，这是能量的暴发，也不会郁结。

那么湿疹与出汗和发热的关系是不是这样的呢？有待我们在临床上验证。

根据《灵枢·五癃津液别》："天暑衣厚则腠理开，故汗出……天寒则腠理闭，气湿不行，水下留于膀胱，则为溺与气。"这是人之生理。即出汗就不会郁结，气湿就畅行。一旦腠理合而不开，气湿才郁结而不行。但水湿总要有出路，总是与自然相通。如果皮肤郁结，腠理闭了，水湿还有一条路可以排出，就是小便。如果水湿从小便排出，皮肤也郁结不起来。因此，湿疹的发生与小便是否通畅也有关系。

根据以上论述，我们得出湿疹的基本病机是腠理闭郁、气湿不行是比较具有说服力的，也是符合传统中医基本理论的。

值得提及的是，虽然脾主运化，是水谷化生的重要脏器，但皮肤上的气湿却是肺所宣发的。尽管脾湿很重，脾湿只应胸闷、脘痞、腹胀、厌食和大便清稀，或水肿。只要肺的宣发功能正常，都不会形成湿疹。因而我们认为，湿疹的发生主要与肺而不是与脾相关。

二、西医

1. 原因

（1）发育因素：婴幼儿皮肤角质层薄，毛细血管网丰富，含有较多水和氯化物，成为变态反应发生的温床。一般认为，婴儿湿疹是特应性皮炎（AD）的早期阶段。母血转移致婴儿脐血中抗体较高，特别是 IgE 高，从而介导了婴儿自身的免疫反应，引发湿疹。婴儿各阶段的特殊生理病理状态呈现出先天基因遗传性、环境易感性及多因素交叉影响等不确定性。

（2）环境：婴儿后天环境中客观存在着各类免疫因子及抗原物质。婴儿初始进行各种代谢，代谢产物也可成为抗原物质。婴儿湿疹与其自身免疫屏障和代谢关系密切。其中皮肤及胃肠黏膜屏障发育不全，致使各种抗原易于入侵，易于引发过敏反应。

观察发现，外界温度、湿度及空气中的粉尘、花粉等颗粒物质均可通过暴露在外的皮肤、黏膜直接引发或加重湿疹。

2. 婴儿湿疹的一般规律　急性期表现为红斑、水肿基础上的粟粒大丘疹、丘疱疹、水疱、糜烂及渗出。病变中心往往较重，逐渐向周围蔓延，外围又散在丘疹、丘疱疹，故边界不清。亚急性期表现为红肿和渗出减轻，糜烂面结痂、脱屑。慢性期表现为皮肤粗糙肥厚、苔藓样变，伴有色素改变，手足部湿疹可伴有趾（指）甲改变。查血多有嗜酸性粒细胞增多、血清 IgE 增高。湿疹常先于眼部、口周及皮肤褶皱处，出现瘙痒及红疹反应。食源性抗原则主要经口摄入，对胃肠屏障产生影响而致病，可伴有消化道症状。

【治疗】

一、原理

1. 宣肺、行气、化湿。解除皮肤上水湿的郁结，使气行水散。

2. 发汗祛除外源性水湿。

3. 健脾减少内源性水湿生成。

4. 清肝胆湿热。

5. 祛风或凉血宁心止痒以治标。

二、治法举例

1. 中药　桑皮、荆芥、大力子、升麻、白蒺藜（宣肺、发散、解除皮肤水湿郁结而治本）；白术、黄芪、茯苓（健脾、助运化，减少内生水湿生成）；黄柏、龙胆草（清肝胆湿热）；苦参、银花、蒲公英（清热解毒）；地肤子、蛇床子、白鲜皮（止痒效药）；紫草、丹皮（凉血止痒）。

2. 小儿推拿　清肺经、补肺经（清肺经宣发水湿，开通气湿郁闭，补肺经增强皮肤抵抗力）；清脾经、补脾经（清脾经清除内生湿浊，补脾经助运化，减少湿浊生成）；双清肠、推下七节骨（使水湿从大小便排出）；清天河水、推上三关（清透力强，宣散湿浊）；拿血海、心肝同清（清热、凉血，宁心止痒）。

【预防与调摄】

1. 湿疹病程较长，反复发生，要有心理准备。

2. 一般不主张禁忌，除非非常严重的过敏反应。相应湿疹是人类适应性反应，可进行脱敏疗法。

3. 保护皮肤，增强皮肤防御能力。

【文献资料】

《诸病源候论》："小儿有涎唾多者，其汁流溢，浸渍于颐，生疮，黄汁出，浸淫肥烂。挟热者，疮汁则多。"

《诸病源候论·湿癣候》："湿癣者，亦有匡郭，如虫行，浸淫，色赤，湿痒，搔之多汁成疮，是其风毒气浅，湿多风少，故为湿癣也"。"小儿面上癣，皮如甲错起，干燥，谓之乳癣。言儿饮乳，乳汁渍污儿面，变生此。仍以乳汁洗之便瘥。"

《太平圣惠方》："治小儿癣，痒痛不止，白矾膏方。白矾灰一分，硫黄一钱，铁粉一钱，绿矾半两，川大黄一分（末），上药同研为末，以米醋一升，熬如黑饧，收于瓷器中，旋取涂之。治小儿湿癣。附子散方：附子半两，去皮，雄黄一分，细研，白矾一分，吴茱萸半分，米粉半合，上件药，捣细为散，每日三度，以绵揾扑。"

《婴童宝鉴》："小儿癣是母于风中浴后，拭之未干，和水饮乳及夏月汗出而不粉，其疮细星星者是也。"

《圣济总录》："得寒则稍减，暖则痒闷，搔之即黄汁出，又或在面上，皮如甲错干燥，谓之奶癣。"

《养生必用》："治小儿、大人湿癣方。甘草（二分）、芦荟（四分，别研），上为末，温浆水先洗疮，后贴药。茅先生小儿周岁以上，以地龙（去土，炒黑为末）、黄连（末）、豆豉，上三味等分为末，入轻粉，油调涂。"

《小儿卫生总微论方》："治奶癣，黄连（去须）、赤芍药（等分）上为细末，入轻粉少许，嚼芝麻揉汁调药，先洗净，拭干，以药敷之，不过数次而愈。"

《证治准绳》："胎毒疮疥，或禀胎热，或娠母饮食之毒，七情之火。"

《外科启玄》："此疮宜槐条煎汤洗净，以烟胶、枯矾、轻粉研细，熟油调搽。"

《外科正宗·奶癣》："奶癣，儿在胎中，母食五辛，父餐炙煿，遗热与儿，生后头面遍身为奶癣，流脂成片，睡卧不安，瘙痒不绝。"

《医宗金鉴》："此证生婴儿头项，或生眉端，又名奶癣。痒起白屑，形如癣疥。由胎中血热，落草受风缠绵，此系干敛。有误用烫洗，皮肤起粟，瘙痒无度，黄水浸淫，延及遍身，即成湿敛。"

《幼幼集成》言道："凡胎毒之发，如虫疥流丹，湿疮痈疖结核，重舌木舌、鹅口疮，与夫胎热、胎寒、胎搐、胎黄是也。"

《疡医大全》："陈实功曰：肥疮由胎毒而成者少，因饮食之后油手摩头，或枕头不洁而成者多""或产母情志内伤，肝肺内动，遗热于儿""吴半千曰：小儿初生奶癣，类乎疥癞。初起手足，次延腹背，缠绵不已。用僵蚕不拘多少，去嘴研末，煎汤浴之，或一日一次，毒必发生，然后用青黛散搓之。"

《验方新编》："初生数月或一二岁内，头面忽生热疮，甚至延及遍身，此胎毒也。"

第六节　瘾　疹

【定义】瘾疹，又称风丹，为皮肤突然出现红色或苍白色团块，此起彼伏，时隐时现，消退迅速，瘙痒难忍的一种皮肤病。

【病位】皮肤、肺、心。

【病势】正虚邪实。

【病性】风热。

【病因】风邪侵入，或血虚生风。

【基本病机】风邪侵淫肌肤。

【理论依据】

一、中医

1. 瘾疹与风邪　风为空气的流动。自然界的风来无踪，去无影，善行而数变。"瘾"本意同"隐"，病旁相依。瘾疹未发为隐，说发就发。发时，疹子时隐时现，此起彼伏，变化太快，游走无常，与风同性。

风虽不可见，但风过之时，扬沙尘，掀浪涛，摧枯拉朽，呼啸声响。瘾疹虽隐，犹存风性，发作之时，疹团鼓动，冲出皮肤，瘙痒异常，灼痛万分，与风之激荡相似。

所以，人类对瘾疹的认识，从一开始就将其与风相联系。如《诸病源候论·风瘙身体隐疹候》："邪气客于皮肤，复逢风寒相折，则起风瘙隐疹。"

2. 诸痛痒疮，皆属于心　痒是一种感觉，瘙痒是一种抚慰。瘙痒剧烈时心神不宁，心慌意乱，烦躁不安。而心主神明，主人的意识。《内经》有"诸痛痒疮，皆属于心"的论述。即风丹发于皮肤，瘙痒以手挠之，感受却在于心。因此，痒与不痒，痒的程度全凭心灵感应。

如果心气浮越，心神不宁，则瘙痒明显。反之，镇定，心气内敛，则痒感减轻，或不痒。

另外，心在五行属火，主营，统血液。风丹高出皮肤，从内向外，或红或白，似烈焰之蒸迫、炽热。说明风丹的发生与心火旺盛，热入营血有关。

3. 肠道失和 胃为六腑之首，肠道紧随。肠道，长道，回环绕行。六腑"实而不能满"，"六腑以通为用"。六腑是人体大便形成和排出的主要器官。大便为糟粕，宜及时排出。如果肠道失和，宿便内停，大量糟粕不能及时得到清理，发酵、入血，将使毒素泛滥，心营受之而致瘅疮。

二、西医

1. 分类 瘾疹，西医称之为荨麻疹，是儿童时期的常见皮肤病，国际上常依病程分为急性荨麻疹和慢性荨麻疹两大类。6周以内为急性，约占90%以上。6周以上为慢性，表现为典型的风团疹和血管性水肿，每周至少发作2次以上。

2. 发病机制

（1）病因：统计表明感染因素在儿童急性荨麻疹中达到50%以上，各型肝炎病毒，腺病毒，肠道病毒是荨麻疹最常见的感染源。已经证实荨麻疹患儿体内存在巨细胞病毒、单纯疱疹病毒、流感病毒A、肠道病毒、EB病毒和溶血性链球菌、肺炎支原体等。消化道感染幽门螺杆菌也与荨麻疹发病存在一定相关性。其他 ▓▓▓肢动物感染（螨虫、跳蚤、臭虫等）在儿童也较常见。

过敏常常是儿童荨麻疹的主要诱因。约有35%~50%的儿童荨麻疹存在食物过敏。滥用药物，如抗生素类、非甾体抗炎药物布洛芬、血清、疫苗、吗啡、可待因、阿托品、碘造影剂等都可诱发特定的荨麻疹。可吸入物如各种花粉、毛发、尘土等，物理及化学因素如冷、热、日光、摩擦及压力等，或某些化学物质，如加工食品及饮料中的添加剂（染色剂、增味剂、防腐剂）等都是发病因素。

遗传因素不可忽视。有证据表明，荨麻疹存在家族遗传倾向。

（2）病理：儿童荨麻疹最常见的发病机制是IgE介导的I型变态反应。由各种致敏因素（感染或免疫性）致使机体释放大量组胺及细胞因子，如IL-10、IL-4等，引起局部皮肤黏膜毛细血管发生充血、水肿、渗出等炎性反应。临床剧痒，并可伴有发热、咳喘、腹痛、呕吐、腹泻或其他全身症状。

部分患儿发病机制则主要与体内产生的自身免疫性抗体有关，如抗 FcεRI 抗体，抗 IgE 抗体等。此类病人体内异常升高的 B 淋巴细胞刺激因子（BlyS）可在无外源性刺激或 T 细胞辅助的条件下刺激 B 淋巴细胞增殖分化产生单克隆自身抗体，从而引发本病。

3. 治疗　治疗原则是清除可预防的刺激原并缓解症状。

抗组胺药物已经在小于 2 岁甚至小于 6 个月的幼儿普遍应用，主要选用氯雷他定、地氯雷他定、非索非那定、左西替利嗪等。

急性过敏患儿，常立即给予 H_1 抗组胺药物，如苯海拉明等。

【治疗】

一、原理

1. 发散以透疹　荨麻疹主因为风，而风团块高出皮肤。宜因势利导，发散之，使之外出。

2. 宁心以止痒　瘾疹主要症状为瘙痒难忍，心烦意乱。无论何种情况均应宁心止痒。

3. 清营以凉血　清理血脉，凉营清心，既有利于镇静安神以止痒，又因为血液得到清理，垃圾得以排出，杜绝疹子之源。特别是后期，更应注重养血以祛风。

4. 调肠胃以杜绝食入性过敏原　小儿肠道屏障功能尚未建立，肠道毒素摄入是引发或加重荨麻疹的重要原因，特别是慢性荨麻疹，故治疗宜调理胃肠。

二、治法举例

1. 中药　升麻、葛根、大力子、虫蜕（透疹之要药）、石膏、茯苓、乌梅（宁心安神、敛肝息风）、蒲公英、银花、连翘（清热解毒）、水牛角粉、生地、赤芍（凉营清心）、甘草、大枣（调和胃肠，调和诸药）。

2. 小儿推拿　头面四大手法（调和阴阳，祛除风邪）、推上三关+清天河水（透疹力强）、掐揉二扇门、拿肩井、拿风池（发散以透疹）、心肝同清（宁心、安神、平肝、息风以止痒）、横擦膈俞、拿血海、推箕门（凉血清心）、腹部操作+退六腑（清理肠道，排出垃圾，修复屏障，减少过敏性因子摄入）。

【预防与调摄】

1. 禁用或禁食某些对机体致敏的药物或食物，避免接触致敏物品，积极防治某些肠道寄生虫病。

2. 忌食鱼腥虾蟹、辛辣、葱、酒等。

3. 注意气温变化，自我调摄寒温，加强体育锻炼。

【文献资料】

《素问·四时刺逆从论》："少阴有余，病皮痹隐轸。"

《伤寒论》："以其不能得小汗出，身必痒。"

《金匮要略·中风历节病脉证并治》："邪气中经，则身痒而瘾疹。"

《金匮要略·水气病脉证并治》："风气相搏，风强则为瘾疹，身体为痒。"

《诸病源候论·小儿杂病诸候·风瘙瘾胗候》："小儿因汗，解脱衣裳，风入腠理，与血气相搏，结聚起，相连成瘾胗。"

《千金要方·论杂风状》："风邪客于肌肤，虚痒成风疹疥疮。"

《千金要方·痈疽瘰疬》："小儿著风热，痦癗（pēi lěi）坚如麻豆粒。"

《千金翼方·中风下》："白芷根叶煎汤洗之"，"治风痹隐轸洗汤方：蛇床子（二升），防风、生蒺藜（各二斤），上三味，切，以水一斗，煮取五升，以绵拭上，日四五度"，"治瘾轸痛痒，搔之逐手肿方。当归、芎䓖、大戟、细辛、芍药、附子（去皮）、芫花、踯躅、椒（各一两）、莽草（半两），上一十味，切，以苦酒浸药一宿，以猪膏二升半煎，三上三下，膏成，去滓，敷病上，日三夜一"，"以一条艾蒿长者，以两手极意寻之着壁，立两手并蒿竿拓着壁伸十指，当中指头，以大艾炷灸蒿竿上，令蒿竿断，即上灸十指，瘥，于后重发，更依法灸，永瘥"，"小儿、大人举体痛痒如虫齿，痒而搔之，皮便脱落作疮，灸曲池二穴，随手壮发即灸之，神良"。

《圣济总录·诸风门》："白术浴汤方，白术（三两）、戎盐、矾石（槌碎各半两）、黄连（去须）、黄芩（去黑心）、细辛（去苗叶），上八味，细锉，以水二斗，煮取一斗，去滓淋洗"，"治风瘙瘾胗，乌头粉方。乌头

（炮裂去皮脐）、桔梗（炒）、细辛（去苗叶）、白术（各一两）、铅丹（研一两半），上五味，捣研极细和匀，时用少许，粉身体瘙痒处"，"治风赤白瘾胗，积年不愈，每发遍身肿，久恐入腹伤人，矾石涂方。矾石（生捣末三两）、清酒（三升），上二味，先煮酒令沸，次入矾石末，同煮如稀糊涂之"，"治风白胗，枳实熨方。枳实（生用八两）。上一味，捣碎，以醋浸令，炒热，用熟帛包裹，熨胗上，冷即易，分作两包子，更相炒熨尤佳"。

《三因极一病证方论·瘾疹证治》："曲术汤……治因浴出腠风冷，遍身瘾疹，搔之随手肿突，及眩晕呕哕。"

《世医得效方》："蚕沙，以新水煎，密室温洗"，"治遍身瘾疹……敷药，明矾、朴硝为末，井水调，鸡羽扫敷。又方，赤小豆、荆芥穗晒，为末，鸡子清调，薄敷"。

《丹溪心法·斑疹》："瘾疹多属脾，隐隐然在皮肤之间，故言瘾疹也。"

《证治准绳·疡医》："白疹者，由于风气搏于肌中，风冷结为白疹也。遇冷则极，或风中亦极。"

《外科正宗》："消风散，治风湿浸淫血脉，致生疥疮，瘙痒不绝，及大人小儿风热瘾疹，遍身云片斑点，乍有乍无并效。"

《医宗必读·痹》："治风先治血，血行风自灭。"

《外科摘录》："皮肤风痒，用茵陈煮浓汁洗之，又方百部切细，浸烧酒，用布蘸酒擦，又方治遍身风痒生疮，浮萍煎水浸洗。"

《医宗金鉴·外科心法要诀》："由汗出受风，或露卧乘凉，风邪多中表虚之人"，"初起皮肤作痒，次发扁疙瘩，形如豆瓣，堆累成片，日痒甚者，宜服秦艽牛蒡汤，夜痒重者，宜当归饮子服之。"

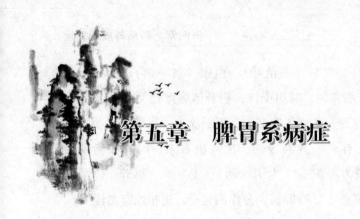
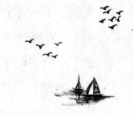

第五章 脾胃系病症

第一节 小儿厌食

【定义】指一段时间内，小儿每天进食量明显低于同龄儿童，或不随增龄而增加，并影响其生长发育。

【病位】胃肠、脾（胰）。

【病势】以实为主。

【病性】有寒有热。积滞多以热为主，脾虚则以寒为主。

【病因】素体脾虚、喂养不当、长期运用中西药、惊恐。

【基本病机】胃肠空间相对或绝对狭小（中焦壅塞）。

【理论依据】

一、中医

1. 进食的生理过程 食从口入，便从前后二阴出。食进水谷，排出二便。从入到出，变化明显。中医将这一过程称之为运化。"运"者运输，指食物体积、干湿、形态、位置等物理变化；"化"者变化，指食物性质、成分等的根本（化学）变化。只有通过变化，水谷才能提供能量。古人通过粗放的解剖、天人合一的思辨观和长期反复临床实践发现从口腔开始，经食道、胃、小肠、大肠，直到肛门，还包括肝、胆、三焦、脾（胰）等都参与了运化。并创造性地提出"胃主受纳与腐熟"，"脾（胰）主运化而升清"，"肝主疏泄"，"胆贮藏排泄胆汁"，"小肠主分清别浊"，"大肠传化排泄糟粕"，"上焦如雾、中焦如沤、下焦如渎"，"肾开窍于前后二阴"等观点。正是这些脏器密切配合完成水谷运化，人体的气血才有来源，能量才有保障，生命才得以维系。

水谷运化全过程有如下特点：

（1）管道系统：从口腔直至肛门为一完整管道。肝、胆、胰等也通过一定方式与这一管道相通。管道以"通"为用，最忌壅塞。管道通畅是进食的必要条件。

（2）下行趋势：饮食入胃，至糟粕排出体外，整个过程是下行趋势。运化在下行趋势中完成。下行以降为顺，最忌上逆。下行趋势与人体从外界摄入食物相一致。符合中医对六腑的认识：以通为用，以降为和的特点。

（3）蠕动为征：只要进食吞咽，转运，气血生成，糟粕排出，整个管道系统就会"动"。它不是一般的动，而是一种特殊的、按时、按一定顺序、依节段渐进地运动。这种运动被称之为"蠕动"。

蠕动是胃肠的特征，更是生命的特征。进食需要动，这种动需要脾（胰）气为动力基础，即所谓脾的运化功能。

2. 影响进食的主要因素

（1）胃肠容量：决定食欲的原因很多。最直接的原因是胃肠空间，特别是胃的大小。胃主受纳与腐熟水谷，被誉为水谷之海。海有大小之分。大海容量大，海水多；小海容量小，海水少；胃亦然之。大胃者容积大，特别能食，易消谷善饥；小胃者稍食即满，厌倦饮食，即使山珍海味也心有余而胃不足（表5-1）。

胃与小肠衔接，小肠与大肠相通。胃在上游，肠在下游。《内经》谓"水谷入胃则胃实肠虚，食下则肠实胃虚"。肠虚，胃之实才可能向下游转运，腾出空间接纳更多食物。如果下游肠实，腑气不通，上游胃即使空虚，也会因气机不降而壅堵，或胃内压力增高，产生腹部胀满等而不思食。

"满中者不能食"说明欲食者必中（胃）空。胃部分切除者不能食，说明能食者大胃也。

表5-1 年龄-胃容量（ml）对照参考表

年龄	0~1 天	3~4 天	10 天	1 岁	成人
胃容量（ml）	5~7	20~40	60~100	120~200	200~1000

胃是小儿发育最快，个体差异最大的脏器。出生时差异不大，5~7ml，但1岁时，几乎长大20倍，并且个体差异在1倍以上，成人个体差异更高达5倍。胃小，怎么能吃呢？能吃与否的关键在于胃的大小。

以上还仅仅是静态胃容量。胃有涨有缩。成人饥饿时静态胃约200ml，但饱食后可撑到3000ml以上。世界大胃王比赛，食量惊人，说明胃扩张潜力巨大。

（2）运化速率：除了容积大小和伸缩性外，运化的快慢直接影响进食量。运得快，化得快，胃肠在较短时间内排空，会增加饥饿感，想吃，并吃得香甜。运化速率要求所有参与水谷运化的脏器功能健全并且协调。如脾（胰）的升清，肝胆的疏泄，小肠的化物和大肠的传导等。

（3）心情、运动与饮食：心情舒畅吃得香，己所欲者欲多食，"动摇则谷气能消"（《华佗传》），说明进食与心情和适当运动有关。

3. 厌食的根本症结——中焦壅塞

（1）胃肠不空：由于先天小胃，或胃的伸缩性弱，或胃的排空缓慢，或肠道不畅通，或胃肠外压迫等致胃肠空间绝对或相对狭小，不能满足受纳食物空间的需要，必然厌食。传统中医有积滞概念。积指有形之物壅塞，如宿食、肿块、息肉、痰浊、瘀血、粪块等，它们占据胃肠空间，使胃肠受纳面积绝对缩小。滞指无形之物壅塞，如气体、情志过极、细菌和细菌毒素等，当其充斥或充盈时，胃肠高压，腹部胀满，属胃肠空间相对狭小。

（2）胃肠不动：完全不动者比较少，一般诊断为胃瘫或肠麻痹。胃肠不动了，肯定厌食，属于急腹症（推拿可以处理急腹症，但需要提前告之病情，并取得家长同意）。临床多的是胃肠蠕动减弱而致胃肠排空缓慢，积滞内停，致胃肠空间狭小，管道不通，腑气不降而厌食。

传统中医认为脾主运化，故厌食几乎都与脾虚有关，一味采用补脾益气治之。如果将运化动力归于脾，那么这种观点是正确的。只有脾的健运，才有胃的排空；只有脾气的升，才有胃肠的降。但脾虚，运化无力，积滞必然产生，仍然不离胃肠空间狭小的基本病机。况且，已经积滞，还用补法，最容易满中，反而妨碍饮食。其实很多学者注意到了这一点，如著名儿科专家汪受传等根据今天小儿的体质和营养状态提出了脾胃"以通（消）代补"的观点，这是比较符合客观实际的。

二、西医

1. 胃的主导作用

（1）接受功能：食物经口腔、食道而进入胃内，如果胃的贲门功能障碍，食物可能难以顺利进入胃。

（2）储存功能：胃是一个舒缩性很强的器官。进食的食物进入胃内，胃壁随之扩展，以适应容纳食物的需要，这就是胃的储存功能。不仅如此，胃壁还具有良好的顺应性，使胃内的压力与腹腔内的压力相等，当胃内容量增加到1500ml 时，胃腔内的压力和胃壁的张力才有轻度的增高，这时就感到基本"吃饱"了。

（3）分泌功能：胃液是由胃黏膜内不同细胞所分泌的消化液，主要成分有壁细胞分泌的盐酸；主细胞分泌的胃蛋白酶原；黏膜表面黏液细胞、黏液颈细胞、贲门腺、幽门腺和胃底腺的黏液细胞所分泌的黏液以及壁细胞分泌的内因子等。

（4）消化功能：在胃黏膜分泌胃酸和胃蛋白酶原的共同作用下，能使食物中的蛋白质初步分解消化，而且还能杀灭食物中的细菌等微生物。

（5）输送排空功能：食物一旦进入胃内可刺激胃蠕动，起始于胃体上部，逐渐向幽门蠕动。胃蠕动使食物与胃液充分混合，使食物形成半流汁状的食糜。食糜进入胃窦时，胃窦起排空作用，将食糜送入十二指肠，由此完成胃的最后一项工作。

2. 小儿厌食症常见病因

（1）喂养不当：小儿时期以喂养方式不当引起的厌食为最多见。婴儿期未能适时正确添加辅食，影响婴儿吞咽功能的发展和良好饮食习惯的形成。婴幼儿时期断奶过晚，使小儿对母乳产生过分依恋，不易接受其他食物。吃饭不定时，生活不规律，吃零食过多，过食肥甘厚味，摄入的食物中营养搭配不合理等均可引起厌食。

（2）精神因素：精神因素是儿童厌食不可忽视的原因。家庭成员的进食观会直接影响孩子的进食行为，家长偏食的习惯使小儿摄入的食物单调，造成许多重要的营养素摄入不足，影响小儿的食欲。吃饭时父母的责骂、批评会造成儿童焦虑、紧张等情绪，导致食欲下降，进食减少，出现厌食。

（3）其他因素：补充维生素 A、D 过量，高血钙、铅中毒等也致食欲下降。运动不足、代谢减少，进食量就少。对新环境不适应，气候过热，湿度过高，疾病，服药等均可引起厌食。

【治疗】

一、原理

1. 增大胃肠容积，消积导滞。
2. 补益脾气，促进运化。

二、治法

1. 中药　枳实、陈皮（行气化积）、隔山消、山楂（消食化积）、白术、泡参（益气健脾）。

2. 小儿推拿　揉板门、清胃、掐揉四横纹（消食化积）、摩腹、揉腹、抱肚法（排气排积，增大胃肠空间）、推下七节骨（通腑泻下）、揉足三里（益气健脾）。

【预防与调摄】

1. 注意起居、饮食有节，保证二便通畅。
2. 适当进行户外运动，增强体质，促进食欲。
3. 因心理因素导致的厌食，及时进行疏导，不应对其施加过大压力。

【文献资料】

《灵枢·脉度》："脾气通于口，脾和则口能知五味矣。"

《脾胃论·脾胃胜衰论》："胃中元气盛，则能食而不伤，过时而不饥。脾胃俱旺，则能食而肥；脾胃俱虚，则不能食而瘦"，"胃乃脾之刚，脾乃胃之柔，表里之谓也。饮食不节，则胃先病，脾无所禀而后病；劳倦则脾先病，不能为胃行气而后病。其所生病之先后虽异，所受邪则一也。胃为十二经之海，十二经皆禀血气，滋养于身，脾受胃之禀，行其气血也。脾胃既虚，十二经之邪，不一而出。假令不能食而肌肉削，乃本病也。"

《诸病源候论·脾胃诸病》："脾者脏也，胃者腑也，脾胃二气相为表里，胃为水谷之海，主受盛饮食者也。胃气磨而消之，则能食……胃受谷而脾磨之，二气皆平调，则谷化而能食。"

《幼科发挥·调理脾胃》："小儿之病，多过于饱也，或母有气实形壮者，其乳必多，求儿不哭，纵乳饮之，定乃伤于乳也。母之气弱形瘦也，其乳必少，恐子之哭必取谷肉粑果之类，嚼而哺之，不饱不止，定乃伤于食也。故小儿之病，胃最多也。"

《婴童百问·疳伤第八十问》："夫哺露者、因乳哺不调，伤于脾胃，致令脾胃虚弱，渐不能食，血气减损，肌肉不荣……"

《证治汇补·卷二》："不能食有虚有实，实则心下痞满，恶心口苦，宜消导，虚则倦怠，面色萎黄，必心下软和，宜异功散加砂仁。有虚痰者，六君子汤；用补脾不效者，宜二神丸，虚则补其母也。若善饮不能食，属胃热。脉洪而虚者，异功散加竹茹、黄连；脉洪而实者，人参白虎汤治之。"

《神应经·不能食》曰："少商、三里、然谷、膈俞、胃俞、大肠俞属积食也。"

《针灸资生经·食不下》："魂门治饮食不下，腹中雷鸣。（铜）三焦俞治吐逆饮食不下（见腹胀）。胃仓、意舍、（见腹胀）鬲关治食饮不下（见背痛）。胃俞主呕吐筋挛，食不下。（千）大肠俞、周荣主食不下。"

《幼幼集成》："饮食之积必用消导。"

《幼科推拿秘书·推拿病症分类·积滞门》："昏睡不思饮食者，宜攻其积。法宜分阴阳，运八卦，运五经。掐小横纹，推大肠，推三关，退六腑，天门虎口斛肘。重补脾土，揉中脘。发热，加捞明月，揉脐及龟尾。腹痛，掐一窝风，揉中脘。膨胀，加按弦走搓摩。不化饮食，揉外劳宫"。

第二节　疳　证

【定义】"疳者，干也"。一言其形体消瘦如干柴棒；二言其干涸、津枯，喜饮水自救。临床以小儿形体虚弱羸瘦、饮食异常、大便不调、面色无华、毛发干枯、精神萎靡或烦躁为主要特征的慢性营养不良疾病，又名"疳病"。

【病位】脾（胰）胃，肝肾，并累及五脏。

【病势】气机壅遏。

【病性】可寒可热。脾胃虚寒，食积化热化燥。

【病因】先天不足与后天喂养不当；长期营养摄入障碍；或严重呕吐、腹泻、急腹症等伤及脾胃。

【基本病机】无积不成疳与蒸热熏灼。前者多虚实夹杂，因脾胃虚损，运化无力，积滞内停；后者为实，乃变蒸异常，蒸热内燔，熏灼焚毁，致气阴两伤。两者均致患儿气血不足，发育障碍。

【理论依据】

一、中医

1. 疳积的"脾虚积滞"学说　这是传统中医的主流观点。

疳积之本在脾胃虚弱，疳积之标在积滞。脾虚，运化失常，必致积滞内生。而积滞内停，运化负担过重，又必然损伤脾胃，致脾胃虚弱。脾虚与积滞孰多孰少，谁先谁后成为了辨识疳积和指导治疗疳积的原则。古人谓"无积不成疳""积为疳之母"。

一般认为由于先天脾胃不足，或后天调护失职，或营养来源匮乏，或剧烈吐泻，或慢性泻痢、呕吐、黄疸、腹痛等原因，均可损伤脾胃，致脾胃气虚，运化无力，水谷精微不能化生气血，而酿成痰浊、积滞、郁热等。脾胃虚弱，气血不足，营养不良，发育受到影响，表现为面黄肌瘦，患儿体重不长或减轻，食欲全无，毛发枯黄；痰浊、积滞内停则脘痞、腹胀、腹满、腹时痛和大便不调；郁热内聚，焚物毁物，灼伤津液则消谷善饥，烦渴引饮。

2. 疳证的"蒸热内燔"学说　这是疳证的本源理论。

查阅文献，"疳"首见于《诸病源候论·虚劳病诸候·虚劳骨蒸候》，谓："蒸盛过伤，内则变为疳"，"久蒸不除，多变成疳"。明确疳证为小儿变蒸出现意外，阳热蒸腾太过太久，"壮火食气"和"热盛伤津"所致。

变蒸是传统中医一种有争议的小儿生长发育理论。赞成者认为：人之变蒸如同蚕与蛇的脱壳和动物冬眠的结束，是人的生长与发育质的飞跃。反对者认为：人的生长与发育不可能如古人所规定那样从初生起，32日一变，64日变且蒸，10变5小蒸，历320日。小蒸以后大蒸，大蒸共3次，第1、2次各64日，第3次为128日，合计576日。更反对将每一变与每一蒸同人体的脏腑、气血，甚至每一块骨头和每一条经络变化相联系。

其实，变蒸是小儿生长周期之间转换的一种规律和现象。小儿生长发育很快，各个生长发育时期速度不同，在同一个生长发育周期内能量和生长速度基本统一。当孩子从一个生长周期转向另一个生长周期的时候，必然存在能量与生长的跳跃性。由于小儿年龄越小，生长发育越快，即1月内生长发育最快，以后每经1~2个月，其生长发育速度与前期相比明显减缓（图5-1）。

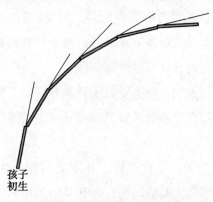

孩子
初生

图5-1　小儿生长曲线示意图

当由快的生长发育周期逐渐变慢时，就有一部分能量需要释放，这就是变蒸必须要发热的原因，因为发热本身是能量的直接释放（能量爆发则热）。图中粗线代表有形之阴，细线代表无形之阳。孩子初生，稚阴稚阳。阴阳开始生长。并且阴平阳秘，当到某一个节点时，形体阴的生长突然变慢，表现为粗线向下折，这时候，由于惯性，细线阳将瞬间高于粗线阴，就会发热。

而发热是能量的一次爆发，爆发之后，细线阳又与阴重合，继续并行生长。

根据《诸病源候论》的基本思想，疳积的产生并不是脾虚和积滞，而是因为变蒸时，蒸热太盛或蒸热持续时间太久。蒸热太过，热所焚，气之伤；蒸热太久，热之灼，津之亡。由于蒸热得不到宣泄，无端消耗了人自身的元气和津液，当表现为气液双亡的病机时，疳证就产生了。

3. 疳积的发育障碍学说　疳证的特征为形体消瘦。由于身高多与遗传相关，体重更能动态地反映形体发育情况，因此，疳证的诊断标准要求患儿的体重至少比正常同龄儿童低 15% 以上。同时伴有食欲不振、精神萎靡、腹部膨大、二便异常等（脾疳），或伴有五疳中的骨畸形和痿软（肾疳），目翳与失明（肝疳），呼吸道之长期咳嗽、咯血与气喘（肺疳）和口舌生疮赤烂、牙龈肿痛（心疳）等。显然，疳积所有表现出来的特征无疑为一种儿童时期的生长与发育滞后。

蒸热内燔学说也提示疳证是发育过程中的特有疾病。

儿童生长发育滞后的典型疾病是五迟五软与五硬。它们主要表现为行为、运动与智能的滞后与异常。

其实，儿童的生长发育滞后既有行为、运动、智能，也有形体。因此，可以认为儿童疳积只不过是形体发育障碍，特别是胃肠道发育障碍的表现形式不同而已，即它与五迟五软五硬机制一样。

目前，中医将五迟五软五硬主要归于肾和肝，归于先天不足。而将疳积主要归于脾胃，归于后天。如果从发育角度上看，疳积也应该归于肾和肝，归于先天的某种因素。

然而，即使归于先天，定位肝肾，并按此治疗，临床仍然难有好的疗效。因为这类疾病确实是大脑的问题，尤其是疳积中那种特别能吃，完全没有饱觉；特别想喝，喝了还解不了渴的患儿；以及在保证摄入充足营养基础上体重仍然不长的患者，可以从大脑，从中枢加以思考。

4. 人类同疳积的斗争史　疳积被中医称为儿科四大难症（麻、痘、惊、疳）之一。一部中医儿科史就是人类同疾病，特别是同四大难症作斗争的历史。虽然这种斗争导致了很多经验的积累和理论框架成型，也曾经活人无数，但不可否认的是：麻疹和天花最终靠种痘术解决，破伤风靠新法接生和疫苗解决，疳积大多靠今天繁多而富有营养的食物解决。

考虑过去疳积的病因，多数因长期饮食缺乏，营养严重不足，它们奠定了疳积的脾虚积滞理论。在当时的年代和环境下，补脾固然有效。但是观今日之疳积，在营养物质已经充分的条件下，再持脾虚积滞理论，并一味地追求补脾可能就不太合时宜了。

二、西医

疳积属西医儿童慢性营养不良。

1. 病因　发病原因包括摄食不足，喂养失误和疾病影响等。摄食不足见于穷困地区，是过去中国普遍存在的现象。物质极度贫乏，母亲奶水质量差或无奶，长期摄食不足，未能满足小儿生长发育需要。喂养不当主要发生在断奶前后，因为喂养不耐受，或食入过多，添加与婴儿月龄不相符的食品，导致消化功能受损。疾病因素主要有迁延性婴儿腹泻、慢性肠炎或痢疾、各种消化酶缺乏等。此外，肠寄生虫病、结核病、麻疹、反复呼吸道感染、慢性尿路感染等，某些消化道先天畸形（如唇裂、腭裂、先天性肥大性幽门狭窄或贲门松弛等）和严重的先天性心脏病均可致喂养困难，某些遗传性代谢障碍和免疫缺陷病也可影响食物的消化、吸收和利用。

早产和双胎易引起营养不良，宫内感染，孕母疾病或营养低下，胎盘和脐带结构与功能异常均可导致胎儿营养不足和宫内生长阻滞。

2. 病理过程　轻度营养不良的病理改变仅为皮下脂肪减少、肌肉轻度萎缩，体重比同龄儿童低。机体其他组织、器官的病理改变尚不明。重度营养不良常有肠壁变薄、黏膜皱襞消失，心肌纤维混浊肿胀，肝脏脂肪浸润，淋巴和胸腺显著萎缩，各脏器均缩小。

由于糖原不足或消耗过多常常引发低血糖症。体内脂肪大量消耗，血清胆固醇下降。蛋白摄入不足和消耗增加形成负氮平衡。细胞外液常呈低渗状态，血钾、血钙偏低，常并有锌及其他微量元素缺乏。消化液及酶分泌减少。活性减低，影响各种营养素消化吸收。心肌收缩力减弱，心搏输出量减少，血压偏低，脉搏细弱。肾浓缩能力减低，尿比重下降。神经系统调节功能失常，运动和语言发育迟缓。细胞和体液免疫功能低下，易并发各种感染，结核菌素试验可呈阴性反应。

3. 营养不良的分类

Ⅰ°营养不良：精神状态正常。体重低于正常的15%~25%，腹壁皮下脂肪厚度为0.4~0.8cm，皮肤干燥，身高不影响。

Ⅱ°营养不良：精神不振，烦躁不安，肌张力减弱，肌肉松弛，体重低于正常的25%~40%，腹壁皮下脂肪厚度小于0.4cm，皮肤苍白、干燥，毛发无光泽，身高比正常减低。

Ⅲ°营养不良：精神萎靡，嗜睡与烦躁不安交替出现，智力发育落后，肌肉萎缩，肌张力低下，体重低于正常的40%以上，腹壁皮下脂肪消失，额部出现皱纹，呈老人样面容。皮肤苍白、干燥、无弹性，毛发干枯，身高明显低于正常，常有低体温、脉搏缓慢、食欲不振、便秘，严重者可因血清蛋白降低而出现营养不良性水肿。

4. 治疗　首要是补充足够的营养，采取缺什么补什么的原则。最后是积极治疗原发性疾病。

【治疗】

一、原理

1. 运脾化积为传统治法。
2. 预防变蒸太过太久，清泻心肝。积极防治儿童发热。
3. 滋补肝肾。补元气，养阴生津。

二、治法举例

1. 中药　太子参、白术、茯苓（健脾益气）、神曲、谷芽、麦芽、山楂、莱菔子（消食化积）、白薇、淡竹叶、胡黄连（清解蒸热之熏灼）、西瓜翠衣、桑椹（滋养阴津）、鹿角霜、补骨脂、熟地、当归（益元气，补血）、白芍、山茱萸（敛肝缓急）。

2. 小儿推拿　补脾经、补肾经、掐揉二人上马（先后天双补）、清胃经、掐揉四横纹、推板门、推下六腑、腹部操作（化积滞，助消化，通大便，促吸收）、捏脊（攻补兼施补元气，消导积滞）、抱肚法（调节胃肠，泻浊排气）、双点门（促发育）、水底捞月与轻摩涌泉（清蒸热，养阴精，助睡眠）。

【预防与调摄】

1. 疗程长，需要耐心坚持。

2. 饮食添加不宜太过，遵循由少到多，由一种到多种，逐渐添加的原则。

3. 保持二便通畅，增加胃肠空间。

4. 适时运动，促进骨骼发育和代谢。

【文献资料】

《诸病源候论·虚劳病诸候·虚劳骨蒸候》："蒸盛过伤，内则变为疳，食人五脏"，"久蒸不除，多变成疳"。

《太平圣惠方·治小儿一切疳诸方》："夫小儿疳疾者，其状多端，虽轻重有殊，形证各异，而细穷根本，主疗皆同，由乳哺乖宜，寒温失节，脏腑受病，气血不荣，故成疳也。"

《小儿药证直诀》："疳皆脾胃病，内亡津液之所作也"，"因大病或吐泻后，以药吐下，致脾胃虚弱，亡津液。医见潮热，妄谓其实乃以大黄、牙硝辈利之，利即多矣，不能禁约而亡津液，即成疳矣。"

《圣惠》灸法："小儿羸瘦，食饮少，不生肌肤，灸胃俞穴各一壮。在第十二椎下两旁各一寸半陷者中，炷如小麦大（《婴童宝鉴》灸三壮）。"

《仁斋小儿方论·疳》："疳皆乳食不调，甘肥无节而作也。或婴幼阙乳，粥饭太早，耗伤形气，则疳之根生。或三两晬后，乳食稍多，过饱无度，则疳因积成。"

《活幼心书·疳症》："大抵疳之为病，皆因过餐饮食，于脾家一脏，有积不治，传之余脏，而成五疳之候。"

《活幼口议·疳疾症候方议》："治疳之法，量候轻重，理其脏腑，和其中脘，顺其三焦，使胃气温而纳食，益脾元壮以消化，则脏腑自然调贴，令气脉与血脉相参，壮筋力与骨力俱健，神清气爽，疳消虫化，渐次安愈。"

《幼科类萃·诸疳门》："小儿疳痢脱肛，体瘦渴饮，形容憔悴，诸般医治不差，灸尾翠骨上三十，骨陷间三壮。岐伯云：兼三伏内用桃枝柳枝煎水浴孩，子午正时，当日灸之，后用清帛拭，兼有似见疳虫随汗出也，此法神效。"

《小儿卫生总微论方·五疳》："小儿疳者，因脾脏虚损，津液消亡。病久相传，至五脏皆损也。"

《婴童百问》："恣食甘肥粘腻，生冷咸酸，以滞中脘，则疳因积而成。"

《医学正传·疳病论》："盖其病因肥甘所致，故命名曰疳。"

《幼科发挥》："疳证，此小儿科之极病也，虽有五脏之不同，其实皆脾胃之病也"。

《保婴撮要·疳证》："盖疳者干也，因脾胃津液干涸而患，在小儿为疳，在大人为痨，总以调补胃气为主。"

《幼科释迷·疳积·疳病原由症治》："其病多因乳哺失常，肥甘不节，肠胃积滞而得之。"

《幼科推拿秘书·推拿病症分类·疳疾门》："五脏俱能成疳。其儿面黄口白，肌瘦肚大，发稀竖。必脾家病去，诸脏方安，故以补脾为主。法宜分阴阳，运八卦，少推三关，多退六腑，侧推大肠到虎口，清天河，清肾水，按弦走搓摩，重补脾土。方用延寿丹，决明良方。其效如神，救活甚易。"

《幼科铁镜·辨疳疾》："疳者，干而瘦也。此由寒热失理，饮食失节，或因吐久、泻久、痢久、疟久、热久、汗久、咳久、疮久，以致脾胃亏损，亡失津液而成也。"

《幼幼集成·诸疳证治》云："凡病疳而形不魁者，气衰也，色不华者，血弱也。气衰血弱知其脾胃必伤"，"夫疳之为病……究其病源，莫不由于脾胃。"

《冯氏锦囊秘录·小儿疳证总要》："虽积者疳之母，而治疳先于去积，然遇虚极者而迅攻之，则积未去而疳愈危矣。故壮者，先去积而后扶胃气；衰者，先扶胃气而后利之。"

《医宗金鉴》："乳食伤脾是病原，甘肥失节生积热，气血津液被熬煎。"

《温病条辨·解儿难》："疏补中焦，第一妙法。升降胃气，第二妙法。升陷下之脾阳，第三妙法。甘淡养胃，第四妙法。调和营卫，第五妙法。食后击鼓，以鼓动脾阳，第六妙法。《难经》谓：'伤其脾胃者，调其饮食'，第七妙法。如果生有疳虫，再少用苦寒酸辛……此第八妙法。考洁古、东垣，每用丸药缓运脾阳，缓运胃气……亦第九妙法也。"

第三节 呕 吐

【定义】因胃失和降，胃气上逆而致胃内容物由口中涌出的病症。

【病位】胃、胆、脾（胰）。

【病势】上逆。

【病性】寒热均致呕，吐出总为实。

【病因】外感、饮食、情志，它脏所及。

【基本病机】胃失和降，脾（胰）升有余（人体胃肠自我保护性反应之一）。

【理论依据】

一、中医

1. 呕吐胃气上逆　胃为六腑之首，胃气以降为顺。呕吐为口中涌出食物或乳汁。口腔直接通过食道与胃相连。所以，呕吐出来的肯定是胃内容物。口在上，胃在下，在下的胃内容物从在上的口中涌出，其趋势一定是上逆。呕吐为病理状态。正常人不呕吐，说明胃气在正常情况下不能上升，是下降的。古人概括为"胃气以降为顺"，病理的呕吐当然就是胃气上逆了。

胃气不降会呕吐。胃在上游，下游的大肠和小肠壅塞，气机不通，也会影响胃，导致胃气不降。因而呕吐之时，大便和排气与否成为了判断病在胃，还是在肠的主要指标。

2. 呕吐脾升太过　人活一口气。气的基本特征为升降出入，似天地间云雨交融。人体有上、中、下三焦。无论上焦气机下行，还是下焦气机上升，中焦乃必经之地。一旦中焦梗阻，交通中断，上下之间必然阻隔，中医称之为"关格"。关者小便不通，浊者不得出。格者呕吐不止，清者不得入。出入均废，生命乃绝。因此，中焦脾胃被称作升降枢纽。在这个枢纽中，脾气主升，胃气主降。一切上升趋势的病症如呕吐、口臭、口腔溃疡、呃气、牙龈肿痛等，责之于"不降"，归因于胃（热）。一切下趋的病症如虚弱、倦怠、面色苍白等，责之于"不升"或"不荣"，归因于脾（寒）。"实在阳明，虚在太阴。热在阳明，寒在太阴"为传统中医认识脾胃疾病的基本思路和原则。

沿此思路，呕吐实证当为胃气上逆。呕吐虚证不在胃，当在脾。

中医形成于漫长的封建社会，那个年代灾荒遍地、饥寒交迫、民不聊生，所有能吃的几乎都曾用来充饥，剩菜剩饭更舍不得倒掉。故呕吐与腹泻是那个年代的常见病。如此时代造就的脾虚，只要通过改善食谱，加强营养就能治疗。而当今社会，营养普遍过剩。此时还固守脾气不足，还不断补脾，会适得其反，加重呕吐。故本篇特别提出呕吐"脾升有余"的观点，治疗当清泻脾土，化积导滞。

呕吐发生时，患者面红、身热、汗出、吐后心中畅快也提示脾气之升。通过呕吐排出邪气，恰恰印证了"四季脾旺不受邪"，也是气机升发的结果。

3. 吐出者，积滞也　《灵枢·海论》："胃为水谷之海。"《素问·刺法论》："胃者，仓廪之官，五味出焉。"胃是受纳食物的容器（大海），海纳百川，有容乃大。既为海，就有潮涨潮落，就有风暴与海啸。吃太多，胃盛不下；或食物过于生冷、滚烫、味道过极；或误食入有毒、有害物，如药物，重金属、农药、化肥超标物；或新添加食物；或胃本身虚弱、疲劳，盛下的食物转运不了，等等。以上原因都会引起胃的消化障碍，刺激胃，都可能以呕吐的方式表现出来。

当体内积滞的时候，吐了，人才舒服，胃的负担才减轻，胃肠才能得到休息，并通过这种休息和调节自我康复。这是很多胃肠疾病不用药物也能好转或痊愈的根本原因。

4. 呕吐属于实　胃内容物要从胃经口腔吐出，没有动能不行。胃不适时，还能够自我（从下向上）涌吐，说明胃气亢奋。亢奋本身就属于实。"邪干令人吐"，"呕吐涌邪出"，"能吐总为实"确为经验之谈。传统中医认为呕吐分寒、热、虚、实。其实，呕吐本身是排出邪气，呕吐的本质是属于"上逆"的。呕吐之虚，并非因虚而呕，而是呕吐日久，或剧烈呕吐伤人津液和元气的结果。

5. 肝胆胰与呕吐　胃为囊状，受盛而矣。胃之右为肝胆，胃之下有胰（脾）。肝胆主贮藏和疏泄胆汁，助胃肠消化，有调节脾胃升降的功能，肝之疏泄正常，则脾升胃降，安然无恙。若情志不遂，抑郁恼怒，肝气郁结，横逆犯胃，胃失和降，逆而为上，则为呕吐。脾（胰）主升清，如胰腺病变也易影响胃而导致呕吐。

总之，呕吐时，口中涌出食物为标，胃气上逆为本。

二、西医

1. 大脑延髓呕吐中枢　当胃肠受到不良刺激时，延髓呕吐中枢兴奋，信号经过迷走神经和脊神经下传至胃肠，引起呕吐。早产、低体重儿呕吐，或长期呕吐患儿，常常提示其大脑发育不良，呕吐中枢不稳定，易于激惹。

成人呕吐伴头痛多为颅内高压急症。小儿呕吐伴尖叫，或呕吐伴神昏多预后不良。

2. 呕吐是典型的胃逆蠕动　正常情况下，胃的蠕动起源于胃大弯上部，沿纵行肌向幽门方向逼进，此时胃窦处肌肉松弛，幽门开放，贲门却关闭。食糜受压力作用向下移动，被挤入十二指肠。胃的蠕动进食后即行发生，其频率约为3次/分，节律进行。呕吐时，胃的蠕动形式与正常情况完全相反。胃窦紧张，胃底充盈，幽门处平滑肌强力收缩，幽门泵令幽门关闭，并逆向发出冲动，使蠕动波从幽门处向其上方张力较弱的胃体与胃底方向逆行，继则到达贲门。同时，膈肌和腹肌突然收缩，腹内压骤增，内外合力，冲开贲门，使胃内容物通过食道、咽部向口中喷涌而出。可见呕吐发生瞬间，胃肠功能处于亢奋状态。

3. 小儿呕吐的特点　小儿消化器官发育不全，胃中胃酸较少，胃肠道各种消化酶也较成人少，故消化能力较差。小儿胃的平滑肌尚未发育完善，伸缩力差，进食后极易胃扩张。小儿幽门发育先于、快于贲门，故幽门紧缩，贲门松弛，空气易于进入胃，增大胃中压力。小儿胃肠生物电和胃肠蠕动不协调，易紊乱，易相互干扰，从而易于引发呕吐、腹痛、急腹症等。

4. 呕吐-自我保护性反应　食物中毒，或饮食过多时，呕吐是排出毒物和自我胃肠减压的必要手段。呕吐本身对人体不会有太大伤害，但呕吐令大量液体丧失，以及引发的电解质紊乱却常常危及生命。呕吐还是许多疾病的信号，特别是颅内、胃肠道和血液系统的疾病。因此，切忌见呕止呕。

5. 临床诊断

（1）诊断要点：①乳食、水液等胃内容物从胃中上涌，经口而出。②有嗳腐食臭，恶心纳呆，胃脘胀闷等症。③有乳食不节、饮食不洁、情志不畅、外邪犯胃等病史。④重症呕吐者，有阴伤液竭之象，如饮食难进，形体消瘦，神萎烦渴，皮肤干瘪，囟门及目眶下陷，啼哭无泪，口唇干红，呼吸深长，甚至尿少或无尿，神昏抽搐，脉微细欲绝等症。

（2）鉴别诊断

1）溢乳：又称漾乳，为小婴儿哺乳后，乳汁自口角溢出。多为哺乳过量或过急所致，并非病态。教其正确的哺乳方法，或随着年龄的增长，可逐渐自愈。

2）小儿呕吐，要注意排除各种急腹症、颅脑疾病、感染性疾病、药物与食物中毒等，需结合病史、临床症状、腹部体征、实验室检查等明确诊断。

【治疗】

一、原理

和胃降逆为呕吐的基本治疗原则。根据呕吐的上逆趋势，呕吐的治疗肯定应该用降逆的方法：①胃内积滞宜消导降逆。②胃气亢奋，逆势剧吐，宜镇静降逆。③胃气不和，宜安胃、抚胃以轻抚降逆。

需要注意的是，临床首先要分清能不能止呕。一般而言，食物中毒、饮食过饱、营养过剩、服用中西药物、醉酒、积滞等所致呕吐，这时候呕吐本身是人体自我疏导，自我排邪过程。不但不能止吐，反而应该催吐。邪去正才安，邪去呕自止。只有排除了上述病理后才能运用止吐之法。

二、治法举例

1. 中药

催吐：瓜蒂散，或行军散吹鼻。

止吐：黄连（清胃火、引热引气下行）、法夏（降逆止呕）、苏叶、陈皮（芳香辟秽，和胃止呕）、生姜、甘草（开胃、缓急、止呕）。

2. 小儿推拿

催吐法：抱肚法、探喉法、倒立拍背法。

止吐法：清胃经、清天柱骨、逆运内八卦、横纹推向板门（传统降逆止呕而设）、胃脘部操作（分推腹阴阳，剑突下抹至肚脐，摩、揉、振按中脘，顺时针摩腹。中脘为胃所居，所有操作趋势向下，能和胃、安胃、平息气逆而止呕）、搓摩胁肋（疏肝利胆，调和气机）、横擦 11 胸椎令热，并沿脊柱轻抚数次（胸 11 为贲门体表投影，擦之令热有助于贲门发育和密闭，止吐有良效。轻抚脊柱能安抚胃肠，有助于胃气下行）。

【预防与调摄】

1. 哺乳时不宜过急，以防空气吞入；哺乳后，将小儿竖抱，轻拍背部，使吸入的空气排出，然后再让其平卧。

2. 喂养小儿时，食物宜清淡而富有营养，不进辛辣、炙煿和有腥臊膻臭异味的食物、饮料等。饮食清洁卫生，不吃腐败变质食品，不恣食生冷。防止食物及药物中毒。

3. 推拿后不宜马上进食，应间隔约半小时后以少量、流食为宜。呕吐严重时，也宜禁食，当症状改善，再给予多次少量电解质液（口服补液盐），若无明显恶心、呕吐、腹胀症状，可再给予清淡食物（如稀饭、干饭、白土司、馒头），但应避免奶制品、油腻饮食。

4. 体位护理。饮食后半个小时至一个小时内，保持直立或头高脚低的倾斜卧位。患儿呕吐时，抱患儿取坐位，头向前倾，使呕吐物顺利吐出，以免呛到气管。

【文献资料】

《素问·脉解篇》："所谓食则呕者，物盛满而上溢，故呕也。"

《素问·举痛论篇》："寒气客于肠胃，厥逆上出，故痛而呕也。"

《素问·刺热篇》："心热病者，先不乐，数日乃热，热争则卒心痛，烦闷善呕。"

《灵枢·四时气》："邪在胆，逆在胃，胆液泄，则口苦，胃气逆，则呕苦。"

《颅囟经》："小儿哕、逆、吐，皆胃气虚，逆气客于藏气而作。"

《诸病源候论·呕吐候》："呕吐者，皆由脾胃虚弱，受于风邪所为也。若风邪在胃，则呕；膈间有停饮，胃内有久寒，则呕而吐。"

《诸病源候论·妇人杂病诸候·呕吐候》："胃气逆则呕吐。胃为水谷之海，其气不调，而有风冷乘之，冷搏于胃气，胃气逆则呕吐也。"

《诸病源候论·妊娠痰候》："水饮停积，结聚为痰，人皆有之。少者不能为害，若多则成病，妨害饮食，乃至呕吐。"

《诸病源候论·时气呕候》："胃家有热，谷气入胃，与热相并，气逆则呕。"

《圣济总录·呕吐门》："乃知呕吐之名则一，治疗之法各异。虽治法有冷热虚实之别，要当以安其胃气为本。使阴阳升降平均，呕逆之病顺而愈矣。"

《幼科发挥》："夫人身之中，足阳明胃脉之气，自上而下。足太阴脾脉之气自下而上，上下循环阴接，谓之顺而无病也。故胃气逆而为上，则为呕吐。""小儿呕吐，多因乳食之伤得之。非若大人有寒有热也，然因于寒者亦有之。""胃在上焦，主内而不出，呕吐则不纳矣。"

《证治准绳·诸呕逆门》："东垣曰：夫呕、吐、哕者，皆属于胃，胃者总司也，以其气血多少为异耳。"

《景岳全书·呕吐》："虚呕之治，但当以温胃补脾为主，宜人参理中汤为正治……若胃气微虚而兼痰者，宜六君子汤主之"，"寒邪犯胃而作呕者……宜温中行滞，以大小和中饮、神香散，或二陈汤加姜桂之类主之，或和胃饮亦佳……以风寒外感，或伤寒，或咳疟，凡邪在少阳，表邪未解而渐次入里……此半表半里证也。治宜解表散寒，以柴陈煎、小柴胡汤、正柴胡饮之类主之……此又邪在阳明，胃家病也，宜二陈汤，或不换金正气散、藿香正气散之类主之。若胃虚兼寒者，惟理中汤、温胃饮之类为宜"，"气逆作呕者，多因郁怒，致动肝气，胃受肝邪，所以作呕……宜六君子汤或理中汤主之。若逆气未散，或多胀满者，宜二陈汤或橘皮半夏汤之类主之，或神香散亦佳"，"饮食伤胃而作呕者，如果留滞未消而兼胀痛等证，宜大和中饮、排气饮、神香散之类主之，或启脾丸亦可酌用。如食已消而呕未止者，宜温胃饮主之"，"所谓邪者，或暴伤寒凉，或暴伤饮食，或因胃火上冲，或因肝气内逆，或以痰饮水气聚于胸中，或以表邪传里，聚于少阳阳明之间，皆有呕证。"

《医宗金鉴·吐证门》："呕吐一证，皆诸逆上冲所致也……""夫诸逆之因，或以乳食过多，停滞中脘，致伤胃气，不能健运而上逆也或于食时触惊，停积不化而上逆也或痰饮壅盛，阻隔气道或蛔虫扰乱、懊恼不安而上逆也。"

《幼幼集成·呕吐证治》："阳明胃气下行则顺，今逆而上行，故作呕吐"，"盖小儿呕吐有寒有热有伤食，然寒吐热吐，未有不因于伤食者，其病总属于胃。"

《伤寒论语释》："中焦既乱，上中下三焦俱乱。清气不升，陷于下焦，就下利；浊气不降，逆于上焦，就呕吐。"

第四节　便　秘

【定义】便秘包括排便次数减少，每周排便少于 2 次和排便困难，如排便费力、排出困难、排便不尽感、排便费时以及需要人工辅助排便等。

【病位】小肠、大肠。

【病势】实证，当降不降。

【病性】可寒可热、以热为主。

【病因】多种原因。

【基本病机】腑气不通、舟车不行。

【理论依据】

一、中医

1. 大肠小肠主要形成大便　大便直接从直肠排出。《素问·灵兰秘典论篇》说："大肠者，传道之官，变化出焉。"大肠的"变化"，就是指大肠将糟粕浓缩变化成为条状粪便，并逐段向下传导，最终排出。大便的形成也与小肠有关。《内经》："小肠者，受盛之官，化物出焉。"小肠化物有两层含义，一是指将食物化生成精微物质，并转运至心肺后生成气血（后人错误地将其归于脾的功能）；二是指食糜中的糟粕变化成为粪便的过程。

故中医认为：小肠初步化生形成残渣和糟粕，大肠承接小肠输入的较清稀的糟粕并将其传导，同时吸收过多水分，最终形成粪便。这是《灵兰秘典论》的基本观点。

2. 六腑以通为用 中医认为参与水谷化生和大便形成的脏腑主要有胃、小肠、大肠、胆、三焦等。它们的生理特点是"满而不能实"。实了，大便就不好排解。故中医有"六腑以通为用"和"六腑以降为顺"之说。

3. 大便与饮食 大便是浊气所化，是食物中的残渣和糟粕形成。理论上进食量越多，食物种类越杂，食物中所含纤维素、油脂越多，大便就越多。

4. 水能载舟 中医将肠道比作河床，大便是河里的船。船要顺流而下，需要水和水的动力（落差）。在人体，水为津液，为油脂，为具有润滑作用的黏液；动力为大肠和小肠的气化功能。

5. 便秘的基本病机 大便是糟粕，对人体有害，应该天天排出。如果3天以上仍然无大便排出，肠道内肯定塞满大便（因进食量太少致便量或便次减少不属于便秘）。大便充斥肠道，肠道当然不通。此时六腑处于不通和不降状态。故大便秘结的基本病机无论虚实，均为腑气不通。

二、西医

1. 消化管道 口腔经食道、胃、小肠、大肠，直至肛门统称为消化道。消化道的最大特征是一个从口腔到肛门的管道系统。管道的解剖特征决定功能上的传输。管道本为通畅而设，与中医"六腑以通为用"相吻合。

2. 形成大便的主要器官 形成大便主要在小肠和大肠。大便黄色主要受胆汁影响。大便颜色和形状主要与饮食结构和肠道菌群种类有关。

3. 排便过程 大便的排出依赖肠道的蠕动，蠕动像虫子爬行一样，沿着一定方向呈节段样有序运动。胃肠道的蠕动与胃肠道的解剖一致，从胃开始，经小肠、大肠，直到肛门。蠕动的产生和调节直接受控于胃肠生物电。排便是复杂的生理过程。粪便一般积存在降结肠至乙状结肠中。当集结到一定程度，结肠由稀疏缓慢蠕动和集团性蠕动两种方式将粪便推进直肠，产生便意。前者如袋状往返运动、逆蠕动等，能进一步搅拌和揉搓肠腔物质，再吸收其中水分、无机盐及维生素；后者强烈而快速将粪便推入直肠。目前认为这种集团性蠕动是引发排便的主要动力，它每天发生3~4次，多在清晨起床或进餐后发生。

粪便进入直肠，直肠扩张，直肠壁内的压力感受器受到牵张，发出冲动，经盆神经和腹下神经传至脊髓初级排便中枢，并同时上传至大脑皮质高级中枢，从而引起便意和排便反射。初、高级排便中枢共同协作产生排便。由于食物从消化吸收到形成大便并排出体外，一般需要 1~3 天。按此生理规律，3 日以上不排解大便才考虑为便秘。

4. 排便与腹腔压力　排便时直肠收缩、肛门外括约肌松弛，腹肌强烈收缩，腹腔内压力骤然增加，最终将粪便排挤（挣）出肛门。

5. 小儿便秘的生理因素　较之成人，小儿肠道相对较长，肠蠕动力较弱；小儿摄入食物却相对较多、较精细；最终，食物残渣与肠道接触时间增长，停留较久，因其中水分被反复吸收，容易造成粪便质地较硬，难以排出。

成人骶骨、尾骨均融合为一整块，小儿尾骨由 4~5 椎构成，尾骨常常向前弯曲与直肠形成一定角度，增加排便难度，这是小儿容易便秘的解剖学原因。

6. 便秘的危害　大便只有害而无任何益处。大便秘结除影响消化吸收外，还影响睡眠、皮肤、记忆，还易致癌，易致早衰，易引发肥胖、高血压、中风等疾病。

【治疗】

一、原理

1. 实证宜通下。实证便秘，有热有积，理所当然应该通腑泻下。

2. 虚证治标也当通下。即使虚证，蠕动无力，但当以大便排出困难为主诉时，也必须通腑泻下以治其标。只有通了腑，通了便，胃肠道的蠕动才能得以恢复。

3. 增水行舟。在肠道通畅的前提下，欲其排便，理应增加水分，稀释大便，才利于滑肠通便。

二、治法举例

1. 中药　以增液承气汤为代表。大黄（泻下通腑，荡涤秽浊）、莱菔子、枳实（行气通便）、生地、玄参、麦冬（增水行舟）。

2. 小儿推拿　扩肛（向后上扳压尾骨以增大出口）、清大肠、退六腑、推下七节骨（通腑泻下）、摩腹、揉腹、按腹、抱肚法（调节大小肠，并增加腹内压）。

【预防与调摄】

1. 注意饮食调节，便干量少者，适当多食富含纤维素的粗粮、蔬菜、油脂。避免辛辣燥火之食。便秘时可用花生浆、蜂蜜、芝麻油调服。

2. 增加体力活动，加强腹肌锻炼，避免久坐少动。

3. 养成定时排便的习惯。

【文献资料】

《素问·厥论篇》："太阴之厥，则腹满膜胀，后不利。"

《素问·举痛论篇》："热气留于小肠，肠中痛，瘅热焦渴，则坚干不得出，故痛而闭不通矣。"

《灵枢·邪气脏腑病形》："肾脉微急，为不得前后。"

《伤寒论·辨脉法》："问曰：脉有阳结阴结者，何以别之？答曰：其脉浮而数，能食不大便者，此为实，名曰阳结也，期十七日当剧；其脉沉而迟，不能食，身体重，大便反硬，名曰阴结也，期十四日当剧。"

《金匮要略·五脏风寒积聚病脉证并治》："趺阳脉浮而涩，浮则胃气强，涩则小便数，浮涩相搏，大便则坚，其脾为约，麻子仁丸主之。"

《兰室秘藏·大便结燥门》："若饥饱失节，劳役过度，损伤胃气，及食辛热厚味之物，而助火邪，伏于血中，耗散真阴，津液亏少，故大便燥结。""治病必究其源，不可一概以牵牛、巴豆之类下之。损其津液，燥结愈甚，复下复结，极则以至导引于下而不通，遂成不救。"

《景岳全书·秘结》："秘结证，凡属老人、虚人、阴脏人及产后、病后、多汗后，或小水过多，或亡血失血大吐大下之后，多有病为燥结者，盖此非气血之亏，即津液之耗。凡此之类，皆须详察虚实，不可轻用芒硝、大黄、巴豆、牵牛、芫花、大戟等药，及承气、神芎等剂。虽今日暂得痛快，而重虚其虚，以致根本日竭，则明日之结，必将更甚，愈无可用之药矣。"

《万病回春·大便闭》："身热烦渴，大便不通者，是热闭也；久病人虚，大便不通者，是虚闭也；因汗出多大便不通者，精液枯竭而闭也；风证大便不通者，是风闭也；老人大便不通者，是血气枯燥而闭也；虚弱并产妇及失血、大便不通者，血虚而闭也；多食辛热之物，大便不通者，实热也。"

《医学心悟·大便不通》："（便秘有四）实秘、虚秘、热秘、冷秘。"

《重订严氏济生方·秘结论治》："夫五秘者，风秘、气秘、湿秘、寒秘、热秘是也。更发汗利小便，及妇人新产亡血，陡耗津液，往往皆令人秘结。"

《谢映庐医案·便闭门》："治大便不通，仅用大黄、巴霜之药，奚难之有？但攻法颇多，古人有通气之法，有逐血之法，有疏风润燥之法，有流行肺气之法，气虚多汗，则有补中益气之法；阴气凝结，则有开冰解冻之法，且有导法、熨法。无往而非通也，岂仅大黄、巴霜哉。"

第五节 泄 泻

【定义】泄泻是以大便次数增多，粪质稀薄或如水样的一种病理状态。少则一日 2 次以上，多则数次。

【病位】小肠、大肠。

【病势】下趋、降之太过。

【病性】可寒可热。

【病因】多种原因影响大肠小肠。

【基本病机】清浊不分，合污而下（人体肠道自我保护性反应之一）。

【理论依据】

一、中医

1. 大便形成部位　人体分上、中、下三个部分。《内经》云："上焦如雾，中焦如沤，下焦如渎"。中焦之"沤"为发酵，与饮食消化，分别残渣，形成大便有关。下焦之"渎"就是排泄，指小便和大便的进一步形成和被排出体外的过程。腹泻是大便次数增多和粪质清稀，显然应该归于中焦消化障碍和下焦聚合糟粕与排出大便功能异常。这成为了腹泻治疗以脐腹为重点的理论根据。

2. 大便形成的生理过程　小便是糟粕，大便也是糟粕。一个废水，清亮；一个为固态垃圾。之所以如此，是因为小肠和大肠的功能。《内经》有"小肠者，受盛之官，化物出焉"，"大肠者，传导之官，变化出焉"之经典理论。

中医认为：食入的水谷经脾升清产生气血之后，降下的浊——糟粕，包括废水和固态垃圾互相掺和，下至小肠。小肠受盛其糟粕，分清别浊之。将废水从固态糟粕中分离出来，经过三焦水道，使其从膀胱排出是为尿液。废水被分离，剩下的当然就是成形的大便了。初期形成的大便仍然稀溏，当其进入大肠后，进一步被糅合并再吸收水分，才形成了较干燥的大便。因此，腹泻尽管原因可以很多，但最终肯定影响小肠分清别浊和大肠的传导功能。

可以推想，古人腹泻，即当大便次数增多，便质清稀或如水样之时，人体的发育，甚至生命会受到影响，会有诸多如腹胀、腹痛、呕吐等症状出现。而一旦大便次数减少，便质正常，则诸症悉除。因而，古人意识到大便的生理应该具有通畅，3日内1次，大便成形，色黄，无其他不适症状等特征。而腹泻以大便次数多和便质清稀为特征。显然有不应该进入大便的水分进入大便了。这是得出腹泻为清浊不分，合污而下的逻辑思维。

3. 利小水以实大便　利小水以实大便是传统中医用之临床而有效的治疗方法，即通过调节小便使大便成形的治疗方法。这是中医基本理论。

该法只有在腹泻为清浊不分，合污而下的基本病机基础上才能有效。腹泻是清浊不分，表现于大便；尿少或无，或混浊，也是清浊不分，表现于小便。前阴与后阴，腹泻与尿少而浊始终相关联。这对于判断腹泻轻重和预后有重要的参考价值。一般而言，腹泻未止，就会尿少或无，或浊，这是清浊不分，腹泻伤津的表现。如果小便清亮，腹泻多能止住。治疗上，在保证津液充足的前提下，应该重点调节小肠和大肠。一旦小肠的分清别浊和大肠的传导与变化功能得以恢复，腹泻自然就停止了。

4. 大便与食谱　人的大便次数和形态与食谱有很大关系。一般而言，进食肥甘、水果、海鲜等，由于其具有滑肠和滋腻性，大便就会增多并较稀（利用其特征可用于便秘的防治）。进食牛奶、五谷杂粮等，由于其具有凝结性，或杂质多，纤维多，大便就相对干结。另外，小儿出生后大多经历"母乳-牛奶-米粉-汤菜-粥-肉类-普通食物"的渐进添加规律。每新添加一种食物，胃肠道都会有一个适应过程。不适应的主要表现就是人体加速排出这种物质，即腹泻。因此，小孩的"香蕉便"只是相对而言。儿科医生和妈妈们面对腹泻的时候必须充分考虑孩子食谱和食谱变化对大便的影响。

从这一点看，腹泻一定是体内有不适宜或该排出的物体，如宿食、痰浊、积气、感染邪气、中毒等。只有当这些物质通过腹泻被清理干净之后，腹泻才能最终停止。

5. 历代医家认识 历代医家对腹泻的认识很多，但大都认为大肠和小肠功能紊乱是腹泻之本源。《素问·宣明五气论篇》总结为"大肠小肠为泻"，这是非常科学的。

考历代中医文献，均将腹泻病机主要归于小肠和大肠。特别是小儿推拿文献，对小儿腹泻的治疗基本上从大肠（推大肠）和小肠（神阙、关元、气海，以及摩腹、揉腹、振腹等都直接作用于小肠）论治。

各种原因，如饮食不洁或不节，或风寒、湿热、疫毒等感染，或先天肠胃发育不全，或后天受损，或情志不遂、气机逆乱等，一旦影响小肠和大肠，致小肠不能分清别浊，大肠传导化物异常，水谷不分，合污而下，实乃腹泻发生的基本病机。

近代中医教材提出"脾虚湿盛"为腹泻基本病机的观点值得商榷。

二、西医

小肠是人体主要的吸收场所。小肠长且盘旋，小肠管壁表面被覆黏膜，黏膜面积大，皱褶多，有伪足伸入肠腔，通透性好，食物中的营养主要在小肠通过黏膜被吸收入血。在消化过程中，必须有肝胆和胰腺参与。胆汁和胰液中含有多种消化酶，如淀粉酶、蛋白酶、脂肪酶等，它们有针对性地对相应物质定向消化。胆汁中所含胆红素在回肠末段或结肠经细菌作用，还原成为胆素原，而胆素原又被细菌氧化为胆素。胆素棕黄色，所以正常大便为棕黄色。

大肠合成部分营养物质并主要吸收水分和一些无机盐。当绝大部分营养成分被小肠吸收后，剩下的物质进入大肠，经大肠内细菌分解发酵而在大肠内合成人体必需的 B 族和 K 族维生素，同时还产生丙氨酸、缬氨酸、天冬氨酸和苏氨酸等人体必需的营养物质。这些营养物质，以及碘、钾等微量元素经大肠壁被吸收。大肠每日吸收水分达 2500ml。大肠吸收的场所主要在右侧结肠，即糟粕在右侧结肠仍然是水样或稀溏。以后，随着大肠的蠕动，糟粕缓缓移动，水分才逐渐减少，残渣逐渐固化，主要由难于消化的纤维素和大量的细菌与代谢产物一起黏合形成大便。大便中细菌约占总量的25%。

随着大肠的蠕动，大便循着结肠腔，逐渐向下推动，经直肠排出体外。

大肠黏膜内生存着柱状上皮细胞及杯状细胞等，它们分泌少量黏液，即大肠液，为推动大便排出的润滑剂。

人体消化管道所含成分及消化功能见表5-2。

表5-2　人体消化过程表

消化管	消化腺	消化液	分泌量（d/L）	消化酶	被消化物质	消化产物
口腔	唾液腺	唾液	1.0~1.5	唾液淀粉酶	淀粉	麦芽糖
食管	无	无		无	无	无
胃	胃腺	胃液	1.5~2.5	胃蛋白酶 凝乳酶	蛋白酶	多肽
				无	脂肪（被乳化）	无
				胰淀粉酶	淀粉	麦芽糖
				胰蛋白酶	蛋白质	多肽
小肠段	肝脏	胆汁	0.8~1.0	糜蛋白酶	蛋白质	多肽
	胰腺	胰液	1.0~1.5	胰脂肪酶	脂肪	甘油 脂肪酸
	小肠腺	肠液	1.0~3.0	肠肽酶	多肽	氨基酸
				蔗糖酶	蔗糖	葡萄糖 果糖
				乳糖酶	乳糖	半乳糖
				麦芽糖酶	麦芽糖	葡萄糖
				肠脂肪酶	脂肪	甘油 脂肪酸
大肠	无	无		无	无	无

以上消化吸收和大便成形的各个环节功能失调，特别是小肠和大肠吸收功能障碍，大量营养物质和水分未被吸收，大便就会稀溏或水样，同时会伴有不适症状。即产生腹泻。

当人体误食有毒有害物质，或感染各种细菌或病毒，或食物不耐受，或人体过敏时，腹泻为人体重要的保护性反应。人体正是通过腹泻排出体内各种有毒有害物质、细菌病毒，以及各种过敏原等。因此，绝不能见泻止泻。只有当上述有毒有害物质排尽了，腹泻才能最终停止。

【治疗】

一、原理

分清别浊，清理肠道。

二、治法举例

1. 中药　黄连、红藤、黄柏、车前草（清理肠道，分清别浊）、藿香、苏叶（芳香化浊）白术、苍术（燥湿止泻）、石榴皮（治水泻，急则治标）、甘草、大枣（调和肠胃）。

2. 小儿推拿　清补大肠、清小肠、摩腹、揉腹、振腹、神阙静振法（治在大小肠，分清别浊，加速糟粕排出）、捏脊、推上七节骨（升提气机，针对向下趋势）、揉龟尾（刺激肛门，使其收缩而止泻）。

【预防与调摄】

1. 合理喂养，注意卫生管理，培养良好的卫生习惯，注意气候变化，防止滥用抗生素。

2. 积极进行饮食调护。腹泻期间多食用易于消化的食物，注意补充水分和电解质。

3. 感染性腹泻应注意隔离，防止交叉感染；注意观察入量及出量（大便、小便及呕吐）情况，并及时准确地记录；注意补液保水；注意臀部护理，防治尿布疹和臀部感染。

【文献资料】

《素问·灵兰秘典论篇》："脾胃者，仓廪之官，五味出焉。大肠者，传道之官，变化出焉。小肠者，受盛之官，化物出焉。"

《素问·生气通天论篇》："因于露风，乃生寒热，是以春伤于风，邪气留连，乃为洞泄。"

《素问·阴阳应象大论篇》曰："清气在下，则生飧泄"，"湿胜则濡泻。"

《素问·举痛论篇》："寒气客于小肠，小肠不得成聚，故后泄腹痛矣。"

《素问·至真要大论篇》："诸呕吐酸，暴注下迫，皆属于热。"

《素问·太阴阳明论篇》："饮食不节，起居不时者，阴受之……阴受之则入五脏……下为飧泄。"

《素问·脉要精微论篇》："胃脉实则胀，虚则泄。"

《素问·脏气法时论篇》："脾病者……虚则腹满肠鸣，飧泄食不化。"

《素问·宣明五气篇》："五气所病……大肠小肠为泄。"

《伤寒论·辨太阳病脉证并治下》："伤寒服汤药，下利不止，心下痞硬。服泻心汤已，复以他药下之，利不止，医以理中与之，利益甚。理中者，理中焦，此利在下焦，赤石脂禹余粮汤主之，复不止者，当利其小便。"

《金匮要略·呕吐哕下利病脉证治》："下利清谷，里寒外热，汗出而厥者，通脉四逆汤主之"，"气利，诃黎勒散主之"，"下利三部脉皆平，按之心下坚者，急下之，宜大承气汤"，"下利谵语，有燥屎也，小承气汤主之。"

《景岳全书·泄泻》："凡泄泻之病，多由水谷不分，故以利水为上策"，"泄泻之病，多见小水不利，水谷分则泻自止，故曰：治泻不利小水，非其治也。"

《医宗必读·泄泻》提出了著名的治泄九法，即淡渗、升提、清凉、疏利、甘缓、酸收、燥脾、温肾、固涩。

《古今医鉴·泄泻》："夫泄泻者，注下之症也。盖大肠为传导之官，脾胃为水谷之海，或为饮食生冷之所伤，或为暑湿风寒之所感，脾胃停滞，以致阑门清浊不分，发注于下，而为泄泻也。"

《医学入门·泄泻》："凡泻皆兼湿，初宜分理中焦，渗利下焦，久则升提，必滑脱不禁，然后用药涩之。其间有风胜兼以解表，寒胜兼以温中，滑脱涩住，虚弱补益，食积消导，湿则淡渗，陷则升举，随证变用，又不拘于次序，与痢大同。且补虚不可纯用甘温，太甘则生湿，清热亦不可太苦，苦则伤脾。每兼淡剂利窍为妙。"

《小儿卫生总微论方·吐泻论》："小儿吐泻者，皆由脾胃虚弱，乳哺不调，风寒暑湿，邪干于正所致也。"

《幼科全书·泄泻》："凡泄泻皆属湿。其证有五，治法以分利升提为主，不可一例混施。"

《古今医统·幼幼汇集·泻泄门》："泻泄乃脾胃专病，凡饮食、寒、热三者不调此为内因，必致泻泄，又《内经》所论，春伤风，夏飧泄；夏伤暑，秋伤湿，皆为外因，亦致泻泄。医者当于各类求之，毋徒用一止泻之方，而云概可治，此则误儿，岂浅云耳？若不治本，则泻虽暂止而复泻，耽误既久，脾胃益虚，变生他证，良医莫救。"

《小儿按摩经》："大肠有病泄泻多，脾土大肠久搓摩。"

《小儿推拿方脉活婴秘旨全书》："大肠有病泄泻多，大肠推摩待如何。"

《推拿妙诀》："大指食指侧推入虎口，治水泻，泄痢，肚胀用之。"

《推拿三字经》："若泄痢，推大肠，食指侧，上节上，来回推，上万良。"

《幼科推拿秘书》："盖因赤白痢、水泻，皆属大肠之病，必推此以止而补之。"

明清谚语："龟尾七节，摩腹揉脐。"

第六节　脘腹疼痛

【定义】脘腹包括胃脘和腹部。胃脘位于上腹部近心窝岐骨凹陷处，即民间所谓"心窝下"，腹部为胃脘以下、脐之四旁以及耻骨联合以上的部位。

脘腹疼痛指胃脘和腹部不适，甚至疼痛为主诉的一类疾病。脘腹痛为小儿常见的证候。由于婴幼儿不能诉说，故脘腹疼痛常常表现为小儿无缘无故啼哭、尖叫，或蜷缩。可伴有腹胀、肠鸣、嗳气、反酸、恶心呕吐等症。

【病位】胃肠、肝胆、胰、脾、肾、膀胱、肠系膜等腹腔内的主要组织结构。

【病势】实证。

【病性】可寒可热，以寒为主。

【病因】外邪、饮食、情志等多种原因。

【基本病机】不通则痛，外引小络则痛，拘急则痛。

【理论依据】

一、中医

1. 脘腹痛等于脏腑痛　　《内经》认为脾胃、大肠、小肠、三焦、膀胱等脏器统归于"至阴之类"，"通于土气"。实际上，人体除了膈肌以上的心肺（上焦）以外的脏腑（包括肝、胆、胰、肠系膜、阑尾、胞宫等）都囊括于脘腹之中。因此，脘腹疼痛就是脏腑疼痛，必须引起高度重视。并且，当以脘腹疼痛为主诉时，首先要区分病变所在脏腑。

图 5-2 为腹部九分法，表明了腹部各区脏腑的解剖投影。这是临床医生必须要熟记的。

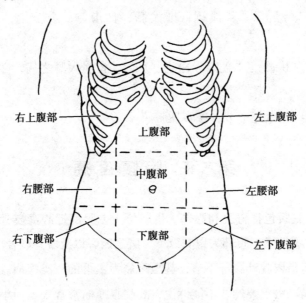

图 5-2　腹部九分法

表 5-3 为总结出来的临床常见脘腹疼痛的特征归类简表。

表 5-3　脘腹疼痛特征归类表

病症	部位	主要伴发症	体征	实验室检查
胃痛	上腹疼痛	呕吐、嗳腐吞酸、厌食、腹胀、吐血	上腹部（偏左）压痛	胃镜、钡餐
肝胆痛	右上腹痛	痛牵背心、呕吐苦水、黄疸、便白、腹水	墨菲征	肝功、B超
胰腺痛	左上腹痛	持续痛、剧烈痛、呕吐、腹胀	左上腹压痛、反跳痛	血、尿淀粉酶
阑尾痛	右下腹	持续痛、转移痛、不吐不泻	麦氏征	B超
小肠痛	脐周	腹泻、肠鸣、胀气、呕吐粪臭、便血	脐周压痛、腹部移动（气）或固定（扭转、套叠）包块	钡餐、肠镜
大肠痛	左或右下腹	便秘或腹泻、腹胀	左下腹压痛、包块	B超、肠镜
疝气痛	小腹	痛连睾、腹内压高时痛、坠胀、啼哭	疝囊凸起	
膀胱痛	小腹正中	小便痛、尿浊、尿闭、尿频、血尿	小腹压痛、骶部叩击痛	膀胱镜、B超
脾脏痛	左季肋部	贫血、黄疸、腹水、发烧	脾脏叩诊或触诊	B超、CT
妇科痛	下腹部	月经、白带异常、阴道出血		B超、妇科检查

2. 不通则痛——疼痛之科学观　《素问·五脏别论篇》："夫胃、大肠、小肠、三焦、膀胱，此五者天气之所生也，其气象天，故泻而不藏。此受五脏浊气，名曰传化之府，此不能久留，输泻者也（注：原文中无胆，为胆主协调诸脏奠定基础）"，"六腑者，传化物而不藏，故实而不能满也。所以然者，水谷入口则胃实而肠虚，食下则肠实而胃虚。"脘腹中的胃、大肠、小肠、胆、膀胱和三焦均属于六腑。它们实而不满，属中空脏器，它们相互连属，系于肠系膜之上。五脏肝、脾（胰）、肾等虽然实而不空，但也通过特殊管道与六腑联属。它们密切协作，共同完成人体最为重要的水谷的运化、气血的生成和糟粕的排出。

中空不能壅，管道贵在通。这是脘腹疼痛的生理病理基础。

在各种管道中：胃受纳食物，小肠大肠传导食糜与糟粕，胃肠虚实交替。胆储存和疏泄胆汁。膀胱储水排水，三焦为元气和水之通路。肝脏和胰腺也借胆总管与肠道相连，肾与膀胱相连。如果管道内因为各种原因发生完全或不完全堵塞，气机不通，不通就胀，就满，就痞，就淋，就是不舒服（适）的感觉，就是疼痛。其中，胃以宿食、痰饮为主，小肠以食糜和浊气为主，大肠以宿粪为主，肝胆以气郁、胆汁郁结和沙石为主，肾和膀胱以石淋、热毒为主。这时候疼痛就发生于管道内，或者说疼痛就在于脏腑本身。中医将其概括为积滞内停，这与生活中的下水道堵塞并无两样。有时候，管道本身无病，但管道之外的脘腹腔中如果因为瘀血、粘连、痰饮、癥瘕等，也会对中空的六腑管道产生挤压，间接导致管道完全或不全壅堵，不通则疼痛。

无论管道内，还是管道外，一旦壅堵，气机不通，疼痛就是最先、最直接的信号。壅堵痛多为胀痛、闷痛、重浊痛。

3. 拘急挛缩——疼痛本源　人体受到内外刺激总有应激过程，人体对刺激反应的基本形式为肌紧张。人体通过肌紧张，即突然的肌肉拘急与挛缩，从而避开损伤源，中止继续损伤，减缓血液循环，最大限度保护自己。这是人类在进化过程中逐渐获得的求生本能。这种收缩力量有时非常强大，可以产生僵直、疼痛、心悸、呆滞、骨折和关节错位，甚至引发死亡。这种收缩无论发生在脏器，还是脏器之外，都足以因为其拘急挛缩而引发疼痛。如寒邪侵入人体，寒主收引凝滞（冷收缩），胃肠及肠系膜蜷缩挛急。热邪侵入人体，热性蒸迫（热膨胀），令胃肠扩张，管壁同样牵张挛急。各种气体充斥体内，胃肠也扩张拘急。

总之，拘急挛缩为疼痛发生的本源。值得注意地是，在绌（chù）急的同时，因于寒，六腑管道收缩狭窄；因于热毒和气滞，管腔未狭窄，但由于热毒炽盛蒸迫和气机郁结令管道高压。其实质均影响管道通畅，也属于"不通则痛"。

4. 外引小络，牵张疼痛　人体为有机整体。从皮肤到内脏存在筋膜、肌肉、血脉。经络联系脏腑，沟通内外，网络人体，从外向内依次为浮络、孙络、络脉和经脉。诸筋总于宗筋。各种原因，如果影响脏腑或宗筋，脏腑与宗筋本能收敛，就会牵引与之相连的外在的组织结构，从而引起疼痛。这是牵扯痛和放射痛的病理基础。其中，经脉牵引细小的络脉、孙络和浮络，宗筋牵引网膜、筋膜和肌肉、血脉等。受到牵引，怎会不痛？

外引小络，牵张疼痛是传统中医的基本观点。《素问·举痛论篇》进行了系统阐释。如"脉寒则缩踡，缩踡则脉绌急，绌急则外引小络，故卒然而痛"，"寒气客于肠胃之间，膜原之下，血不得散，小络急引故痛"，"寒气客于背俞之脉则脉泣，脉泣则血虚，血虚则痛，其俞注于心，故相引而痛"，"故胁肋与少腹相引痛矣。"虽然《素问》提到的都是寒邪。但证之临床，邪气可以不同，牵引必定产生疼痛。

绌急痛与牵引痛的区别在于，绌急挛缩痛，痛在病变部位，牵引痛，痛在病变部位之外。

近代中医提出"不荣则痛"的观点，谓其隐隐作痛，反复发作，遇劳则甚。笔者认为不荣则痛在小儿脘腹很少见。其实，不荣了，气血亏虚了，本质上还是脉管、经络不充盈，枯萎而瘪，不通则痛。或者因缺血而挛缩，产生拘急和牵张痛，仍然没有脱离上述疼痛的基本病机。

5. 诸痛痒疮，皆属于心　上述不通则痛，绌急则痛和外引小络则痛发生于脘腹，为疾病之所在。但疼痛是一种不适的、痛苦的感觉。感觉本身不在脏腑。感觉是心的功能，只有心灵才能感应。《内经》敏锐地注意到了这一点，提出了著名的"诸痛痒疮，皆属于心"的科学论断。也就是说，脘腹有病灶，有损害时，产生了一定的疼痛，但决定痛与不痛和疼痛强弱的竟然是心的功能。所以，脘腹疼痛除了治疗脘腹，疏通气机外，宁心安神，不让心气浮越，使之对疼痛感觉迟钝实为止痛之秘诀。特别是对于很多目前还不能根治的疾病所产生的疼痛，更应遵循此原理。

二、西医

1. 病因

（1）理化因素：寒冷环境，或进食寒凉之品，腹腔内脏器血管收缩，胃肠壁血供减少，平滑肌兴奋、收缩，腔壁痉挛引起腹痛。

（2）炎症：炎症时胃肠壁充血、水肿，炎性致痛物质，如 5-羟色胺和组胺等释放增加，加之痛阈降低而引起腹痛。

（3）精神神经因素：当紧张、忧虑、恼怒时，自主神经功能紊乱，胃肠壁血管舒缩功能、平滑肌舒缩功能和胃肠道蠕动等均失调，腹部胀气，管腔扩张，管壁牵拉而产生痛觉。

（4）胃肠道功能减退：胃肠正常蠕动不足，局部食物、粪便等停积，胀气，腔壁扩张或痉挛而致腹痛。

其中持续疼痛多为炎症、穿孔和出血。阵发性疼痛多为梗阻或痉挛。

2. 疼痛机制　关于疼痛产生的机制，西医发明了"痛阈学说"。"痛阈"是指引起疼痛的最低刺激量。即病灶处发出疼痛信号，这个信号一定要积累到一定的量，并激活人体的反应系统，才能产生疼痛感觉。痛阈值个体差异很大，使疼痛程度并不与病情成正比。而痛阈值可以调节，即如何提高痛阈值以减轻患者的疼痛则是目前研究镇痛的重要思路之一。

3. 诊断

（1）诊断要点

1）感受外邪、饮食不节、情绪紧张焦虑、长期喂养失当等病史。

2）脘腹疼痛为主证。有可能反复发作。

3）伴随脘腹膨隆、肠鸣、嗳气、矢气、反酸、恶心呕吐，便秘，尖叫、蜷缩，拒绝触碰等表现。

4）查体可见腹部张力较高，但没有明显肌紧张，如果出现典型压痛、反跳痛、肌紧张或者阑尾部明显疼痛要及时请外科会诊。

（2）诊断注意事项

1）详细了解病史：鉴别全身性病变引发的腹痛。呼吸系统如肺炎，心血管系统如先天性心脏疾病，神经系统如癫痫，血液系统如紫癜，代谢性疾病如糖尿病等，以及中毒都可以引起剧烈腹痛，因此要详细了解患儿的发病过程，避免误诊漏诊。

2）仔细理解上文提到的利用九分法判断脏腑疾病的表格，合理借用现代检查手段，进行病位确定，必要时请相关科室会诊。

4. 治疗　西医强调根据不同的原因和不同的器官治疗脘腹疼痛。保守治疗主要有消炎、减压、助消化、通便。手术切除病变组织是较为彻底的根治术。

对于疼痛本身，主要运用阿托品、颠茄片等解除平滑肌痉挛的药物和吗啡、杜冷丁等镇静药物。这与中医的绌急则痛和心灵感知疼痛有异曲同工之处。

【治疗】

一、原理

1. 通则不痛，宜疏通。

2. 绌急则痛，宜缓急活络止痛。

3. 外引小络，宜解除牵张，舒缓止痛。

4. 诸痛皆心灵感之，宜宁心镇静镇痛。

对于目前尚不能根治的许多病症，如何通过调节心情、保证睡眠、宁心安神等，提高患者生命质量，延长寿命，使其带病生存有重要意义。

二、治法举例

1. 中药　玄胡、川楝子（理气、活血、通经止痛）、白芍、甘草（缓急止痛）、大黄、枳实（通腑泻下）、黄连、黄柏（清热消炎止痛）、乌梅（镇静安神，助睡眠，止疼痛）。

2. 小儿推拿　顺运内外八卦、掐揉一窝风、按揉内关穴（止痛要穴，适合于各种腹痛）、点胆囊穴（足三里与阳陵泉之间，仔细推揉对比，确定压痛点。此为镇痛经验穴），腹部找准压痛点，分别行掌摩-掌揉-指揉-指点按-一指禅或指振法（由面到点，层层深入，直达痛点，消散、缓急、疏通），拿肚角（对各种腹痛有效），找准腰背部压痛点，分别点按、振颤、推擦（缓急镇痛，疏通经络），背部操作（滚揉脊柱两侧，在膀胱经第一侧线上寻找异样点或压痛点，点按振颤、轻叩。止痛通经有效）。

【预防与调摄】

1.《医学真传》："通则不痛理也，然通之之法，各有不同，调血以和气，通也；上逆者使之下行，中结者使之旁达，亦通也；虚者助之使通，寒者温之使通，无非通之之法也。"可见，通下方法很多，并非泻下；临床应根据病因进行有针对性的治疗。如驱虫、消炎、温熨、化食、通便等。

2. 推拿具有机械力学特性，故其疏通作用直观、明确，是缓解脘腹疼痛的好方法。但疼痛局部本身肌紧张，压力较强，且拒按，故不能一味蛮干，推拿时应密切注意患儿表情，发现异常应立即停止腹部操作。推拿是古代治疗急腹症的主要方法。急腹症并非推拿禁忌，但应准确诊断，提前告之，避免医患矛盾。

3. 腹痛发生时宜暂时禁食；疼痛缓解后，也不宜立即进食，可适当给予流汁，或易于消化的食物。

【文献资料】

《素问·举痛论》："帝曰：愿闻人之五脏卒痛，何气使然？岐伯对曰：经脉流行不止，环周不休，寒气入经而稽迟，泣而不行，客于脉外则血少，客于脉中则气不通，故卒然而痛……寒气客于脉外则脉寒，脉寒则缩踡，缩踡则脉绌急，绌急则外引小络，故卒然而痛，得炅则痛立止；因重中于寒，则痛久矣……热气留于小肠，肠中痛，瘅热焦渴，则坚干不得出，故痛而闭不通矣。"

《灵枢·厥病》："心肠痛，憹（náng）作痛，肿聚，往来上下行，痛有休止，腹热喜渴涎出者，是蛟蛕也，以手聚按而坚持之，无令得移。"

《小儿药证直诀》："小儿腹痛体瘦，面色㿠白，目无睛光，口中气冷，不思饮食，或呕利撮口，此脾土虚而寒水所侮也，用益黄散、调中丸主之。若口中气温，面色黄白，目无睛光，或多睡恶食，或大便酸臭，此积痛也，用消积丸。甚者白饼子下之，后以白术散调补胃气……若口吐痰沫，或吐清水，面㿠白，心腹痛而有时者，虫痛也，与痫相似，但目不斜手不搐也，用安虫散主之。"

《小儿卫生总微论方》："小儿心腹痛者，由脏腑虚而寒冷之气所干，邪气与脏气相搏，上下冲击，上则为心痛，下则为腹痛，上下俱作，心腹皆痛。更有一证，发则腹中撮痛，干啼无泪，腰曲背弓，上唇干，额上有汗，此名盘肠内钓之痛，亦由冷气入脏所为也。"

《古今医统·腹痛》："小儿腹痛之病，诚为急切。凡初生二三月及一周之内，多有腹痛之患。无故啼哭不已，或夜间啼哭之甚，多是腹痛之故。大都不外寒热二因。"

《婴童百问·四十四问》：“夫腹痛者，多因邪正交攻，与脏气相击而作也。挟热而痛者，必面赤或壮热四肢烦，手足心热见之。挟冷而痛者，必面色或白或青，手足冷者见之。冷甚而变症，则面黯唇口俱黑，爪甲皆青矣……治小儿血脉壅实，脏腑生热，颊赤多渴，五心烦躁，睡卧不安，四肢惊掣，及因乳哺不时，寒温失度，令儿血气不顺，肠胃不调，小便少，大便涩，或温壮连滞，欲成伏热，或壮热不歇，欲发惊痫……治七气所伤，痰涎结聚，心腹亦痛，不能饮食……治七情相干，阴阳不升降，气道壅滞，攻冲作疼……治诸气，痞结满闷，腹胁疼痛……治出疹，肚疼腹满，小便不通……治伤寒十余日，邪气结在里，往来寒热，大便秘涩。腹满胀痛谵语，心中痞硬，饮食不下，或不大便五六日，绕脐刺痛，时发烦躁。”

《厘正按摩要术》：“肚角在脐之旁，用后掌心按之，治腹痛。”

《小儿按摩经》：“推四横纹，以大指往来推四横纹，能和上下之气，气喘腹痛可用。”

《推拿三字经》：“若腹痛，窝风良，数在万，立无恙。”

第七节　滞　颐

【定义】滞颐又称“流涎”，俗称“流口水”，是指小儿口中经常涎液外流的一种病证。“滞”为停留、浸渍之意；“颐”为形声字，即面颊，包括下颌、腮部等区域。指小儿口中经常外流涎液的一种病证。

【病位】口腔、胃、脾。

【病势】不约（虚寒）、上蒸（实热）。

【病性】虚寒为主。

【病因】多种原因影响刺激口腔和胃。

【基本病机】廉泉失约。

【理论依据】

一、中医

1. 廉泉职司涎液调控　口中出唾液，清稀泡沫者为唾，质黏而稠者为涎。脾涎肾唾为中医之说。无论唾涎，它们均是人体重要的津液，具有润泽口腔，保护黏膜、帮助消化及解毒等作用。古人誉为金津玉液（图5-3），它们储藏于口，由廉泉（图5-4）对其进行控制和调节。

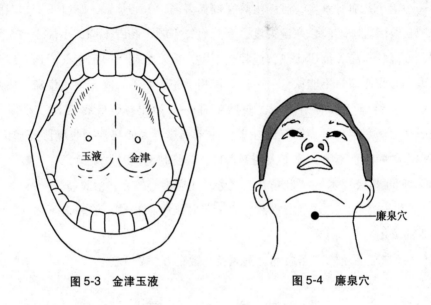

图 5-3　金津玉液　　　　　　　　　　　　图 5-4　廉泉穴

廉泉有内外之分。外廉泉，任脉穴位，位于喉结上，舌本下，在外调控。内廉泉位于口腔内，张口，舌系带两侧，左为金津穴，右为玉液穴。它们统称为内廉泉。《灵枢·胀论》所谓"廉泉玉英者，津液之道也"。内廉泉为涎液闸门，主宰涎液的开合。当小儿进食、长牙、嬉戏时，开多合少，涎液增多；小儿睡眠、安静时合多开少，涎液减少。

廉泉开合有度，则涎液适宜，发挥正常生理功能。一旦廉泉失约，则涎流不止。因此，流涎的基本病机为廉泉失约。

2. 脾肾主水制水　本病患儿表现为口中流涎不止。口腔通过食道直接与胃相连，脾在五行属土，脾气又通于口，"脾和则口能知五味矣"。涎液增多不摄，制水者土也，统摄者脾也。故传统中医认为流涎为脾胃气虚不摄。而主水者肾也，所以，流涎还与肾虚有关。脾肾虚弱之流涎属虚属寒，以涎液清冷为特征。

3. 湿热蒸迫　长期流涎导致唇周、下颌等处潮湿、糜烂、疼痛，甚至红、肿、热、痛，在中医确认为热毒无疑。涎液本身为津液，通于水湿。故中医认为湿热也是引起流涎的病因之一。湿与热合，湿性下趋，本不该从口中溢出。但热性上蒸，逼迫涎液从口而出。湿热蒸迫所致之流涎以涎液色黄而臭为特征。

临床上，虚寒为多，湿热较少。其实，流涎本身是清亮，无臭的。湿热型流涎可能与涎液流出后受到污染有关。

总之，流涎为各种原因影响廉泉，致其约束功能失调。

二、西医

1. 涎液的来源与作用　口腔中的涎液由腮腺、颌下腺和舌下腺（口腔三大腺），以及众多口腔黏膜中的小涎腺分泌。涎液湿润口腔、滋润黏膜，混匀与软化食物，利于吞咽，其中的淀粉酶将淀粉分解为单糖，帮助消化吸收，涎液还是口腔清洁剂。

2. 涎液的性质　唾液是无色无味的液体，水分占 99%，pH 值为 6.6~7.1。平常涎液每分钟分泌 0.1~0.2ml；分泌量因进食或口内异物而增加。新生儿涎腺发育不全，每日分泌仅 50~80ml，但 3~4 月龄猛增至约 200ml，成人在 1500ml 左右。

3. 小儿流涎的原因　婴儿口腔浅，难于控制口腔唾液。但新生儿期，唾液腺不发达，故一般不会流涎。3~4 月起婴儿由仰卧开始逐渐抬头、翻身或坐立；体位改变使口腔向下倾斜，涎液流向下唇，而小儿闭嘴及吞咽功能弱，涎液得以从唇间流出。5~6 月婴儿，乳牙萌发，分布于牙龈的三叉神经末梢受刺激，传入大脑，反射性引起涎液分泌增多。小儿喜嚼硬物，或家长将奶嘴长期置入小儿口中，异物刺激涎腺分泌，也使流涎增加。只有当乳牙基本萌出，小儿闭嘴及吞咽动作完全建立与协调后，流涎才会停止。随着年龄的增长，口腔深度增加，婴儿吞咽功能增强，流涎自然消失。

患儿因口腔黏膜炎症以及神经麻痹、延髓麻痹、脑炎后遗症等致唾液分泌过多，或吞咽障碍，流涎不止者方为病理现象。病理性流涎常伴有口腔炎、面神经麻痹，口角歪斜、智力下降等。

【治疗】

一、原理

约束廉泉，摄液止涎。实证辅以清热利湿，虚证配合补益脾肾。

二、治法举例

1. 中药　桑白皮（清洁口腔、约束廉泉、降气摄涎）、益智仁、北五味（固摄廉泉，益肾气）、白术、泡参、丁香、前仁（益脾气、利水化浊）。

2. 小儿推拿　外点金津玉液（拇指与食指相对拿于喉节两旁，节律用力斜向后上方点按。调节内廉泉有良效）、点廉泉、掐承浆、揉颊车、揉腮部（在外调节廉泉、固涩涎液）、清胃经、清天柱骨（清泻胃热、引唾下行）、补脾经、补肾经（补土制水、益肾固元）。

【预防与调摄】

1. 推拿过程尽量避免小儿哭闹。若小儿哭闹与挣扎时可能因手法用力不匀，甚至指戳腮部，造成腺体新损伤。不但于治疗无益，反而会加重涎液流出。所有手法务必轻快舒适。

2. 做好局部护理与保洁，避免皮肤损伤和感染。

3. 注意饮食卫生，勿暴饮暴食，勿食刺激性强的食物。

4. 勤换兜布，用柔软纱布揩拭涎水。

【文献资料】

《灵枢·五癃津液别》："胃缓气逆，故唾出。"

《灵枢·口问》："帝曰：人之涎下者，何气使然？岐伯曰：饮食者，皆入于胃，胃中有热则虫动，虫动则胃缓，胃缓则廉泉开，故涎下。补足少阴。"

《诸病源候论·小儿杂病诸候·滞颐候》："滞颐之病，是小儿多涎唾流出，渍于颐下，此由脾冷液多故也。脾之液为涎，脾气冷，不能收制其津液，故令涎流出，滞渍于颐也。"

《寿世保元·小儿科·滞颐》："一论滞颐，乃涎流出而渍于颐间也。涎者，脾之液，脾胃虚冷，故涎自流，不能收约……法当温脾为主。"

《幼幼集成·五脏所属之症》："脾……寒则口角流涎，谓之滞颐。"

《幼幼集成·口疮证治》："小儿两颐流涎，浸渍胸前者，此名滞颐。盖涎者脾之液，口为脾窍，脾胃虚寒，不能收敛津液，故涎从口出，而滞于颐者，宜温脾丹。"

《幼科折中》："经云足太阴之经通于口。盖脾之液为涎，小儿口流涎出而积于颐间者，因脾家受病，不能收摄耳。""凡作渴饮冷者属实热，宜泻胃火；作渴饮汤者属虚热，宜补中气。若脾经实热而廉泉不能约制者，用牛黄清心丸。脾经虚热而廉泉不能统摄者，用六君子加木香。胃经实热而虫动津涎流出者，用泻黄散；虚热用五味异功散。大便闭结，用四顺清凉饮。食积内热，用大安丸。"

《五关贯真珠囊·小儿滞颐疾候》："滞颐疾者，涎流口边无时，此即因风冷入脾胃，故令涎水常流。"

《厘正按摩要术》："口角流涎者，脾冷也。"

《小儿卫生总微论方·滞颐论》："治小儿滞颐，涎从口出，浸渍颐颊，口角生疮，以桑白皮汁涂口中。"

《惠济方》"小儿滞颐候歌"（宜葱汤丸，取用银白丸补）："滞颐为患本因伤，流出清涎口角傍。此患脾虚寒胃口，愚夫却道破涎囊。终朝服药全无效，夜卧流涎亦汗床。洗肺更宜温胃口，脾元一壮自安康。"

《保幼新编》："冷涎，宜温胃，丁香、益智仁煎服；热涎，宜清胃，山栀、天花粉煎服；小儿常流清涎者，胃有蛔虫之渐，苦楝根汤主之。"

《保婴撮要》："温胃散，治脾冷涎多，流滞于颐。丁香（一两）、人参、半夏、肉豆蔻、白术、干姜、甘草（各半两），上为末，每服一钱，姜水煎。"

《慈幼新书》："滞颐者，脾胃虚冷，涎流出而渍于颐间，不能收约，大宜温脾，姜术散主之，或八仙糕。加木香、白蔻仁亦妙。"

第八节　新生儿喂养不耐受

【定义】新生儿开始喂养后，出现的一组以呕吐（每天呕吐 3 次以上）、腹胀、奶量不增加（奶量不增加或减少超过 3 天）、胃潴留（大于前次喂养量的 1/3）和排便困难等为特征的综合征。

【病位】 脾（胰）胃、肠。

【病势】 升降紊乱，本虚标实。

【病性】 寒热错杂，以寒为主。

【病因】 消化系统功能尚未发育成熟，生活环境失宜，喂养不当。

【基本病机】 脾胃适应性差，喂养不耐受。

【理论依据】

一、中医

1. 新生儿喂养不耐受的特征

（1）新生儿喂养不耐受特发于新生儿时期，发生于新生儿初期刚开始进食的时候，甚至就是吮吸第一口奶，或饮用第一口水。

（2）症状为典型的脾胃病特征。如呕吐、腹胀、厌食、哭闹、大便不调、体重减轻、便血、胃潴留等。

（3）几乎所有新生儿或多或少存在一定不适。以脾胃症状为主，也包括最初 1 周内婴儿体重不增反降（但不超过体重的 8%）。而以早产儿和低体重儿症状明显。

（4）症状随年龄的增长而减轻或消失。部分患儿迁延发展至儿童或成人时期的食物不耐受。

可见，新生儿喂养不耐受普遍存在，是由于小儿不能很好地适应喂养方式和喂养食物而导致。

2. 耐受与不耐受和适应与不适应　耐受是对某种物质与环境的适应，其理论构架是达尔文的进化论。即，耐受就是适应，适者就能生存；不耐受就是不适应，不适者将被淘汰。耐受说明适应性强，生存能力强。不耐受说明适应性差，生存能力弱。适应与不适应既取决于个体的先天禀赋体质，又取决于外界物质与环境变化所形成的反差。对于孩子来说，先天无法选择，禀赋已经确定，因而，食物不耐受的关键在于物质与环境变化的程度。如果前后之间物质与环境变化反差越大，越容易不耐受。

由于耐受与不耐受，适应与不适应反映了人与自然的关系。"人以天地之气生，四时之法成"。人之阴阳与自然阴阳息息相通。而阴阳之要，阳密乃固；阴平阳秘，精神乃治。这为调治新生儿食物不耐受提供了理论依据。

3. 出生前后的环境变化　胎儿和新生儿所处的环境和在环境中的生活方式完全不同。胎儿生活在羊水中，其营养来源全靠脐带将母体的气血输入到胎儿体内。出生后，生活在大自然，经风沐雨，断脐，开始进食。所有食物都是外源性物质，消化管道过去从未接触这些食物。于是，小儿的消化系统，甚至全身必然会对这些物质产生反应。当反应过于强烈时就是喂养不耐受。

4. 新生儿喂养不耐受的实质　仔细思考新生儿喂养不耐受的症状可以发现：

（1）因为不耐受，受不了，就会呕吐、腹泻，以避免其对自身身体产生损害。

（2）因为首次接触，不能判断食物好坏，就不敢吸收。不能吸收就会出现腹胀与胃潴留。

（3）因为不耐受，不敢摄入，直接导致患儿食量不增，或减少。

（4）因为进食量不增加，甚至减少，机体能量来源不足，故出生1周内新生儿体重均下降（但不低于体重的8%）。

可见，新生儿喂养不耐受的实质是新生儿胃肠道的自我保护性反应，从这个角度来看，它对于新生儿的成长是有益的。

5. 胎寒为患　新生儿即发生食物不耐受，显然与胎禀有关。而胃的潴留、消化的不良，寒多于热，均提示其胎禀为寒邪，为正虚。

二、西医

与新生儿喂养不耐受相关的疾病是小儿食物不耐受。

食物不耐受指人体对某种食物本身不耐受，不适应。人的免疫系统把食入的某种或多种本来有益于人体的食物当成了有害物质，启动了针对这些物质的破坏和消灭它们的程序，已经证实这是一种由IgG介导的变态反应性疾病。这种食物成为了引起过敏的源头，它们多为异体蛋白质，如牛奶、鸡蛋等。理论上食物进入消化道应当被分解达到氨基酸（蛋白质）、甘油、脂肪酸（脂肪）和单糖（淀粉）水平才能完全被人体利用。如果人体缺乏相应的酶而无法将摄入的食物消化，就以多肽或其他大分子的形式进入肠道，在那里就会被机体当作外来物质加以识别，导致过敏反应。由于 IgG 抗体与食物分子结合形成免疫复合物，可到达机体的各个部分，因而其对人体的损伤广泛而严重。既可表现为消化道症状如腹胀、腹痛、呕吐、腹泻、便血，又可表现为皮肤疹子、瘙痒、湿疹，还可表现为发热、咳嗽、哮喘，甚至肾功能损害，肥胖、头痛等。食物不耐受的调治，轻者可采用脱敏疗法，即小剂量，循序渐进增添相应食物，严重者必须禁食该食物。一旦发生食物不耐受，一般采用抗过敏治疗。

新生儿喂养不耐受是新近提出的病名。它有别于小儿食物不耐受。

喂养不耐受关键在喂养。不耐受主要发生于新生儿，尤其是最初摄入食物时。新生儿虽然也存在对某种食物的不耐受。但喂养不耐受的本质是一种人体对进食的适应性反应，而非真正意义上的过敏性疾病（食物不耐受为变态反应性疾病，为某种消化酶的缺陷）。它既包括对某种食物本身的反应，也包括对摄入食物的时间、方式和量等的反应。而且，喂养不耐受多以胃肠动力学功能紊乱形式出现。所以，喂养不耐受比食物不耐受要广泛得多。

临床上，喂养不耐受完全可以通过调理而让孩子适应。婴儿抚触疗法被认为是调理新生儿喂养不耐受确有疗效的方法。

小儿推拿在防治新生儿喂养不耐受方面大有可为。

【治疗】

一、原理

调节升降，调和阴阳，适其寒温。

新生儿食物不耐受为适应性差。适应性决不等于脾虚。相反，脾胃功能太旺盛，或正气过于旺盛反而潜在着不适应与过敏的风险。调理食物不耐受，应该注重一个"和"字。即清补、寒温、阴阳均不宜太过。

二、治法举例

1. 中药 黄连、吴茱萸（适寒温、清胎毒）、苏叶、藿香、陈皮（芳香化浊、醒脾和胃）、太子参、白术（扶正益脾）。

2. 小儿推拿 补脾、清胃（调理中焦，益脾泻浊）、运内八卦（顺运逆运各半，调和气机）、推上三关、退下六腑（适寒温、补虚泻实）、内外劳宫双点（调整升降）、摩腹、揉腹、振腹（治在腹，调胃肠）、轻抚脊（调整五脏背俞穴）。

【预防与调摄】

1. 新生儿喂养应遵循早期、微量、渐进的原则。也可应用非营养性吮吸及抚触疗法，合理使用益生菌及促胃肠动力药。

2. 新生儿体温调节能力较差，需注意适时增减衣物，一个温暖舒适的生活环境和喂养环境有利于孩子的健康成长。

3. 添加辅食时也可出现食物不耐受，多表现为腹泻、大便中食物残渣较多等，应采用脱敏疗法。由少量喂养开始，若出现消化道症状，则稍减量，待小儿适应食物且无不良反应之后，逐渐缓慢加量，直至日常生理需要量。

【文献资料】

《灵枢·脉度》："脾气通于口，脾和则口能知五谷矣。"

《诸病源候论·脾胃诸病·脾胃气虚弱不能饮食候》："脾者脏也，胃者腑也，脾胃二气相为表里，胃为水谷之海，主受盛饮食者也。脾气磨而消之，则能食。今脾胃二气俱虚弱，故不能饮食也。"

《小儿药证直诀》："腹胀，由脾胃虚，气攻作也。""所治宜先补脾，后下之，下后又补脾，即愈也。""脾胃不和，不能食乳，致肌瘦。"

《幼幼新书·乳食不下》："小儿面带黄色，脾病。或肚膨，或肚痛，或不进食，或脾寒，或呕逆。"

《脾胃论·脾胃盛衰论》："其治肝、脾、肾，有余不足，或补或泻，惟益脾胃之药为切。""脾统四脏，脾有病必波及之，四脏有病亦必待养于脾，故脾气充，四脏皆赖于煦育，脾气绝，四脏不能自生。后天之本绝较甚于先天之根绝，非无故也，凡治四脏，安可不养脾哉。"

《活幼新书》："诸吐不止，大要节乳，徐徐用药调治必安。节者撙（zǔn）节之义，一日但三次或五次，每以乳时，不可过饱，其吐自减。"

《万氏家藏育婴秘诀·脾脏论治》："儿之初生，脾薄而弱，乳食易伤。"

《幼科发挥》："首重保护胃气。"

《保婴撮要》："吐乳不消者，胃气弱也，用异功散。"

《赤水玄珠全集·卷十三》："不能食者，由脾胃馁弱，或病后而脾胃之气未复，或痰客中焦，以故不思食，非心下痞满而恶食也。""下元虚亦令人不思食。"

《景岳全书·天集·杂证谟》："证属形气病，形气俱不足，脾胃虚弱，津血枯涸而大便难耳。法当滋补化源。"

《医宗金鉴·幼科心法》："夫乳与食，小儿资以养生者也。胃主纳受……若父母过爱……则宿滞不消而疾成矣。"

《临证指南医案》："盖脾气下陷固病，即使不陷，而但不健运，已病矣。胃气上逆固病，即不上逆，但不通降，亦病矣。""脾胃之病，虚实寒热，宜燥宜润，固当详辨，其于升降二字，尤为紧要。"

《彤园医书·小儿科·呕吐门》："呕吐者，诸逆上冲所致也。或因乳食过多，停滞中脘，致伤胃气，不能健运而上逆……而皆能成呕吐，但有虚实寒热之辨。"

《温病条辨》："小儿稚阳未充，稚阴未长者也。"

《杂病广要》："脾不和则食不化，胃不和则不思食，脾胃不和则不思而且不化。"

第九节　断奶综合征

【定义】指孩子在断奶期间所发生的身体与心理的不适。临床以啼哭、烦躁不安、呕吐、腹泻、腹痛、食少或拒食、体重不随月份增加等为特征。

【病位】脾胃、大小肠、心。

【病势】实证为多。

【病性】寒热均有。寒为适应性差，热为积滞所致。

【病因】断奶增加辅食，新异食物难以适应。与过敏和喂养不耐受有关。

【病机】辅食不适应，离娘心伤感。

【理论依据】

一、中医

1. 研究断奶综合征的意义　什么时候断奶好？断奶期间孩子可能发生什么？应该如何正确处置？这不是小事。许多儿童时期，乃至成人的病变可能都与不恰当的断奶所引发的断奶综合征有关。

传统中医以主诉为病症。呕吐就研究呕吐，腹泻就研究腹泻，腹痛和胃脘痛等病理状态也成为了病名。本书正是围绕着主诉进行研究的。但当多个相关联的主诉同时出现在一个患儿身上时，这时候就要追根溯源，弄清楚其本质。

如果孩子夜啼、烦躁不安、呕吐、腹泻、腹痛（蜷缩）、食少或拒食、体重不随月份增加等同时出现，在新生儿应该诊断为"新生儿喂养不耐受综合征"。如果以上症状发生在断奶期间，则应该将其命名为"断奶综合征"。

2. 断奶的最佳时期　最佳时期是几个月？这可不是医学上的问法。医学上要具体到某一天或某个月是不可能的。断不断奶有一个原则，就是如何更加有利于孩子的成长。世界卫生组织告诫说："母乳喂养是为婴儿健康生长和发育提供理想的食品和营养的无与伦比的方式。也是生殖过程的基本组成部分和母亲健康的重要指标。"在对全世界母亲喂养状态和母乳喂养时间与婴儿发育的相关性进行审查后得出："在一定的人口基础上，长达6个月的纯母乳喂养是婴儿喂养的最佳方式。此后，婴儿应当在持续母乳喂养的基础上接受补充食品直到2岁或更久。"

6个月至少要保证，6个月后，应该根据自身和孩子的情况决定断不断奶。如果奶水充足，完全能满足孩子需要，那就不断，一直可以吃到2岁。如果奶水不足，或孩子胃口太好，就必须逐渐添加辅食。有人说"6个月以后母乳质量下降"。通过各时段母乳的比对，发现母乳有变化，但并非质量下降太多。况且，即使有改变，有下降，也还是母乳，还是最贴近孩子和最安全和最有营养的食物。

无论从 6 个月起逐渐断，还是 2 岁后断，孩子肯定会存在不适应，这就是断奶综合征。

3. 断奶综合征的表现

（1）消化道症状：所有孩子都会出现，不过轻重不同罢了。最常见的症状是腹泻、便秘、呕吐、口臭、厌食、腹胀、呃逆、胃脘痛、苔腻等。几乎中医儿科和内科脾胃病的所有病症都可以见到。

（2）情绪性症状：表现为晚上夜啼、白天躁扰不安，或惊惕。一旦母亲怀抱，或让其噙着奶头则啼哭惊惕消失。这是最为常见和严重困扰着妈妈们的症状。

（3）体重减轻，或不增长：减轻是因为厌食和消化道症状。不增长是减轻的另一种表现形式。因为正常孩子会随增龄而增长。

（4）其他症状：部分患儿有皮肤瘙痒、皮肤浮肿，或干燥，或裂纹如鱼鳞状，或皮肤色素沉着和脱屑等，以及咳嗽、发热、气紧、小便浊等。

4. 断奶综合征的发生机制

（1）消化道症状产生的原因：母亲怀胎 10 月。胎儿最先，最早接触并熟悉母体内的一切。母乳来自母体，应该是所有食物中孩子最亲切、最习惯的食物。基本没有过敏和不适应。这是世界卫生组织提倡母乳喂养的主要根据之一，当然，首先还是母乳的营养成分。母乳只有生产后的母亲才有。它是母亲为这个孩子准备的特殊的、无以伦比的礼物（先天缺少母乳，肯定会对孩子的生长发育产生不良影响）。

一旦戒断，孩子胃肠肯定对来自非母体的各种添加品存在疑惑和不适应。会本能地排斥。轻微排斥就是厌食、拒食、腹胀，严重排斥就是呕吐、腹泻、腹痛。这是断奶综合征的实质。其次，才考虑添加食物本身对孩子的影响，如牛奶、米粉易结块，导致便秘，羊脂、水果汁易滑肠产生腹泻，海产品易过敏，蛋黄代谢产物易致口臭等。

（2）情绪性症状产生的原因：夜啼和躁扰是不安全的表现，惊惕乃胆战心惊，更是害怕的表现。母乳喂养的时候，妈妈抱着孩子，母子之间水乳交融。现在断奶了，孩子体会不到母亲的乳汁和伴随着哺乳过程中来自母亲的关爱。孩子将产生失落感。他怎么会不啼哭，不躁扰？

（3）其他症状产生的原因：其他症状主要指表现于消化道之外的症状，如表现于皮肤的湿疹、荨麻疹，表现于五官的鼻塞、流涕、眼痒、挠耳、清嗓子、口舌生疮，表现于肺的咳嗽、哮喘和表现于肾的尿频、尿浊、紫癜、肾炎等。这主要是过敏反应所致。过敏是指对新异因子的过度敏感。断奶，添加辅食，每新添加一种食物对孩子来说，都充满了新奇和异样。因而，过敏的过程和机制在断奶期间是必然发生和存在的，也只是轻重不同罢了。

体重减轻或不长是上述原因综合作用的结果。

综上所述，断奶综合征乃添加之辅食和离开妈妈的失落感所导致，小儿推拿治疗本病效果较好。

二、西医

1. **断奶期间对孩子的影响**　目前，西医尚无"断奶综合征"之病名，也缺乏专门研究。

孩子断奶靠突然终止喂奶，或者采取母亲与孩子隔离等方式是非常不利于孩子身心健康的。不但可能因为断奶后的厌食和呕吐等，得不到或丧失大量的蛋白质，从而引起孩子发育停顿、表情淡漠，头发由黑变棕和由棕变黄，还常常导致孩子兴奋性增加，易激惹，易哭闹，以及严重的消化道症状。部分患儿甚至会出现肝脏肿大和肝功能异常。

如果强行将母亲与孩子分开，则孩子精神上受到的打击更大。蛋白质摄入不足和精神上的不安全会使孩子消极，抵抗力下降，易于发热、感冒、腹泻等。

预防断奶综合征的关键在于合理喂养和断奶后注意补充足够的蛋白质。如果出现断奶综合征，应积极进行饮食调整，给予每天每千克体重 1~1.5 克蛋白质，或给予多种维生素。

2. **正确的断奶方法**　正确的断奶方法应该遵循逐步、渐进的原则。断奶不是一天两天的事，是一个时期。在这个时期中，将婴儿以母乳为主的喂养逐步过渡到以牛奶、粥、饭为主，并渐渐添加各种辅助食品直至接近成人饮食的过程。

正常发育的孩子，1岁左右可断奶，最好不超过1岁半，一般选择春秋季节，应该在孩子健康状况良好时断奶。为了使孩子适应断奶后的营养供应，应从孩子出生后4个月开始吃菜汁、米汤等；6个月可喂蛋汤、菜泥等；7~8个月可喂蛋糕、鱼肉松等，以后可吃粥、面条、饼干、肉等。孩子的食物应单独做，要求精细、干净、柔软。不要吃大人嚼过的食物。

【治疗】

一、原理

1. 加速排异　断奶的各种症状几乎都与新添加食物种类有关，对婴儿来说，它就是异物，就是过敏原。只有尽快将它排尽，诸症才会缓解或消除。这个时候，呕吐还要催吐，腹泻还要导泻，小便频还有利尿，咳嗽要催咳。家长千万不要有所顾虑，认为呕吐、腹泻、咳嗽厉害了会伤及孩子身体。其实，当你排完之后，反而有利于减轻胃肠和其他脏腑的负担，让它们充分得到休息。

2. 极力安抚　心灵只能安抚，妈妈无人代替。除了嗑奶头，安抚的方法还有很多，应该用其他方法尽快填补孩子因断奶后的失落而留下的空缺。

3. 减敏疗法　即用小量渐增的方法添加辅食，这样可使机体逐渐适应辅食，习惯辅食并爱上辅食，以免发生各种剧烈的反应。减敏属于医学上脱敏疗法的范畴，是防治过敏反应常用的方法。

二、治法

1. 中药　小剂量大黄、莱菔子、枳实、山楂（荡涤积滞，推陈出新，长于消除新异固态过敏物质）、车前草、淡竹叶（长于消除新异液态过敏之物）、天麻、枣仁、乌梅、佛手（镇静安神，安抚患儿）。

2. 小儿推拿　清脾经、清胃经、清大肠、退六腑、推下七节骨（清泻新异过敏物质）、猿猴摘果、抱肚法（消食化积，促排泄）、囟门推拿法（包括轻摩、轻摇、轻弹、轻振）、摩腹、揉腹、俯卧位抖腹法、轻抚脊背（安抚患儿）、搓五心法（轻搓两劳宫、两涌泉和心窝部以安神定志）。

【预防与调摄】

1. 断奶综合征所致之腹泻、呕吐不宜止。厌食不宜强行进食。

2. 重视并充分运用减敏疗法，主要是食物调理。当孩子反应剧烈，或体重减轻时，停用或忌用辅食。几天后，症状减轻或消失，则将辅食稀释一半或稀释到1/4、1/8，再进行喂养并观察。

3. 心理调护非常重要。不宜母子分开断奶。

【文献支撑】

《育婴家秘》："乳为血化美如饴。"

《古今医统》："儿食其乳，所感立应。"

《傅青主女科》："少壮之妇，于生产之后，或闻嫌谇，遂致两乳胀满疼痛，乳汁不通，人以为阳明之火热也，谁知是肝气之郁结乎！夫阳明属胃，乃多气多血之府也。乳汁之化，源属阳明，然阳明属土，壮妇产后，虽云亡血，而阳明之气，实未尽衰，必得肝木之气以相通，始能化成乳汁，未可全责之阳明也。盖乳汁之化，全在气而不在血。今产后数日，宜其有乳，而两乳胀满作痛，是欲化乳而不可得，非气郁而何？明明是羞愤成郁，土木相结，又安能化乳而成汁也。治法宜大舒其肝木之气，而阳明之气血自通，而乳亦通矣，不必专去通乳也。"

《寿世保元》："小儿四五月，只与乳吃。"

《千金要方·初生出腹论》："儿早哺者，儿不胜谷气，令生病；头面身体喜生疮，愈而复发，令儿弱难养。"

《疡医大全·胸膺脐腹部》："回乳四物汤：产妇无儿食乳，以致乳汁肿胀坚硬，疼痛难忍。熟地、当归、白芍药、川芎（各二钱）、大麦芽（二两炒为粗末），水二盏，煎八分，食远服。用裹脚布束紧两乳，以手揉按，其肿自然消散，甚者再用一服。又方浮小麦煎浓汁，服之自消。"

《验方新编》："橘核，葫芦各三钱，焙研末，黄酒冲服。如一剂不能全消回退，再服三剂必愈。又方，麦芽四两，炒研末，分作四服，以两日服完，开水送下，退乳甚效。"

　　《竹林女科证治》："产后无儿饮乳，或乳多儿小未能饮尽，余乳蓄结作胀。或妇人血气方盛，乳房作胀，以致肿痛憎寒壮热，不吮通，必致成痈。用陈皮一两，甘草一钱，水煎服。若肿结不消，欲回乳者，用麦芽二三两（炒熟），水煎服。"

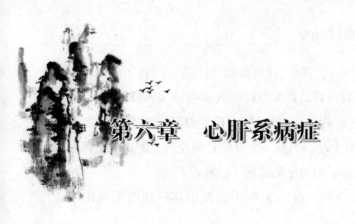
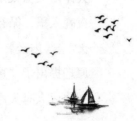

第六章 心肝系病症

第一节 夜 啼

【定义】指小儿夜晚啼哭,白天如常的一种病证。俗称"哭夜郎"。

【病位】心肝,脑。

【病势】心神浮越于外,当敛不敛。

【病性】可寒可热,可虚可实。

【病因】惊恐、心火、食积、神怯。

【基本病机】神不守舍,阳不入于阴。

【理论依据】

一、中医

1. 天人合一寤寐观 天有昼夜,人有睡眠。天之昼,白天,阳光明媚,气温高,视野广阔;天之夜,黑暗阴森,静谧,气温低。人是大自然的产物,受大自然影响,白天能见,能寻觅,能劳作,夜晚不可见,不能跑跳,不能劳作,人必须休息。既然夜晚不可见,那就是最好的休息时间,睡眠就此产生。人类就是这样在漫长进化过程中受大自然影响,逐渐形成了日出而作、日落而息、与天地同步的节律变化。

自然节律的核心在太阳。日出东升,白天开始,气温渐高,能见度好。日落黄昏,夜晚开始,气温渐低,黑暗来临。人的觉醒与睡眠的关键也在阳气。"阳气者,若天与日,失其所则折寿而不彰。是故阳因而上,卫外者也"，"平旦人气生，日中而阳气隆，日西而阳气已虚"，"夜半人气入脏"。人体阳气像太阳一样，早晨出表，白天循行于人体阳份（体表）二十五度；夜晚入里，循行于阴份（体内）二十五度。五十而复一大会，谓之"周天"。《内经》正是根据阳主动、主外、主觉醒；阴主静、主内、主睡眠的原理提出了"阳入于阴则寐，阳出于阴则寤"的经典理论。

成人有失眠，小儿为夜啼。夜啼表现为夜晚哭闹，理论上是阳不入于阴。

2. 心为神舍　心为君主之官，属（君）火，主明，是人体阳气的根本，也是神明的归宿（神舍）。心主神明，又主血脉。"神"是觉醒、思维、情感、运动、生命现象的代名词。神融化于气血当中。夜晚"人卧血归于肝"，全身所有血液都储藏于肝，体外的气血少得可怜，只能维持生命的基础代谢，即最基本的呼吸和心跳，伴随着气血入肝内守，人的灵魂"神"也被心脏这一屋舍牢牢锁住。神在舍中，没有外出，当然就没有意识、发声和活动，这就是寐。一旦从寐中寤过来，气血离开肝脏进入全身，神也从神舍中汇入气血流遍全身。气血无处不在，神也就无处不有。"目受血而能视，足受血而能步，掌受血而能握，指受血而能摄"，会厌受血而发声，大脑受血而思维、产生情感，派生出各种功能。

夜啼为睡眠时哭闹，是气血没有归于肝，神不守舍而散落于会厌声带的典型表现。

3. 啼哭是孩子的本能　啼哭是小儿天性，是小儿不可缺少的生理功能，是小儿发育的需要，啼哭也是小儿与外界交流的几乎唯一的形式。啼哭时发声，呼吸脉搏加快，面红，汗出，腹内压增高，手舞足蹈，眼泪汪汪，涕唾增多，利于排气排便。所以，啼哭是人体协调性发育和成熟的最有益的促进剂，啼哭是孩子情感的宣泄，是能量转移与暴发的方式。

国内外研究已经发现新生儿每天总体大约需要 1 小时发声。小儿夜啼是因为孩子天生需要 1 小时左右的情感交流，即啼哭，但新生儿阴阳节律未建立，分不清白天和晚上，孩子不懂事，不知道夜晚不能啼哭。所以，才会在夜晚父母熟睡无人理睬他时哇哇哭闹。因为白天总有人陪伴着他，他没有机会啼哭。

4. 关于夜啼的脾寒和食积说

（1）夜啼多因脾寒：这是传统中医目前的主流认识。这一观点最早出自《诸病源候论·夜啼候》："小儿夜啼者，脏冷故也。夜阴气盛，与冷相搏则冷动，冷动与脏气相并，或烦或痛，故令小儿夜啼也。"反推回去，发现导致夜啼的根本原因为"或烦或痛"和"冷动"这一病理过程的"与脏气相并"。综合全文应该是脾寒在夜晚阴气盛的时候，产生冷动，冷动发生时，孩子腹痛，心烦而哭。殊不知"诸痛痒疮，皆属于心"，烦与痛都是心的感应和功能。即脾寒引起的夜啼最终是因为心气浮越，心神不能内守才会发生。

历代医家认识脾寒导致夜啼都禀承这一理论，都公认是脾寒引起腹痛才导致夜啼。其实，脾寒本身应该下利清谷，应该四肢发凉，应该食欲不振，夜啼不是脾寒的主要症状。

比较夜啼的诊断标准，发现孩子夜啼的诊断一定要排除各种环境因素所致的小儿不适与不安，更要排除各种腹痛。

腹痛引起夜啼，诊断不应该是夜啼。诊断夜啼就误诊了，应该诊断为脘腹疼痛，临床也必须治病求本，谨守脘腹疼痛的病机，而不是按照夜啼处治。

（2）胃不和则卧不安：今天中医儿科普遍认为"胃不和"的"不和"是积食，于是就将积食作为了小儿夜啼的主要原因。"胃不和则卧不安"原文出自《素问·逆调论》："阳明者，胃脉也，胃者，六腑之海，其气亦下行。阳明逆，不得从其道？故不得卧也。下经曰：胃不和，则卧不安，此之谓也。"可见，原文的"胃不和"不是指积食，而是阳明经气逆。只是因为吃得太多，胃处于扩张饱满状态，小儿会不断翻身和俯卧位睡觉。据此，可以同心神浮越，阳不入于阴的夜啼相区别。积食是睡得着，并不哭，翻身频繁；夜啼是睡不着，哭闹达旦。"胃不和则卧不安"的另外一种解释是饥饿不堪，但这种现象在今天的孩子几乎不可见。因而夜啼真正的食积所致者少之又少。

二、西医

1. 环境不适应　婴幼儿睡眠环境改变，或嘈杂、闷热，或衣被过多以及过少。

2. 胃肠道不适　婴幼儿的胃肠道娇嫩，其功能尚未完善，容易引起消化不良、回乳、腹胀、腹痛等。这些因素均可导致夜啼。

3. 疾病影响　感冒、中耳炎、咽喉炎、细支气管炎、肺炎、肠胃炎等，少见的如脑膜炎、败血症，都有可能造成婴幼儿睡眠不安稳，反复啼哭。

4. 睡眠时间与习惯　婴幼儿未形成良好的昼夜节律，如白天睡眠时间过长，导致夜间觉醒。无人陪伴或害怕黑暗而致哭闹。睡前情绪过于兴奋，如睡前逗笑，或受到惊吓，都会因为兴奋而无法入睡。

【治疗举例】

一、原理

1. 平肝潜阳，宁心安神。夜啼总为兴奋过度，机制为阳不入于阴，神不守于舍。故无论何种原因所致均应镇静安神。实为标本兼顾之法。

2. 促昼夜节律建立。通过良性刺激大脑，通过健脑益智法，尽快帮助孩子早日建立起昼夜节律。

3. 反向刺激法。夜晚啼哭为颠三倒四，可试用反向刺激法。

二、治法举例

1. 中药　钩藤、琥珀（平肝、潜阳、摄魂）、酸枣仁、北五味、麦冬、茯神（宁心、强心，固舍、安神）、百合、白芍（养阴，敛阳，使阳归于阴）、黄连、通草（清火、利水、安眠）。

2. 小儿推拿　头面四大手法（调和阴阳，安神息风）、双点门、上月球、倒垂柳（反向刺激作用大脑，助节律形成）、心肝同清、黄蜂出洞（调节心肝，清肝经，宁心神，助睡眠）、掐揉五指节、掐精威（镇惊止啼）、摩揉腹部（消食化积）、摩涌泉（引火归元，使阳入于阴）。

捏脊（消食化积）、拿肚角（止腹痛）、拿肩井（治感冒）此三法刺激强度大，宜白天运用，促哭醒神，白天兴奋才有以利于夜晚睡眠。

【预防与调摄】

1. 要注意防寒保暖，但也勿衣被过暖。

2. 孕妇及哺乳期妇女不可过食寒凉及辛辣热性食物，勿受惊吓。

3. 不可将婴儿抱在怀中睡眠，不通宵开启灯具，要养成良好的睡眠习惯。

4. 注意保持周围环境安静祥和，检查衣服被褥有无异物刺伤皮肤。

5. 婴儿无故啼哭不止，要注意寻找原因，如饥饿、过饱、闷热、寒冷、虫咬、尿布浸渍、衣被刺激等，除去引起啼哭的原因。

【文献资料】

《难经》："阳跷为病，阴缓而阳急。"

《诸病源候论·小儿杂病诸候·夜啼候》："小儿夜啼者，脏冷故也。夜阴气盛，与冷相搏则冷动，冷动与脏气相并，或烦或痛，故令小儿夜啼也。"

《幼幼集成·夜啼证治》："小儿夜啼有数证：有脏寒、有心热、有神不安、有拗哭。""脏寒者，阴盛于夜，至夜则阴极发躁，寒甚腹痛，以手按其腹则啼止，起手又啼。外症面青手冷，口不吮乳，夜啼不歇。加减当归散。心热烦啼者，面红舌赤，或舌苔白涩，无灯则啼稍息，见灯则啼愈甚，宜导赤散加麦门冬、灯芯，甚则加川连、胆草。神不安而啼者，睡中惊悸，抱母大哭，面色紫黑，盖神虚惊悸。宜安神丸定其心志。及吐泻后及大病后夜啼，亦由心血不足。凡夜啼见灯即止者，此为点灯习惯，乃为拗哭，实非病也。夜间切勿燃灯，任彼啼哭，二三夜自定。"

《小儿推拿广意·夜啼》："凡夜啼有四。有惊热，有心热，有寒疝，有误触神，而成夜啼。惊热者，为衣衾太浓，过于温暖，邪热攻心，心与小肠为表里。夜啼而遗溺者是也。心热者，见灯愈啼是也。寒疝者，遇寒即啼是也。误触神者，面色紫黑，气郁如怒，若有恐惧，睡中惊跳是也。""治法：推三关（五十）、六腑（一百二十）、清心经（一百）、捞明月、分阴阳、掐胆经，如寒疝痛啼，宜运动四横纹、揉脐并一窝风。"

《保婴撮要·夜啼》："夜啼有二：曰脾寒，曰心热也。夜属阴，阴盛则脾脏之寒愈盛；脾为至阴，喜温而恶寒，寒则腹中作痛。故曲腰而啼，其候面清白，手腹俱冷，不思乳食是也，亦曰胎寒。若见灯愈啼者，心热也，心属火，见灯则烦热内生，两阳相搏，故仰身而啼，其候面赤，手腹俱暖，口中气热是也。"

《幼科推拿秘书·推拿病症分类·夜啼》："法宜分阴阳，运八卦，运五经，捞明月，清天河，清心经；如寒可推三阳。"

第二节 汗 证

【定义】 小儿安静状态下全身或局部较正常儿童汗出过多。

【病位】 卫表、气分、心。

【病势】 由内向外。

【病性】 以热为主，或卫表虚弱。

【病因】 阴阳失调。

【基本病机】 阳加于阴为之汗，腠理不密而汗。

【理论依据】

一、中医

1. 阳加于阴谓之汗 汗从皮肤上出来，汗的形式如水蒸气一般。看到汗出，古人首先联想到自然界。自然界有火，也有水。炽烈的火，性红赤，为灼热，上冲，主动，属于阳。纯静的水，性寒冷，为清寂，下趋，主静，属于阴。水火阴阳分明，完全对立，互不相容。但是，如果水浇在火上，火在锅底燃烧，太阳投射到水面，动静情况立即改变，这时会产生大量水雾，水会蒸腾或沸腾。水的蒸腾或沸腾就如汗出一般。原来属阳的火热强加在属阴的清冷的水上就会有雾气，受此启发，古人将人体汗出的原理归纳为"阳加于阴谓之汗"。

那么，人体之阳是什么呢？这是研究人体出汗必须要探源的。

"阳"有生理，也有病理。阳可以是体内的阳气，可以是五志所化之火，也可以是气、血、痰、火、食、湿等积滞而成的火热，还可以是侵入人体的邪气（阳邪侵入，就是阳盛；阴邪侵入，可以从阳化热），以及邪气侵入后，人体正气奋起抗邪。正气和邪气之间的战争激烈，如火如荼，热气腾腾。

总之，体内有一把火。这把火烧灼、蒸迫着体内的津液。烧灼让津液减少，枯竭；蒸迫使津液不得宁静，产生水蒸气，从内向外，透过皮肤，不断地发散到体外，这就是绝大多数情况下人体产生汗的原因。

小儿比成人更容易出汗，很多小儿不运动都出汗，这是因为小儿为纯阳之体，身体里面本来就有一把蓬勃旺盛的生命之火，孩子代谢快，生长快，有更多的阳，能强加于更多的阴。所以，小儿汗出过多很少有属于虚弱的。

实热是阳热太盛。虚热（火）还是热，还是火，相对于不足的阴来说，仍然是阳热太盛。在促使人汗出这一本质上，实热和虚热并没有任何区别。可以肯定的是，如果没有了热，没有了那把火，阳就难于凌驾于阴，就不能烧灼与蒸迫津液，就没有汗了。

2. 腠理不密则汗　汗从皮肤上冒出来。腠理在皮下，专门负责人体皮肤的开合。如果腠理紧密，关得多，汗孔就密闭，即使有热，有水蒸气也发散不出去（这时候很危险，因为，体内有热蒸迫，表面却固护严密。这是爆炸的机制。人体的爆炸可能就是上冲头部或内陷心营。可能就是生命的终结。难怪《内经》反复告诫"火郁发之"，"体若燔炭，汗出而散"，可见，汗是生命的标志，是沟通内外，使天人合一的使者）；如果腠理疏松，不致密，不紧凑，汗孔洞开，则水蒸气就很容易从皮肤上冒出来，产生汗。这种情况，以大病久病之后，体质极度虚弱之人较为常见。这种汗多见于早产儿、虚衰儿和先天性心脏病的患儿。这种情况比较少见。

3. 阳虚自汗与阴虚盗汗　"阳虚自汗"，"阴虚盗汗"是民间的普遍观点。阳虚自汗出自南宋陈无择《三因极一病证方论》，谓"无问昏醒，浸浸自汗，名曰自汗"。并认为"多由伤风伤暑，及喜怒惊恐，房室虚劳"致之。其中伤风，伤暑，喜怒惊恐均非阳虚。房室虚劳属于虚，但可以阳虚，也可以阴虚，还可以精气或精血虚。可见，最早对自汗的认识并没有规定自汗就一定是阳虚。明代龚廷贤最早将其简单化为阳虚。指出"自汗者，无时不溅溅（jí）然汗出，动则为甚，属阳虚"。阴虚盗汗出自明孙一奎《赤水玄珠》，其《医略六书·内因门》有："盗汗属阴虚，阴虚则阳必凑之，阳蒸阴分，津液越出，而为盗汗也。"从其论述可以看出，所谓阴虚盗汗实际仍然是"阳加于阴"，仍然是阳热偏盛。以后，明代薛铠始将其归纳为："自汗属阳虚，盗汗属阴虚。"因为语句对称，简略，又迎合百姓欲补益的观念，从而使之广泛流传。

从文献看，历代医家对阳虚自汗和阴虚盗汗的提法非议颇多。盗汗总还出汗。汗是阴液，能出汗只证明人体阴液充足，故不值得担忧。相反，阴虚发热而无汗，才有生命之忧。

4. 心与汗　五脏中，心主汗。汗为津液所化，津液与血同源异流。脉管外的津液和脉管内的血液，时时交换，互相补充。失血者无汗，汗多者伤血伤气。

心为君主之官，又主血脉。心阳者，君火也，鼓动脉管，运行气血。心阳加于血脉之阴，是造成血管内外物质交流的动力。而阳加于阴也是汗出的主要机制。故有"汗为心之液"之称。

《内经》还有"上焦开发，宣五谷味，熏肤，充身，泽毛，如雾露之溉"一文，这是生理性汗出的原理与作用。这里，上焦之肺气和宗气就是那个"阳"，五谷味就是那个"阴"。阳加于阴汗就出来了。而在这一过程中，皮肤、身体、毛孔、血脉、五官、脏腑等就都得到了熏蒸、充盈和润泽。

据此可知"阳加于阴"的汗出主要在上焦，由心肺完成。

二、西医

1. 与出汗相关的组织与器官　汗由汗腺产生。成人汗腺大约有三百万到五百万个。全身皮肤都有汗腺，腋窝、脚心、手掌以及额部尤其丰富。汗腺埋藏于皮肤真皮层，是内分泌腺体，汗液产生后，通过一长导管将其引向皮肤表面。

人体内存在自主神经系统。它调控着心脏搏动，胃肠运动，汗液调控和唾液分泌等不受意识支配的生理活动。自主神经系统分交感神经和副交感神经两部分。心脏、平滑肌和大部分腺体都接受这两种神经系统的纤维。由于交感神经和副交感神经功能相反，互相拮抗，它们之间的相互作用调节了人体心脏、平滑肌、腺体等功能。

汗腺受交感和副交感神经（自主神经）控制。常常在环境温度升高，体内热能较多时，这种自主神经兴奋，汗腺分泌增加，适当排汗，降低体温，维持人体内稳定。排汗量个体差异很大。同样环境，有人微汗，有人汗流浃背，有人却皮肤干燥。

2. 生理性多汗　生理性多汗是指孩子在生长发育良好，身体健康，没有任何疾病的情况下（原则为能吃、能拉、能睡，身高体重达标）经常出汗。这是因为婴幼儿新陈代谢旺盛，产热较多，皮肤薄嫩。加上小儿活泼好动，故出汗远比成人多。

出汗是重要的代谢方式和人体与外界的体温调节。皮肤上每蒸发 1 克水就可带走 2.34 卡热量。

观察当今儿童普遍房间温度较高，盖被和穿衣厚实，这是护理不当所致的汗出。孩子只有通过出汗才能发散体内热量，调节正常的体温。

营养过剩是孩子汗多的另一原因。很多家长担心孩子营养不够，想方设法让孩子多吃，入睡前还常常进食高热量食物，营养过剩，热量大增，孩子出汗属于自我调节，排出多余的热量。

根据以上认识，要防止汗多，唯有让孩子"常得三分饥和寒"。

3. 病理性多汗　出汗与发热常常相伴出现。二者可能都是疾病情况下的应激反应。都是患疾病的信号和佐证。多汗的疾病主要有内分泌失调和激素紊乱，如甲状腺功能亢进、垂体功能亢进、妊娠、糖尿病、神经系统疾病、发热性疾病，以及一些遗传性综合征等。外感、物理因素等也是导致出汗的原因之一。

【治疗】

一、原理

1. 清热泻火　阳加于阴为之汗。阳可以是体内的火热，对于热，不论虚实，均宜清热泻火，使其不致蒸腾水液。

2. 平肝潜阳　阳加于阴为之汗。阳可以是体内的阳气，对于阳气太旺，应该平肝潜阳，使阳不加于阴。

3. 宁心安神　心主汗。对于无热汗出，应该宁心安神。

4. 固密腠理　对于虚弱的患儿，应该加强皮肤腠理的致密性。

二、治法举例

1. 中药　淡竹叶、麦冬（养心安神、清心泻热）、石膏、珍珠粉（宁心安神、清热除烦）、茯苓、车前草（淡渗利水）、北五味、太子参（固护腠理，止汗）。

2. 小儿推拿 开天门、推坎宫、揉太阳、掐揉耳背高骨（头面四大手法调节阴阳，疏风祛邪）、天河水、二人上马（交通心肾，令水火互济）、心肝同清（清热宁心潜阳）、拍打上肢部肺经循行部位（增强腠理固护功能）。

【预防与调摄】

1. 生活调理 适当调节居住环境温度与湿度，温度宜在 24℃左右，湿度宜在 50%左右。

2. 推拿介质 可选用五倍子散或滑石粉。

【文献资料】

《素问·阴阳别论》："阳加于阴，谓之汗。"

《素问·评热病论》："邪之所凑，其气必虚，阴虚者，阳必凑之，故少气时热而汗出也。"

《素问·经脉别论》："饮食饱甚，汗出于胃。惊而夺精，汗出于心。持重远行，汗出于肾。疾走恐惧，汗出于肝。摇体劳倦，汗出于脾。"

《医学正传·汗证》："《内经》曰：心之液为汗。《原病式》曰：心热则出汗。东垣曰：西南，坤土也，在人则为脾胃，夫人之汗，犹天地之雨，阴滋其湿，则为雾露为雨也。据内经独主于心，而东垣又指脾胃而言，何也？盖心为君火主热，脾胃属土主湿，湿热相搏为汗明矣。亦如地之湿气，为云雾而上升，其天气若不下降，则不能成霖雨也。又如甑中烧酒，若非汤火蒸淘，则不能成汁液也。夫各脏皆能令人出汗，独心与脾胃主湿热，乃总司耳。故《内经》又曰：饮食饱甚，汗出于胃。惊而夺精，汗出于心。持重远行，汗出于肾。疾走恐惧，汗出于肝。摇体劳苦，汗出于脾。若夫自汗与盗汗者，病似而实不同也。其自汗者，无时而然出，动则为甚，属阳虚，胃气之所司也。盗汗者，寐中而通身如浴，觉来方知，属阴虚，营血之所主也。大抵自汗宜补阳调卫，盗汗宜补阴降火。大法：心虚冷汗自出者，理宜补肝，益火之原，以消阴翳也。阴虚火炎者，法当补骨，壮水之主，以制阳光也。医者宜详辨之，毋错。"

《三因极一病证方论·自汗论治》："无论昏醒，浸浸自出者，名曰自汗；或睡着汗出，即名盗汗，或云寝汗。若其饮食劳役，负重涉远，登顿疾走，因动汗出，非自汗也。"

《丹溪附录》："心之所藏，在内者为血，发外者为汗。盖汗乃心之液，而自汗之证，未有不由心肾俱虚而得之者。故阴虚阳必凑，发热而自汗；阳虚阴必乘，发厥而自汗，皆阴阳偏胜所致也。"

《幼科发挥·诸汗》："汗者心之液也。头汗不必治。小儿纯阳之体，头者诸阳之会，心属火，头汗者，炎上之象也，故头汗者，乃清阳发越之象，不必治也。"

《古方选注》："黄芪畏防风，畏者，受彼之制也。然其气皆柔，皆主乎表，故虽畏而仍可相使。不过黄芪性钝，防风性利，钝者受利者之制耳；惟其受制，乃能随防风以周卫于身而固护表气，故曰玉屏风。"

《幼科铁镜·出汗》："出汗者，寝中通身如浴，觉来方知，属阴虚，营血之所主也。治宜四物汤加黄芪、浮小麦、黄连，煎服。有自汗者，不时而出，动则乃息，属阳虚，卫气之所司也。治宜补中益气汤加麻黄根、浮小麦、麦门冬，煎服。有脾虚泄泻自汗，而汗出有时者，此症大虚，治宜六君子汤，或附子理中汤，姜枣引，煎服。"

《医林改错》："竟有用补气、固表、滋阴、降火，服之不效，而反加重者，不知血瘀亦令人自汗、盗汗，用血府逐瘀汤。"

第三节　口疮（口腔溃疡）

【定义】指口角、唇、腭、舌体等处出现疱疹、疮疡、红肿，甚至溃疡的一种病症。

【病位】口腔、心、脾。

【病势】热毒上攻。

【病性】热证、实证。

【病因】口腔不洁，咀嚼损伤黏膜；外感邪毒；心火上攻，脾胃积热；或阴虚火旺。

【基本病机】火毒上攻，化腐化浊成脓（疮）。

【理论依据】

一、中医

1. 疮疡的特征　口疮仍然是疮疡，脱离不了疮疡的特征。

疮疡是发生于体表的各种局灶性、感染性和化脓性疾病的总称。中医外科甚至就分为疮疡与杂证两大系列。疮疡包括了各种发生于体表的痈、疽、疔、疖、无名肿毒、痰核、流注、流痰、瘰疬及相关皮肤病等。根据疮疡的形态特征，中医将其分为肿疡和溃疡。肿疡具有局部发红，发热，肿胀，起疱，疼痛等特点。溃疡则以局部表皮破损，色变（绛紫、灰白等），产生分泌物和疼痛等为特征。肿疡类似于皮肤上生长的赘生物。溃疡则破坏局部皮肤，形成创面。

无论肿疡还是溃疡，总会损害皮肤完整性，阻滞局部经络，影响局部气血运行，这是疮疡造成人体损害的共性。由于疮疡与正常皮肤不同质，传统中医认为与正常皮肤不同质的病理产物——痰、瘀、毒、浊、滞等就构成了疮疡的基本病机。疮疡是疾病，发生于皮肤，阻滞经络，又与正常皮肤不同质。疮疡局部有焮红就有热，有肿胀就有浊有滞，有疼痛就有堵塞和经络不通，有流脓流浊就是毒和滞。这种病机推导既直观，又符合逻辑，指导临床还有效，因而其理论长盛不衰。疮疡处与正常皮肤不同质，是质的异常改变，这种改变就是病机。这种正常皮肤化为不同质的疮疡的病理过程被古人总结为化腐（浊）、化毒和成脓。

口疮的发生尽管初始原因可能不同，尽管发生于口腔内，但最终落实到发病，也是化腐、化毒、成疮的过程。

2. 口腔的特殊环境　疮疡发于口腔中才叫口疮，或口腔溃疡。发于口腔就一定与口腔的环境相关联。

口腔的环境状态可以归纳为：恒温（口腔内的温度恒定在37℃左右）、恒湿（口腔内有充足的水分和液体，湿度可宜）、营养充足（口腔内有食物残渣，有各种维生素，营养丰富）、僻静（口腔虽然时时张合，但口腔内有牙缝、有隐窝、有大大小小黑暗的凹槽）、有氧（口腔内还富含有氧气）。所有这一切都是天然的培养皿，非常适合微生物的生长。

事实上，人体口腔也是微生物最多的部位之一。检测发现正常人口腔中微生物种类上千种。其中对人体有益的细菌 300 多种；致病菌更多，超过 600 种。

3. 口疮的发病条件　600 多种致病菌在非常适宜的口腔环境中生长着，影响和感染着口腔中的器官。但大多数时候，孩子们安然无恙，咱们的口腔看起来都是光洁健康的。

这是因为两大机制主导着口疮的发病。

（1）正气存内，邪不可干：正气是什么？正气是人体综合的抗病能力。

口腔局部的抗病能力表现为：①人体口腔中具有各种腺体，能分泌多种免疫因子，它们能有效地杀毒灭菌。②腺体与唾液不断分泌，冲刷和清洗着口腔各处，使病菌无法长期生根。③小儿经常流涎、吐痰、流鼻涕，其实是自我祛邪的过程，能将口腔中存在的微生物排出体外。④小儿吞咽动作与生俱来，能将部分痰浊吞入胃中，从消化道排出。⑤小儿时时啼哭与挣扎，导致口腔局部气压骤增，冲击，振颤口腔黏膜，有利于杀菌解毒。⑥口腔内舌、咽、牙齿等的运动，机械性地搅动静谧的口腔环境，影响微生物的生存状态。

整体的抗病能力得益于肺气的宣发，卫气的固摄，脾气的升清和肾气的蒸腾。

口腔局部和整个人体的正气强盛，是口腔健康的根本保证。也是小儿不患或少患口疮的原因。

（2）细菌群落间的相互制约：婴儿初生，犹如一张白纸。从新生儿第一声啼哭起，多种细菌也就开始进入并寄居在口腔中。上千种细菌，各有各的特性，各有各的领地，各有各的生存之道和防御手段。你防备我，我限制你。大伙依靠实力，努力在口腔和整个消化道中建立起属于自己的王国。成年人，历经无数次细菌之间的争战，使菌群王国稳定并固化下来。成活下来的各种细菌在矛盾中共存，不能一方独大。但对于小儿来说，细菌进入有先有后，先期圈地为属的细菌并不意味着能永久占领那个地块。当后起之秀强大时必然要争权夺利，扩大疆土。当一种细菌战胜并代替另一种细菌时，细菌植根的土壤——口腔中的那个部位就会因为菌落的改变，因为新的细菌的代谢产物而暂时的不适应。如果这种不适应造成口腔局部黏膜的异常改变，口疮就发生了。

所以，口疮发病，一定是上述两大机制出了问题。

二、西医

口腔溃疡俗称"口疮"，是一种常见的发生于口腔黏膜的溃疡性损伤病症，多见于唇内侧、舌头、舌腹、颊黏膜、前庭沟、软腭等部位，这些部位的黏膜缺乏角质层或角化较差。舌头溃疡指发生于舌头、舌腹部位的口腔溃疡。口腔溃疡发作时疼痛剧烈，局部灼痛明显，严重者还会影响饮食、说话，对日常生活造成极大不便；可并发口臭、慢性咽炎、便秘、头痛、头晕、恶心、乏力、烦躁、发热、淋巴结肿大等全身症状。

1. 原因

（1）免疫缺陷：①先天缺陷。如脑瘫、发育障碍、吞咽无能等；以及艾滋病和肝病等在母亲生产过程中影响小儿使其免疫缺陷，以上因素都可能导致小儿长期发生口腔疾病。②一过性缺陷。人体因感冒、发热、腹泻、呕吐等损伤免疫机制，一过性免疫功能降低。一遇此种情况就发生口腔疾病。③外伤。不要小看外伤，尤其是小儿黏膜很嫩，经常因吸吮、咀嚼、食物粗糙，或食物过冷过热而损伤。损伤后局部破损，抵抗力低下。④过度劳累。小儿因贪玩、过度运动和兴奋致免疫因子耗竭，偶发口腔疾病。⑤心理因素影响。神经与免疫息息相关，构成神经免疫网络。小儿如果生气、忧郁、狂躁等也可损伤免疫功能引发口腔疾病。

（2）群落制衡失调：①偏食、厌食，导致某种微生物的营养过剩，某种微生物的营养不足，或者食物刺激性太强，杀灭了某种群落。②滥用抗生素。将某种微生物灭活，导致另一些微生物失去制约。③严重的感染。其毒素杀灭另一些微生物。

2. 治疗　强调综合调理，包括修复破损的口腔黏膜，解毒杀菌，增强免疫功能，祛除引发口疮的病因等。

【治疗】

一、原理

1. 清热解毒。焮红灼热，肿胀疼痛时主要治疗方法。增加局部清凉感，缓解病症。

2. 托毒排脓。加速异常分泌物和脓液的排出，减轻症状。

3. 祛腐生新。化掉腐浊，促进新生。针对口疮为不同质，使之同质的必备方法。

4. 清肃口腔。预防反复发生。

二、治法举例

1. 中药 竹叶、麦冬（清心除烦，清热泻火）、石膏、知母（清泻脾热，引热下行）、银花、连翘、紫花地丁、蒲公英（清热解毒疗疮）、藿香、薄荷（芳香化浊祛腐）、珍珠粉（保护口腔黏膜）、黄芪、白芷、皂角刺（托毒排脓）、甘草（解毒，调和诸药）。

2. 小儿推拿 清心经、清天河水（清心除烦，清热泻火）、清脾经、清胃经（清泻脾热，引热下行）、揉板门、推小横纹、（消积，祛腐，疗疮）、推上三关与退下六腑（托毒排脓，引热下行）、抱肚法（化浊，泻浊，托毒）、承浆、廉泉（局部治疗，通经止痛，疗疮）。

【预防与调摄】

1. 保持口腔清洁。喂奶、进食后及时漱口。经常用淡盐水漱口，经常口疮患儿可于熬牛奶时加入麦冬、蒲公英、甘草等。

2. 避免口腔损伤。进食宜慢，进食食物温度不宜太高。

3. 坚持身体锻炼，增强体质。

【文献资料】

《素问·至真要大论》："火气内发，上为口糜。"

《素问·气交变大论》："岁金不及，炎水乃行……民病口疮。"

《素问·气厥论》："膀胱移热于小肠，膈肠不便，上为口糜。"

《诸病源候论·小儿杂病诸候》："……此由脾胃有客热，气熏发于口，两吻生疮。其疮白色，如燕子之吻，故名为燕口疮也。""小儿口疮，由血气盛，兼将养过温，心有客热，熏上焦，令口生疮也。"

《小儿卫生总微论方·唇口病论》："风毒湿热，随其虚处所着，搏于血气，则生疮疡……若发于唇里，连两颊生疮者，名曰口疮；若发于口吻两角生疮者，名曰燕口。"

《惠眼观证》："鹅口、重舌、口疮，皆上焦热，因受胎时大受极热……"

《圣济总录·小儿门·小儿口疮》："小儿口疮者，由血气盛实，心脾蕴热，熏发上焦，故口生疮。盖小儿纯阳，易生热疾，或衣服过厚，饮食多热，血脉壅盛，皆致此疾。"

《针灸资生经》："承浆：口齿疮蚀生疮……小儿口有疮蚀，龈烂臭秽冲人，灸劳宫各三壮。"

《小儿药证直诀·附阎氏小儿方论·药方》："治口疮，大天南星去皮，只取中心如龙眼大，为细末，用醋调，涂脚心。"

《活幼心书·黄金散》："解口内舌上疮毒，及治豆疮后目生翳膜。黄柏、粉草研为细末，治口疮用药末干点患处，或用麦门冬熟水调点舌上，令其自化。"

《寿世保元·口舌》："口疮者，脾气凝滞，加之风热而然也。"

《保婴撮要·诸疮口疮》："诸疮口疮，属心经者，先用导赤散，清心火；次用地黄丸，滋肾水。属肝经者，先用柴胡栀子散，清肝火；次用六味地黄丸，生肝血。属脾经者，用四味肥儿丸，治脾火；以五味异功散，补脾气。属肺经者，先用清肺饮，治肺火；用五味异功散，补脾胃。属肾经不足者，先用六味地黄丸，以生肾水；次用补中益气汤，以生肺气。"

《奇效良方·小儿门·口疮》："小儿口舌生疮，咽喉不利，重舌马牙，以硼砂散……敷点口中疮处。"

《婴童百问》："口疮候……宜用南星末淡醋调，贴两脚心，乳母宜服洗心散，却用泻心散敷口之法，用黄连末以蜜水调抹口中，黄柏、青黛、冰片皆可，又以牛黄少许末之，竹沥调涂口内。"

《小儿按摩经》："掐总筋，过天河水，能清心经，口内生疮，遍身潮热，夜间啼哭。"

《疡科心得集·辨口疮口糜论》："又小儿生此证（口）者，以阴气未生，阳气偏盛；又因将养过温，心脾积热，熏蒸于上而发……"，"（口疮）若脉实口干，满口色红，而烂斑甚者，此实火也，以凉膈散主之；若脉虚不渴，口内色淡，而白斑细点，此因思烦太甚，多醒少睡，虚火上攻，宜以知柏四物汤加丹皮、肉桂治之。"

《针灸集成》："口疮：取承浆、合谷、人中、长强，又取金津、玉液，各出血。又取委中泻后溪，此二穴乃心火肾水二经之表，胆俞、小肠俞，各灸七壮。又刺太冲、劳宫。"

《幼科推拿秘书》："心属中指，指根下离，属火。凡心火动，口疮弄舌，眼大小眦赤红，小水不通，皆宜推而清之。"

《小儿推拿广义》："掐小横纹，治口唇破烂，能退热除烦。"

第四节　鹅　口　疮

【定义】小儿舌根、上腭、牙龈等处生长的一种苔藓样白膜，拭之不去。孩子因之疼痛，饮食难进的一种病症。

【病位】口腔、心、脾。

【病势】腐浊上犯。

【病性】热证、实证，或本虚标实证。

【病因】口腔不洁，咀嚼损伤黏膜，外感邪毒，滥用抗生素，早产低体重儿，先天禀赋弱小。

【病机】感染念珠菌，腐浊成膜。

【理论依据】

一、中医

1. 鹅口疮的临床特征　《诸病源候论》："小儿口里所起白屑，乃至舌上成疮，如鹅口里，世谓之鹅口。"

鹅口疮多见于 2 岁以下小儿。表现为口腔黏膜出现乳白色、微凸起斑膜，形似奶块，但拭之不去，强擦时疼痛，并见下方红色创面。斑膜面积大小不等，可出现在舌、颊、腭或唇内黏膜上。轻症，白斑不易发现，也无明显疼痛感，或仅在进食时表情痛苦。严重者会因疼痛而烦躁不安、胃口不佳、啼哭、哺乳困难，或轻度发热。如果失治误治，白膜可扩大，蔓延到咽部、扁桃体、牙龈，甚至食管、支气管等，易导致食管炎或肺炎，主要表现为小儿呼吸、吞咽困难，少数可继发败血症。

2. 白膜的成分和实质　我国古人对其进行了卓有成效的思考，认为苔癣样的东西是白色的，像洁白的鹅毛一样，又长在口中，故叫鹅口疮。它生长在舌或口腔中，而舌是心的苗窍，脾气通于口，所以长在舌上和口腔中的这种白膜就归属于心和脾了。

继续观察，发现这种口腔或舌上的白膜揩不掉，一碰就痛，还会出血，孩子烦躁、啼哭、大便难解、口气很重，热象明显。于是就有心火上炎或脾热上犯了。

再看健康的孩子，他们没有这种白膜。也就是说正常小孩是不应该有的。现在口腔中多出了白膜，还生根、经久不愈，又发生在口腔，理所当然应该与直接同口腔相通的来自脾胃的湿毒、痰浊、糟粕之类上犯有关。

无论热毒，还是痰浊、糟粕，它们都属于邪气，属于实证。

但是这个病并非所有小儿都会患，应该与体质有关。加之患这种病的小儿多体质弱，多早产，更加印证了正气不足观点的正确性。正气当中，主要是气虚，因为气具有推动、防御和上升功能。当然除了气虚外，阴虚也有可能。因为阴虚，口腔失去滋润，局部干裂，皮肤损害，才导致邪气有可乘之机。这又属于虚证。

可见，鹅口疮的白膜附着是实证，但白膜为何附着却源于正气的不足，所以，本病应该属于本虚标实证。即急性期属于心火或脾热（夹湿浊），后期属于气阴两虚。

二、西医

本病又名雪口病、白色念珠菌病，是因真菌感染而在口腔黏膜表面形成白色斑膜的一种疾病。已经确认白膜就是白色念珠菌菌落。但这种真菌，在正常儿童口腔中也寄生，一般不会致病。新生儿因为适应能力差，婴儿泄泻、营养不良、麻疹、高热等病症损伤人体免疫功能，则容易发病。本病可因产道，或哺乳奶头不洁，或喂养者手指污染传播。长期运用抗生素致菌群失调是婴儿较为常见的引发因素。

白膜的病理过程为：先局部黏膜充血、水肿，口内灼热、干燥、刺激感。1~2天后，黏膜上出现散在白色斑点，状如凝乳，半黏附性，略微高起。随后，小点逐渐融合扩大，成为形状不同的斑片。最后斑片又相互融合。经过数日，白色斑块转为微黄色，日久可变成黄褐。白色斑片与黏膜粘连，不易剥离，若强行撕脱，则暴露出血创面，但不久又被新生斑片覆盖。

【治疗】

一、原理

1. 直接杀菌治其标。白膜为白色念珠菌群集，如果杀灭了该菌，则白膜消失。

2. 改善黏膜环境，增强局部抵抗力。通过养阴，清热解毒，化腐化浊等治法，使局部黏膜环境得到改善，使白色念珠菌无法聚集。

3. 扶正以强身。白色念珠菌为条件致病菌。只在身体虚弱，菌群失调时发病。宜通过补气、养阴等治法以增强体质，扶助正气，从根本上杜绝该菌的生长条件。

二、治法举例

1. 中药　胡椒、花椒、大蒜、干姜、白芥子（直接抑制或杀灭白色念珠菌）、麦冬、玉竹、黄精（滋养阴液，改变黏膜微环境）、银花、连翘、半枝莲、重楼（清热解毒）、黄芪、葛根（升提气机，托毒疗疮）、薄荷、佩兰、苏叶（芳香辟秽）。

2. 小儿推拿　心肝同清、清胃经（清热泻火，引热下行）、补脾经、清脾经（补脾健运，清化腐浊而生肌）、清天河水、退六腑、清天柱骨（清热解毒泻火，降浊）、掐揉四横纹、运内八卦（行气，化浊，消积）、推上三关（益气，扶正）。

【预防与调摄】

1. 注意饮食卫生。乳食用具应煮沸消毒，避免感染。

2. 注意口腔清洁，防止口腔黏膜受损。

3. 久病患儿应积极治疗原发病，尤其是长期应用抗生素或肾上腺皮质激素者，务必注意口腔护理，防止邪毒内侵。

【文献资料】

《诸病源候论·鹅口疮》："小儿初生，口里白屑起，乃至舌上生疮，如鹅口里，世谓之鹅口。此由在胎时，受谷气盛，心脾热气熏发于口故也。"

《备急千金药方·少小婴孺方上·初生出腹第二》："小儿初出腹，有鹅口者，其舌上有白屑如米，剧者鼻外亦有之。此由儿在胞胎中受谷气盛故也，或妊娠时嗜糯米使之然。"

《幼科证治准绳·鹅口》："婴儿初生七日内胎毒者，其舌上有白屑如米连舌下，有膜如石榴子大，令儿语不发，名曰鹅口病。"

《圣济总录·卷七》："鹅口，此由胎中禀受谷气偏多，既生之后，心脾气热，上熏于口，致成斯疾，盖心主舌，脾之络脉散舌下故也。"

《幼科推拿秘书》："小儿胎火攻心，致上腭有白点，状如粟米，名曰乳鹅。或口内白沫满舌，上戴碍，状如鹅口，开而不合，语声不出，乳食多艰，皆由热毒上攻也。治法宜分阴阳，运八卦，清心经，捞明月，宜服延寿丹。"

《小儿推拿广意·卷中·重舌鹅口》："孩儿胎受诸邪热，热壅三焦作重舌，或成鹅口证堪忧，推掐还须针刺裂。凡重舌生于舌下，挺露如舌，故曰重舌。然脾之络脉系舌旁，肝之络脉系舌本，心之脉络系舌根，此三经或为湿热风寒所中，则舌卷或舒张或肿满。木舌者，舌肿硬而妨乳食，此为风热盛也。盖舌者心之苗，心热则生疮破裂，肝壅则血出如涌，脾闭则白胎如云，热则肿满，风则强木，口合不开，四肢状热，气喘语涩，即其候也。治法：推三关、心经、脾经各一百，六腑、八卦、运水入土五十，分阴阳二十四，天河水。凡鹅口者，始生婴孩，自一月内外，至半岁以上，忽口内白屑满舌，则上戴碍，状如鹅口，开而不合，语声不出，乳食多难，或生于牙龈上下，名曰马牙。皆由热毒上攻，名虽异，治则一也。治法：推三关，退六腑各一百，分阴阳，捞明月，打马过天河。"

《婴童类萃·胎毒论》："凡妇怀孕，宜清心远欲，饮食宜淡，忌煎炒辛辣厚味……或暑月耽胎，冬月拥炉，胎中内蕴热毒，所以生下而生重舌、木舌、鹅口……皆母不洁故也。"

第五节　惊　风

【定义】俗称"抽风"，指患者肢体抽搐、两目上视、口吐白沫、角弓反张、意识不清，甚至昏迷的一种病理状态。临床分为急惊风和慢惊风。

【病位】心、肝、脾。

【病势】急惊风属实，慢惊风属虚。

【病性】以热为主。

【病因】外感、胎禀、外伤、惊吓。

【基本病机】痰、热、惊、风。

【理论依据】

一、中医

1. 惊风源流　小儿惊风被誉为儿科四大难症。言其常见，难治，死亡率高。

"惊"旧作"驚"，《玉篇》"骇也"，恐惧貌。"风"指起病急，来势猛，动摇状。"惊风"固定成俗，专指一类小儿突然发生的以手足抽搐、昏不知人、目瞪口呆为特征的疾病。

《小儿按摩经》开篇即言："夫小儿之疾，并无七情所干，不在肝经，则在脾经；不在脾经，则在肝经，其疾多在肝、脾两脏，此要诀也。"肝主惊。因此，推测《按摩经》之"病在肝"，指的就是惊风。这从《按摩经》惊风篇幅最多，详细论述急惊风和慢惊风的病机和治法也可佐证。

何以小儿惊风如此常见又难治？

其实，古代儿科四大难症的惊风绝不是今天的高热惊厥，也不是一时缺钙低钾的搐搦。

人类同惊风的斗争由来已久。最早的中医专著《五十二病方》就有"瘛""痉"等记载。如"痉者，风入伤，身信（伸）而不能诎（屈）"，言其角弓反张貌。《五十二病方》还开刮痧治疗先河，云："婴儿瘛者，目繲（xiè）斜然，胁痛，息嘤嘤（yǐng）然，矢不化而青……因以匕周抿婴儿瘛所，而洒之栖（bēi）水中，候之，有血如蝇羽者，而弃之于垣。更取水，复唾匕以抿，如前。毋征，数复之，征尽而止"，前段描述抽搐，目斜，呼吸急促，屎青，明确病在肝。后段介绍了刮痧与祝由联合运用的治疗过程。隋代巢元方《诸病源候论》正式将痉证列为病名，如《腕折中风痉候》《金创中风痉候》等。认为"产后中风痉者……风气得入五脏"。关于新生儿发痉的机制，首次提到"脐疮未合，谓风所伤，皆令发痉"。南北朝时期发现金创与抽搐相关联，有《金创疭瘛方》流行。唐·蔺道人在《理伤续断方》中明确指出惊风之抽搐发痉是"破伤风"，曰"不可见风着水，恐成破伤风"，"成则不可治"。同期，唐·窦桂芳《黄帝明堂灸经·卷下》创立急惊风和缓惊风病名，云："小儿急惊风，灸前顶一穴，三壮。"又云："小儿缓惊风，灸尺泽各一壮。"

那个年代，除了破伤风外，各种瘟疫司空见惯。瘟疫流行，大多高热、抽搐、神昏，所以，那时小儿惊风发病率高，死亡率高，治疗非常困难，才将其归于儿科"四大难症"（另外三大难症为麻疹、天花和疳积）。传统有"急惊属热属实，慢惊属寒属虚"（钱乙）之说。

人类同惊风的斗争历史悠久。直接导致了除中药外的其他疗法的发展，特别是刮痧和小儿推拿术（小儿推拿直接得益于看惊掐惊术）。

2. 惊风内涵与特征　从历代记录的小儿惊风的症状来看，它不是某一种病，而是一种危急的病理状态。如明末王大纶《婴童类粹》列惊风二十四候图说，计有喘脑惊、胎惊、厥逆惊、眠厥惊、走厥惊、兔儿惊、吐泻惊、痘痧惊、痢疾惊、爱眠惊、蛇甩惊、老鸦惊、夜宿老鸦惊、哑惊、猛行惊、闭脉惊、乳风惊、肥瘩惊、班脊惊、摆惊、足摆惊、急风惊、风寒惊、肿泻惊。《小儿按摩经》提到了四足惊、水惊、人惊、雷惊、发热惊等。明代龚云林《小儿推拿方脉活婴秘旨全书》有兔丝惊、马蹄惊、水泻惊、鲫鱼惊、乌纱惊、乌鸦惊、肚胀惊、潮热惊、夜啼惊、缩沙惊、脐风惊、慢惊、急惊、弯弓惊、天吊惊、内吊惊、胎惊、月家惊、盘肠惊、锁心惊、鹰爪惊、措手惊、祖手惊、看地惊等二十四惊。

其实古代名目繁多的惊，并非不同的惊，不过是表现形式不同罢了。考古今医籍，可以归纳出惊风的如下特征：

（1）起病急：几乎都是在没有先兆的情况下，突然发病。或在愤怒、急躁、恐吓、巨响、水声时引发或加重。

（2）神志昏迷或错乱：大多呼之不应。

（3）抽搐强直：可四肢，可脊柱，可牙关。

（4）目定目呆："定"为眼停留在某个方向，可翻上，朝下，或直视，或斜向。"呆"为目无光彩，灰黯。

（5）语言丧失或错乱：表现为口不能言，或言不达意，或尖叫惊呼。

（6）二便失禁。

（7）四肢逆冷、面青。

（8）喉间痰鸣，呼吸不畅，或呕吐痰浊。

（9）伴发症状：可伴有发热，或剧烈吐泻之后。

（10）脉象：表现为脉急促，或乍有乍无，或停止。

3. 惊风的基本病机　对照上述惊风特征不难得出痰、热、惊、风为惊风病症的基本病机。即四者的结合引发了惊风的发生。

（1）痰：惊风表现为突然意识丧失，乃痰阻气机，痰迷心窍，痰蒙清阳。发作时喉间痰鸣，气道梗阻，更是痰浊的特征。惊风之痰可由热邪煎熬，可因饮食不节，脾失健运，痰湿内生。还可因情志不畅，气机郁结，气不行水，水湿泛滥而成。

（2）热：惊风多伴发瘟疫疾病，患儿多有高热。热性蒸迫，火性炎上，阳亢生风，乃昏厥。热邪煎熬，津液耗竭，元气亏损，筋脉失养，筋急而挛缩，始有抽搐。惊风之热多因外感热邪，或瘟疫，或情志不遂，郁怒伤肝而成。

（3）惊：作为病机，其一言其病因，惊风引发或加重的各种原因提示惊风发生与猝受惊恐有关。其二言症状，惊风的神志昏迷或错乱，目定目呆，惊恐貌，脉象乍有乍无等，与惊则气乱有关。惊多因猝受惊恐，或先天禀赋较弱，神弱气怯有关。

（4）风：惊风起病突然与风善行数变有关。惊风抽搐与风主动有关。风多因外感，或热极生风。

总之，正是痰热互结，风痰上扰，风火相煽，惊则气乱，引发了惊风。并且，痰、热、惊、风四者相合与比例还决定了惊风的类型和症状。

慢惊风还是惊风，发作时的基本病机仍然不离痰、热、惊、风四者，不过抽搐日久，抽搐无力，体质虚弱，少有发热罢了。

二、西医

1. 概述 惊厥是儿科常见急重病症，也是最常见的小儿神经系统症状，以肢体节律性运动（抽搐）、昏迷为主要特征。婴幼儿多见，年龄越小，发病率越高。有些抽搐具有潜在生命危险。短暂抽搐对人体影响不大，但长时间抽搐则可能导致永久性神经系统损害。小儿惊厥伴有发热者，多为颅内感染，或严重缺水等所致。不发热者，多为非感染性疾病所致，如癫痫、水及电解质紊乱、低血糖、药物中毒、食物中毒、遗传代谢性疾病、脑外伤、脑瘤等。

2. 病理生理 小儿惊厥可以是癫痫性发作，也可以是非痫性发作。前者为各种原因致脑细胞功能紊乱，大脑神经元过度兴奋，突然大量异常超同步放电，引起骨骼肌收缩。后者为脑干、脊髓、神经肌肉接头和肌肉本身兴奋性增高，如电解质紊乱（如钾、钠升高或钙、镁等降低）；也可是情绪改变如癔症。

3. 发病机制 婴幼儿大脑皮质发育不完善，自控力差。神经纤维外层即"髓鞘"未形成，不能绝缘和保护神经。当受到惊恐等刺激后，易兴奋，兴奋冲动还易于泛化，从而导致整个大脑失控。同时，患儿易于感染，血-脑屏障功能差，各种毒素和微生物容易进入脑组织，产生颅内感染，影响中枢神经稳定性。

4. 病因分类

感染性：常见颅内感染，主要为各种细菌、病毒、寄生虫等所致之脑膜炎、脑炎、脑脓肿。颅外感染则可因急性胃肠炎、中毒型细菌性痢疾、脓毒症（特别是化脓性扁桃体炎）、中耳炎、破伤风、百日咳、重症肺炎等引发。其中，上呼吸道感染或某些传染病初期的高热，最易因脑部微循环障碍引起脑细胞缺血、组织水肿等导致惊厥。

非感染性：包括颅内疾病，如颅脑产伤、脑外伤、颅脑缺氧、颅内出血、颅内占位性疾病、脑发育异常、脑性瘫痪及神经皮肤综合征、胆红素脑病等。其他，如癫痫、婴儿痉挛症、代谢异常、中毒、药物副作用、水电解质紊乱、急性心功能性脑缺血综合征、维生素 B_1 或维生素 B_6 缺乏症、癔症等也常常引发惊厥。

【治疗】

一、原理

无论急、慢惊风，发作时均应看惊掐惊，开窍醒神治其标。休止期应辨证论治图其本。急惊风病在心肝，属实证，应以平肝息风、清热泻火、宁心安神为治。慢惊风病在肝脾肾，虚实夹杂，应以补益脾肾、平肝息风为治。

豁痰开窍，活血化瘀在惊风防治的整个过程中有积极意义。

二、治法举例

1. 中药 发作期，患儿神志昏迷，口噤不开，非中药之所长。试用麝香、南星、菖蒲、薄荷等为粉（平时制作），鼻中取嚏以救急。该方药芳香、开窍、定惊、醒脑。缓解后，可用天麻（祛风、豁痰开窍）、三七（活血、通窍）、珍珠粉、酸枣仁（安神定惊）、麦冬、茯苓（养心安神定志）为粉，长期服用。

2. 小儿推拿

针对惊和风：捣小天心、拿止惊（痉）穴，如曲池、委中、百虫和承山等。掐惊术：掐人中、十宣、威灵、左右端正、精宁、老龙等。

针对热：心肝同清、清天河水、推桥弓。

针对痰：揉板门与分推膻中。

中医与惊风的斗争由来已久，这种斗争有力地促进了中医学术的发展和治法的诞生。小儿推拿术就直接来源于看惊掐惊术。但我们也应该看到，惊风发作时，中医很无奈。而面对诸如破伤风、脑炎、狂犬病、癫痫、电解质紊乱等所致之惊厥，无论中药、针灸，还是推拿都很无助。我们得正视现实，努力去探讨、研究和创新。

3. 西医急救　取侧卧位，松解衣领，将头偏向一侧，防止唾液或呕吐物吸入气管引起窒息。痰多吸痰，高热退热，呼吸急迫给氧，呼吸暂停，给予人工呼吸。止惊药物首选安定，或水合氯醛灌肠。

【预防与调摄】

1. 发作时，不宜喂水、灌药和进食，以免窒息和吸入性肺炎。

2. 缓解后多休息，避免过度疲劳或过度兴奋，以免诱发惊厥发作。

3. 积极治疗原发疾病。

【文献资料】

《素问·至真要大论》："诸风掉眩，皆属于肝"，"诸暴强直，皆属于风"，"诸痉项强，皆属于热"。

《小儿推拿广义》："夫小儿有热，热盛升惊，惊盛发搐，又盛则牙关紧急而八候生焉。八候者，搐、搦、掣、颤、反、引、窜、视是也。搐者两手伸缩，搦者十指开合，掣者势如相扑，颤者头偏不正，反者身仰后向，引者臂若开弓，窜者目直似怒，视者露睛不活，是谓八候。其四证，即惊、风、痰、热是也。""急惊属阳，皆由心经受热积惊，肝经生风发搐，风火交争，血乱气并，痰涎壅盛，百脉凝滞，关窍不通，内则不能升降，外则无所发泄，以致啮齿咬乳、夹持唇红、鼻额有汗、气促痰喘、忽尔闷绝、目直上视、牙关紧急、口噤不开、手足抽掣，此热盛而然。慢惊属阴，皆由大病之余，吐泻之后，目慢神昏、手足偏动、口角流涎、身体微温、眼目上视、两手握拳而搐，如口鼻气冷、囟门下陷，此虚极也。"

《小儿药证直诀·急惊证治》："小儿急惊者，本因热生于心；身热面赤引饮，口中气热，大小便黄赤，剧则搐也，盖热甚则风生，风属肝，此阳盛阴虚也。"

《景岳全书·小儿则·惊风》："惊风之要领有二：一曰实证，一曰虚证而尽之矣。盖急惊者阳证也，实证也，乃肝邪有余而风生热，热生痰，痰热客于心膈间则风火相搏，故其形证急暴而痰火壮热者是为急惊，此当先治其标，后治其本。慢惊者阴证也，虚证也，此脾肺俱虚，肝邪无制，因而侮脾生风，无阳之证也，故其形气病气俱不足者是为慢惊，此当专顾脾胃以救元气。虽二者俱名惊风而虚实之有不同，所以急慢之名亦异。凡治此者不可不顾其名以思其义。"

《小儿按摩经》："急惊风属肝木风邪有余之证，治宜清凉苦寒，泄气化痰……至于慢惊，属脾土中气不足之症，治宜中和，用甘温补中之剂。"

《小儿推拿方脉活婴秘旨全书》："诸风掉眩，统属肝木。小儿纯阳，真水未旺，心火已炎，故肺金受制，无以平木，故肝木有余，而脾常不足也。失于保养，寒暄不调，以致外邪侵袭；饥饱失节，以致中期损伤，而急惊、慢惊之候作矣。故急惊属肝，风木有余之证；慢惊属脾，中土不足之候。有余，则清之、泻之；不足，则温之、补之。"

《小儿药证直诀》："凡急慢惊，阴阳异证，切宜辨而治之。急惊合凉泻，慢惊合温补。"

《幼幼新编》："风搐频者，风在表也，易治，易发之。搐稀者，风在脏也，难治，宜补脾。"

《幼科推拿秘书》："急惊推拿宜泻，痰火一时相攻，自上而下莫从容，攻去痰火有用。推拿慢惊需补，自下而上相从，一切补泻法皆同，男女关腑异弄。""急惊风，属肝木，风邪有余之症，治宜清凉苦寒，泻气化痰。其候或闻木声而惊，或遇禽兽驴马之吼，以致面青口噤，或声嘶啼哭而厥。发过则容色如常，良久复作，其身热面赤，因引口鼻中气热，大便赤黄色，惺惺不睡。盖热甚则生痰，痰盛则生风，偶因惊而发耳。内服镇惊清痰之剂，外用掐揉按穴之法，无有不愈之理。至于慢惊，属脾土中气不足之症，治宜中和，用甘温补中之剂。其候多因饮食不节，损伤脾胃，以泻泄日久，中气太虚，而致发搐，发则无休止，其身冷面黄，不渴，口鼻中气寒，大小便青白，昏睡露睛，目上视，手足瘈瘲（chì zòng，筋脉痉挛），筋脉拘挛。盖脾虚则生风，风盛则筋急，俗名天吊风者，即此候也。宜补中为主，仍以掐揉按穴之法，细心运用，可保十全矣。"

第六节 癫 痫

【定义】又称"痫证"。是以突然扑倒，昏不知人，口吐涎沫，两目上视，肢体抽搐，喉中发出猪羊般叫声，片刻即醒，醒后一如常人为特征的一种发作性疾病。发病率约 5‰~7‰。我国约有癫痫患者 600 万，每年新发病癫痫患者 65 万~70 万。儿童期是癫痫的高发时期，占全部癫痫患者的 60% 以上。癫痫是神经系统疾病中仅次于脑血管疾病的第二大顽症。癫痫患者的死亡风险为一般人群的 2~3 倍。

【病位】脑、心、肝。

【病势】痰随气升。

【病性】发作为实证，缓解有虚实。

【病因】胎禀、惊恐、外伤脑部、高热后遗。

【基本病机】痰气交阻，神志蒙蔽，神机不运。

【理论依据】

一、中医

（一）发作期——痰气交阻，神不能明

1. 癫痫发作的典型特征　癫痫是一种发作性疾病。发作时有三大特征：其一是意识丧失，突然倒扑；其二是肢体抽搐，两目上视，牙关紧闭；其三是喉间如有猪羊般叫声。仔细揣摩这三大特征，不难得出：意识全无是为无神或失神；有些病人即使没有倒扑，但也昏不知人，呼之不应，如丧神守。肢体抽搐，两目上视，牙关紧闭，身子僵硬为垂死挣扎之征，垂死之时，神识即将离体也。

（1）心：传统中医首先考虑到心。"心者，君主之官，神明出焉"。君主是一国之象征，"国不可一日无君"。心主神明就是主宰人体的生命活动，特别是意识、思维和情感。心主神明功能正常，则神识清明，生机旺盛。心主神明异常，神识就昏愦、狂躁、忧郁、失意。心不能主神明了，生命自然也就完结。癫痫发生瞬间意识全无，神丧其守，肯定是心主神明障碍。结合

患者突然发病，片刻能醒，醒后一如常人和喉间痰鸣，显然这是痰与气交阻所致。

（2）肝胆：肝为将军之官。将军在一人之下，万人之上，决定生杀予夺。肝主疏泄，藏魂，参与性情调节。全身阳气必赖胆气升发，五脏六腑靠肝胆治理和协调。正所谓"凡此十一脏，皆取决于胆也"（《内经》）。升发太过，阳亢生风，会倒扑昏厥；升发不及，清阳亏空，也会昏愦。故癫痫神识丧失与肝胆有一定关系。

癫痫发作时的抽搐、目上视、牙关紧闭等主要责之于肝。肝主风，主动，主筋。当痰气交阻，经隧不通之时，身体重浊、缺血、挛急、挣扎（一种自我保护性反应）就成为必然。这与中风发生时，半边身子僵硬，功能丧失的机制完全相同，不过本病痰气交阻充斥于整个身子，故宜豁痰开窍。中风只交阻半边（5/10）身子，治疗上才有"补阳还五"之说。

（3）大脑：中医虽然有"灵机记性全在于脑"，"脑主神明"，"髓海不满，则脑为之苦鸣"，"脑为奇恒之府"等记载，但不可否认的是大脑被传统中医忽略了。

现在已经证实脑主神明，已经肯定癫痫乃大脑病变。

至于脾，主水谷运化，与痰的产生有关。但津液遍布全身，痰无处不有，无时不在。而且，癫痫之痰主要是无形之痰，主要与心、肝相关联，故脾参与癫痫病机的观点有待探讨。

2. 惊为癫痫特征。

（1）惊为癫痫的直接病因：古人认为癫痫无论来自先天禀赋，还是后天所成，均与惊恐有关。即惊恐为癫痫的直接病因。如《素问·奇病论》："其母有所大惊，气上而不下，精气并居，故令子发为癫疾也"（先天）。如果癫痫幼年发病，又排除各种后天损伤因素，就应从先天禀赋考虑。如孕母突受惊恐、气乱精怯，或起居、劳作不当，感受病邪，或饮食无节，或情志不遂，或接触毒物等，都可能累及胎元，影响胎儿心、脑发育，致出生后心胆虚怯，产生癫痫。后天所致者可因外邪、高热、外伤、饮食和惊恐等。其中，虚邪贼风，乘人之危，侵入人体，令人心胆难安；高热，风火相煽，上冲于脑，元神煎熬而不宁；外伤因恐惧、疼痛令人心惊胆颤；高强度的声、光、电和心理因素更刺激人体，使之惊悚和呆滞。

（2）惊为癫痫的主要症状和特征：癫痫的表现形式千奇百怪，但都与惊掣（chè）有关。有大动，有小动；有急掣，有徐动。但只要癫痫发作，总有不自主的抽掣和不受意识控制的动。

3. 模拟癫痫发作　正常人真气从之，精神内守，神清气爽，不急不躁，脏腑协调，经脉畅通，气血有常，水精四布，五经并行，合于四时五脏阴阳，揆度为常。表现为寤寐有常，动静得当，饮食有节，心情舒畅。

但吃五谷糟粕生，进水饮痰浊驻，处天地邪气附，爱运动气血耗，动情感形于色。以上诸因导致人体内或多或少总有积滞、邪气和瘀结；人之禀赋总有偏差；人的脏腑功能总有不协调；人之阴阳平衡总是相对而言；人之气机升降出入也只是暂时的平和。

这种和谐与平衡，在某一天的某一刻，可能因为惊恐、急躁、忧思（气乱）、运动（气盛、气耗）、高热（气上冲）、剧烈吐泻（气逆与气陷）、感冒（正邪相争，气向外向上）、外伤（气伤损和气结）、食物中毒（气耗毒陷）等而引发。发作时，气机首先逆乱，气夹痰，痰裹气，痰气交阻，上冲内陷，升降瞬间瘫痪，阳气不得续接，清阳被蒙，心脑神机不运，始发癫痫。

发作后，意识丧失、倒扑、抽搐、呕吐痰涎、发出猪羊般吼叫。所有这些生命的挣扎使清阳重新发越，气机发散，痰气分离，升降逐渐得复，蒙蔽得解，故移时苏醒，醒后一如常人。

但气机走窜，聚合无常，宿根始终存在，故反复发作。

（二）缓解期状态与证型

缓解期重点考虑气郁、痰浊、热毒、体虚等情况。

1. 先天者多属心胆气怯，表现为神疲、少语，懒动，五迟五软。治疗以健脑益智为主。

2. 外伤者一定有明显外伤史，以瘀血阻滞为特征。表现为头痛，健忘，胸闷。治疗以活血化瘀为主。

3. 高热惊风、药源性、食物中毒等所致者，以热毒炽盛为特征。表现为烦躁，夜啼，口腔溃疡。治疗以清热解毒为主。

4. 性格乖僻者多属气郁，表现为易怒、忧郁。治疗以疏肝为主。

二、西医

现代医学认为，癫痫是以脑部神经元反复突然过度放电为特征，导致间歇性中枢神经系统功能失调的一种脑部疾病。小儿癫痫具有多样性、易变性、不典型性、短时性、易诱发性和周期性发作等特点。癫痫病因复杂多样，包括遗传因素、脑部疾病、全身或系统性疾病等。

1. 遗传因素　遗传因素是导致癫痫尤其是特发性癫痫的重要原因。分子遗传学研究发现，一部分遗传性癫痫的分子机制为离子通道或相关分子的结构或功能改变。

2. 脑部疾病　先天性脑发育异常：大脑灰质异位症、脑穿通畸形、结节性硬化、脑面血管瘤病等，以及颅脑肿瘤、颅内感染、颅脑外伤、产伤、脑血管病、脑变性疾病（如阿尔茨海默病、多发性硬化、皮克病）等。

3. 全身或系统性疾病　缺氧、窒息、一氧化碳中毒、心肺复苏后；代谢性疾病，如低血糖、低血钙、苯丙酮尿症、尿毒症等；内分泌疾病，如甲状旁腺功能减退、胰岛素瘤等；心血管疾病，如阿-斯综合征、高血压脑病等；中毒性疾病，有机磷中毒、某些重金属中毒等；其他，如血液系统疾病、风湿性疾病、子痫等。

目前癫痫的治疗在控制方面取得了长足进展。很多抽搐和发作都能有效控制，外科手术对部分大脑异常患儿能根治。但其发病率高，症情复杂，治疗总体仍然不满意。

【治疗】

一、原理

发作时，尽快分解痰和气，促进苏醒。采用开窍醒神，豁痰顺气法。缓解期重在健脑益智，镇静安神，活血化瘀，清热解毒，疏肝理气。

二、治法举例

1. 中药　茯神、天麻、远志、全蝎、石菖蒲（开窍醒神、镇静息风）、南星、白僵蚕、浙贝（豁痰通络）、红花、三七（活血化瘀）、银花、甘草（清热解毒）。

2. 小儿推拿 拿肩井、掐人中（开窍醒神，急救活人）、掐四关（合谷、太冲，此为经验效穴）、捣小天心、掐五指节（镇静安神、镇惊止搐，改善睡眠，利于大脑休养调息）、摩囟门、扫散法、拿五经、干洗头（健脑益智，愉悦心情，减少发作）、双点门、上月球、垂杨柳（双点门直接刺激作用于大脑，后两法反常刺激，希其逆转大脑固有病理状态）、调五脏、推五经（协调五脏，十指连心，刺激心包经，调护心神）、振按四方、点揉风府、揉膻中、揉丰隆（顺气化痰，豁痰醒神）。

【预防与调摄】

癫痫持续状态，为癫痫发作持续 30 分钟以上仍不能自行停止，或一次发作意识尚未恢复又频繁再发。癫痫持续状态为内科急症之一，大脑缺氧，可引发脑水肿，甚至脑功能衰竭、中枢性呼吸循环衰竭，最终可导致死亡，需要紧急抢救。

【文献资料】

《五十二病方》："婴儿病痫，雷丸三颗煎水浴之。"

《素问·奇病论》："人生而有病癫疾者……此得之在母腹中时，其母有所大惊……故令子发为癫疾也。"

《灵枢·寒热病》："阳迎头痛，胸满不得息，取之人迎。暴喑气厥，取扶突与舌本出血。暴聋气蒙，耳目不明，取天牖。暴挛痫眩，足不任身，取天柱。暴瘅内逆，肝肺相搏，血溢鼻口，取天府。此为天牖五部。"

《灵枢·癫狂病》："癫疾始生，先不乐，头重痛，视举目赤，甚作极，已而烦心，候之于颜，取手太阳、阳明、太阴，血变为止"，"癫疾始作而引口啼呼喘悸者，候之手阳明、太阳，左强者，攻其右，右强者，攻其左，血变为止"，"癫疾始作，先反僵，因而脊痛，候之足太阳、阳明、太阴、手太阳，血变为止"，"治癫疾者，常与之居，察其所当取之处。病至，视之有过者泻之，置其血于瓠壶之中，至其发时，血独动矣。不动，灸穷骨二十壮。穷骨者，骶骨也"。

《诸病源候论·小儿杂病诸候·惊痫候》曰："惊痫者，起于惊怖大啼，精神伤动，气脉不足，因惊而作痫也。"

《诸病源候论·小儿杂病诸候·痫候》："风痫者因衣厚汗出而风入为之，惊痫者因惊怖大啼乃发，食痫者因乳食不节所成。"

《诸病源候论·小儿杂病诸候·风痫候》："风痫者，由乳养失理，血气不和，风邪所中；或衣浓汗出，腠理开，风因而入。初得之时，先屈指如数，乃发掣缩是也。"

《诸病源候论·小儿杂病诸候·痫后更发候》："余势未尽，小儿血气软弱，或因乳食不节，或因风冷不调，或更惊动因而重发。"

《寿世保元·痫证》曰："盖痫疾之原，得之惊，或在母腹之时，或在有生之后，必因惊恐而致疾。盖恐则气下，惊则气乱，恐气归肾，惊气归心。并于心肾，则肝脾独虚，肝虚则生风，脾虚则生痰，蓄极而通，其发也暴，故令风痰上涌而痫作矣。"

《景岳全书·杂症谟·癫狂痴呆》："有从胎气而得者，有从生后受而得者，盖小儿神气尚弱，惊则肝胆夺气而神不守舍，舍空则正气不能立而痰邪足以乱之。""……不得谓癫痫尽属实邪而概禁补剂也。""阴盛阳衰及气血暴脱而绝无痰火气逆等病者，则凡四君、四物、八珍、十全大补等汤或干姜桂附之类，皆所必用。"

《临证指南医案·癫痫》："痫病……或由母腹中受惊，以致内脏不平，经久失调，一触积痰，厥气内风，卒焉暴逆，莫能禁止，待其气反然后已。"

《活幼心书·痫证》："胎痫者，因未产前，腹中被惊，或母食酸咸过多，或为七情所汨，致伤胎气。"

《婴童百问·惊痫》："血滞之窍，邪风在心，积惊成痫。"

《普济方》："风之为病……皆由腠理疏弱，营卫虚怯，经络不顺，关窍闭塞……是谓风痫之至也。"

《石室秘录·卷一》："有羊癫之证……痰迷心窍，因寒而成。"

《古今医鉴·五痫》："夫痫者……原其所由……或为六淫之邪所干。"

《医宗金鉴·幼科杂病心法要诀》："食痫食过积中脘，一时痰热使之然。"

《幼幼新书》："风涎及邪塞窍"，"邪气在心。"

《儒门事亲》："大凡风痫发病，项强直视、不省人事，此肝经有热也。"

《慎斋遗书》"系先天之元阴不足，以致肝邪克土伤心。"

《普济方·婴孩一切痫·热痫》："热痫……气血不和，内有积热之所致也。"

《古今医统大全》："大凡痫病，多是肝经风火之盛……痫证多本风热，而谓有阴阳寒热之殊，盖由病之远近，故有虚实寒热之分。"

《张氏医通》："由肾中龙火上升，而肝家雷火相从挟助也。"

《三因极一病证方论·癫痫叙论》："夫癫痫病，皆由惊动，使脏气不平，郁而生涎，闭塞诸经，厥而乃成。或在母胎中受惊，或少小感风寒暑湿，或饮食不节，逆于脏气。"

《读医随笔·证治类》："癫痫之病，其伤在血，寒热燥湿之邪，杂然凝滞于血脉，血脉通心，故发昏闷，而又有抽掣叫呼者，皆心肝气为血困之象，即所谓天地之疾风是也。"

《医林改错·癫狂病总论》："是无气一时不能上转于脑髓……乃气血凝滞脑气，与脏腑气不接，如同做梦一样。"

《小儿卫生总微论方》："治则惟泻心肝者，盖二脏俱实，为病之源故也。"

《医宗金鉴》："痫病发时灸百会，不拘壮数，以苏为止，再发再灸，以愈为度。"

《仁斋小儿方论》："阳证不可用温，阴证不可用寒。"

《丹溪心法》："有热者，以凉药清其心。有痰者，必用吐药。"

《证治准绳》："所因不同，治法亦异。如惊者安神丸以平之，痰者三圣散以吐之，火者清神汤以凉之，可下则以承气汤下之。"

《医学心悟》："痫证虽有五脏之殊，而为痰涎则一，定痫丸主之。"

《古今医统大全》："大凡痫病……病之近者，可以凉剂、吐利之治也；病之久者，先是凉药之过，不免有虚寒者，当审之，而可以施温平补胃之剂。"

《婴童百问》："通行心经，调平心血，顺气豁痰。"

《医宗必读》："治痰不理脾，非其治也。故治痰当先补脾，脾复健运之常，而痰自化矣。"

第七节　异常瞬目症

【定义】儿童频繁眨眼，每分钟达 15 次以上，不伴有面肌痉挛和其他全身症状，具有相对独立性和局限性，并无其他神经系统疾病者，称为儿童多瞬症或儿童异常瞬目症。

【病位】眼、肝、脾、大脑。

【病势】动有余、静不足。

【病性】有虚有实。

【病因】急躁动怒，营血暗耗。

【病机】肝旺风动、目胞失控。

【理论依据】

一、中医

1. 眨在眼，病在眼　本病频繁眨眼，就应该从眼睛去找问题。正常眼睛眨眼有度，现在眨眼太多，就不正常了，而且是眼睛的不正常。痒了？干涩了？灼痛了？异物侵入了？这些都是容易想到的！其中，痒以揉为主，干涩以眨眼为主，灼痛以红肿为主，异物以刺痛为主。于是，眼睛的干涩成了人们关注最多的问题，因为眨眼本身有利于泪液分布，能湿润眼球。这种思路要求认真检查眼睛，要求局部重点处置眼睛，要求刺激泪液分泌。

2. 五轮之中，眨眼最关乎脾　中医将一个眼球按五行分类。瞳孔属于肾，黑睛属于肝，白睛属于肺，脉络属于心，眼胞属于肌肉，肌肉为脾所主。眨在眼，是上下眼胞（肌肉）的频繁运动。于是，推导眨眼乃脾虚所致成为一般中医的共同认识。结合眼睛局部干涩是失去濡润，那可是气血的功能。而脾胃乃气血生化之源。脾气不足，气血不充，目失所养，血虚风起，才频繁眨眼。

从动静角度考虑，眨眼是动有余，静不足。脾还主静。脾虚了，不能静，就动有余了。这种理念要求治在脾，要求益其气，养其血。

3. 肝开窍于目　肝开窍为目，是指肝的功能可以通过眼目表现出来，又称"精明"。虽然有五轮学说，但总领眼球的却是肝。《内经》有"肝气通于目，肝和则目能辨五色矣"，还是五行学说，将五官中的眼睛划归肝所主。

肝藏血，又开窍于目，肝主升发。这三点成为了眨眼睛最直接的原因。

脾虚血少-血库亏空-肝气不升-目失所养-眼干涩-眨眼睛。

在动静之中，肝主动。眨得太频繁，动得太多，显系肝旺。与脾虚静少相关联，就会生出"肝旺脾虚"来。

自然界气候中，"风"是游走动荡的。眨眼太过，风之盛也。风也是肝所主，这是"肝旺风动"病机的主要支撑。

4. 目系系于脑　清代王清任《医林改错》："两目即脑汁所生，两目系如线，长于脑，所见之物归于脑。瞳仁白色是脑汁下注，名曰脑汁入目。"原来，所视成像于脑，眼睛调节的本质在脑。"眼睛-脑髓学说"要求眼睛疾病要从大脑思考。频繁眨眼，应该责之"脑失控"和"目系急"。其中目系为脑与眼球之间的联系通路，它拘急，必然不断牵动，才频繁眨眼的。

二、西医

1. 眨眼的生理　眼睛最"娇气"，"眼睛揉不得沙子"意指其容不下任何异物。眨眼时，眼泪能洗掉眼球表面的细微灰尘，保持眼部的清洁、湿润。眨眼是眼睛自我休息的重要方式。

瞬目为眼睑的一种极短暂和不由自主的开合状态，持续时间约 0.3~0.4 秒，间隔时间一般为 3~4 秒。瞬目有助于泪液分泌，润湿眼球表面，保护眼角膜、避免损伤、防止异物等。当风沙或飞虫接近眼睛的时候，眼皮会自然眨动，这就挡住了沙粒和虫子。如果长期不眨眼，眼球上的泪膜会很快蒸发，眼睛会出现干涩不舒、刺痛、流泪。反射性瞬目是外界刺激下人体的本能反应，眨眼受大脑皮质控制，其传入通路是三叉神经，传出通路是面神经。眼睑有两种肌肉，一种为眼轮匝肌，形状似车轮，环绕眼睛，它收缩时眼睑就闭合；另一种为提上睑肌，它收缩时眼睛就睁开。这两组肌肉协调地收缩、放松，眼睛睁开、闭合自如。

2. 异常瞬目机制　儿童频繁瞬目的发病原因有眼部屈光不正、眼表面炎症、眼附属器疾患、不良生活及用眼习惯、铅污染、抽动障碍等全身疾患及心理因素。我们认为大多数儿童的频繁瞬目首先由眼部疾患引起，神经、心理因素异常是加重或使其反复发生的重要原因。

【治疗】

一、原理

抑木（肝）扶土（脾），养血柔筋为本病的基本治法。

配合眼睛局部操作和健脑益智之法，以调节目系，舒缓肝之挛急。

二、治法举例

1. 中药　胡黄连、夏枯草、木贼、菊花（抑木）、白术、茯苓、太子参（扶土）、当归（养血）、白芍、甘草（缓急柔筋）。

2. 小儿推拿

（1）全身调理：心肝同清、捣小天心、清天河水、掐揉二人上马（平肝镇静）、按揉照海、申脉（调节开合）、补脾经（益脾气）、调五脏、双凤贯耳、鸣天鼓、上月球、垂杨柳（健脑益智）。

（2）眼睛局部操作：头面四大手法，双点门，点睛明、承泣、四白、攒竹穴，按揉目上眶、熨眼、扫散法（局部活血、缓急）。

【预防与调摄】

1. 积极治疗眼病，纠正不良的生活及饮食习惯，养成良好的用眼习惯，注意眼手卫生，并适当进行心理疏导。

2. 纠正儿童不良的生活、饮食习惯。适当增加维生素 B_2、维生素 B_{12}、锌、铁等维生素和微量元素的摄入，多吃绿叶青菜。

3. 眼病积极治眼，如倒睫、慢性结膜炎、沙眼、角膜炎、屈光不正、干眼症等。抽动需要积极治疗原发病，请参考本书抽动症的治疗。

4. 泪膜稳定性降低是患儿频繁瞬目的主要诱因。造成泪膜稳定性降低的内因有维生素、微量元素缺乏；外因则为不良用眼习惯，如专注看电视或电脑过久，使睑裂暴露面积过多过久，泪膜蒸发。宜针对性地采取措施，如纠正厌食、偏食，及时补充微量元素及维生素；纠正不良用眼习惯等。

5. 研究认为儿童瞬目症可能是发育过程中的心理性疾病，如过度关心、要求较高，或较为冷漠、关心不够等；一些儿童模仿他人挤眉弄眼，逐渐形成异常瞬目，故应采用心理治疗。

【文献资料】

《素问·金匮真言论》："东方青色，人通于肝，开窍于目，藏精于肝。"

《灵枢·大惑论》："五脏六腑之精气，皆上注于目而为之精。"

《银海精微》："泪乃肝之液。"

《诸病源候论》："目，肝之外候也。"

《审视瑶函》："目札者，肝有风也。风入于目，上下左右如风吹，不轻不重而不能任，故目连札也。"

《小儿药证直诀》又名"眼睫连劄（zhá，眨眼）"，指两眼频繁眨动，为肝风上乘所致。

《兰室秘藏·眼耳鼻门》："夫五脏六腑之精气，皆禀受于脾，上贯于目。脾为诸阴之首也，目者血脉之宗也，故脾虚则五脏之精气皆失所司，不能归明于目矣。"

《医林改错》："两目即脑汁所生，两目系如线，长于脑，所见之物归于脑。瞳仁白色是脑汁下注，名曰脑汁入目。"

《幼幼新书》："目连札不搐，得心热则搐。治肝泻清丸，治心导赤散主之。"

第八节 啮 齿

【定义】 夜晚上下牙齿磨得吱吱响的一种病症。

【病位】 肝、咀嚼肌、大脑。

【病势】 不当动而动。

【病性】 实证。

【病因】 心肝火旺，阳明炽热，咀嚼肌失控。

【基本病机】 颊车失灵。

一、中医

1. 磨牙的风动学说 白天属阳，夜晚属阴。阳主动，阴主静。夜晚万籁俱寂，人当静止睡眠。而这时候牙齿没有静下来，不断咀嚼磨动。动属于阳，因而磨牙是阳盛。不该动而动，是风，风善行而数变，风性主动。有了动，有了风，考虑脏腑就简单了。那就是肝应春，主动，肝属于风。根据这个理论，磨牙应该在春天，或者情绪激动时加重，这有待进一步观察。这一学说认为磨牙为牙齿局部兴奋性过强，兴奋过强需要镇静。镇静之本仍然在大脑。

2. 磨牙的脾虚与虫子学说 肝主动，脾主静。理论上，脾气旺盛则静。现在静不下来，脾气理所当然就旺盛不起来。加之肝木克土，肝木旺了，土受抑制，脾虚磨牙学说就成形了。

但单纯补脾治疗很难奏效，于是变生出了虫子理论，认为磨牙是肠道虫子干扰所致。因为虫子寄生在人体内，但虫子不是人体，虫子有自己的活动规律，白天不动，夜间趁人熟睡才敢跑出来，吸取人体的营养和气血，导致磨牙。一般而言，虫子本身不会让牙齿磨动，但虫子的代谢产物如果干扰大脑，让大脑失去对颊车的控制就会磨牙。可见，无论动静的脾虚观，还是虫子毒素干扰观，最终病机也直指大脑。

3. 磨牙的经络学说 人是由经络联系而成的有机整体。在经络循行中，与口齿发生关系的主要经络有：足阳明胃经"挟口，入上齿龈中"，手阳明大肠经"挟口入下齿龈"，足少阴肾经和足太阴脾经均"抵舌根"，督脉"止于龈交"，足厥阴肝经、任脉和冲脉"环绕口唇"。理论上这些经络发生病变，也可能影响到牙齿的运动而导致磨牙。

在经络理论中，手阳明大肠经和足阳明胃经，一入上齿，一入下齿，配对成双，主管牙槽运动。阳明经又被认为是多气多血之经。主实证，主热证，主动。阳明经还直接与胃肠相连属。因而磨牙的经络理论特别重视手足阳明经。

这些经络直接或间接与牙齿相通。它们相通于口齿，会聚于头面。头面为脑所在，磨牙为不该动而动，治疗上应该镇静，镇静部位在牙齿，在大脑。

4. 颊车失灵　颊车，载于《灵枢·邪气脏腑病形》篇，属足阳明胃经，在面颊部，下颌角前上方，耳下一横指处。咬合上下牙时，咀嚼肌隆起处取穴，左右各一。其中，下颌角前方有咬肌，有咬肌动、静脉，有耳大神经分布，还有面神经及咬肌神经通过。

颊车中的"颊"为面颊，为牙槽骨，"车"乃运动工具，车的作用就是运动。古人将此穴位以颊车命名之，就言其主管牙槽骨的运动。磨牙是夜晚牙齿相互磨动，而牙齿种植于牙槽骨上，牙齿运动的实质是牙槽骨的运动。

颊车是运动牙槽骨的车，功能是吃饭时进行咬合运动，夜晚睡眠就该休息，现在夜晚磨动不停，显然为颊车失灵，而且，因为颊车直接控制牙槽骨的运动，因而上述任何一种磨牙学说的最终结果都是颊车失灵。这是本书将磨牙的基本病机归纳为"颊车失灵"的重要原因，颊车失灵，就要修正控制系统，控制系统还是在头部大脑。

二、西医

1. 病因

（1）心理因素：白天过度疲劳，晚上大脑皮质处于深度抑制状态，失去对咀嚼肌的控制，并发出冲动令其做短暂而连续的收缩产生磨牙。

（2）不良习惯：从小咬手指、咬铅笔等不良习惯的儿童，多发展为夜间磨牙。平时习惯以磨牙、咬牙等方式表达压抑、愤怒感情的人也容易夜间磨牙。

（3）睡眠姿势：侧卧位和俯卧位睡眠姿势容易产生磨牙症。

（4）肠道寄生虫：人体内肠道寄生虫能分泌多种代谢产物和毒素，它们会刺激睡眠中的大脑相应部位导致咀嚼肌持续收缩而出现磨牙。

（5）神经系统因素：当神经传导通路协调功能紊乱时，肢体会出现不自主运动。目前认为，基底神经节功能紊乱以及中枢神经系统递质分泌异常可能是磨牙症的重要神经生物学机制。

（6）疾病：口齿中咬合不正、咬合干扰，以及一些全身性疾病，如过敏、内分泌紊乱、营养不良，以及消化系统疾病等都被认为是磨牙的可能原因。

2. 早期判断啮齿的方法和意义

（1）睡眠时患者有典型磨牙或咬紧牙动作。

（2）可见顽固磨牙症者，其咬合面、邻面重度磨损。

（3）有牙周、牙槽骨、牙龈萎缩，牙松动、移位等改变。

（4）咀嚼肌疲劳、咬合无力。

（5）伴有颞颌关节功能紊乱症状。

（6）患者起床后，有头颈部疼痛症状。

（7）多见于儿童、青少年男性患者。

（8）在吃早饭时会感觉到腮部明显酸痛。

3. 治疗　啮齿的治疗方法有好多种，临床上主要以减轻磨牙对牙齿咬合面带来的破坏、减轻肌肉关节的症状为目的。原则是阻断病因，减少损害。

（1）心理治疗：确实有精神心理因素的作用，使下颌骨肌肉张力过度。消除紧张情绪，解除不必要的顾虑，合理安排工作。必要时口服安定片，每日 1~2 次，每次一片。

（2）减轻大脑兴奋治疗：睡前休息放松，做适当的体操，避免兴奋性食品和吸烟，改善睡眠环境等有利于减轻大脑的兴奋状态。调动患者的自我意识，自我控制的心理作用来减轻磨牙的发生。

（3）肌肉松弛疗法：颌骨肌肉过分紧张是引起磨牙症的原因之一，治疗中解除肌肉过度紧张是控制磨牙症的必要手段。常用的方法有：肌肉松弛仪的应用；体疗，进行咀嚼肌的生理功能训练；按摩；视听暗示等方法。

（4）睡眠中唤醒刺激的治疗：通过生物反馈，使患者在磨牙发生时被声音等电信号惊醒，从而暂时停止磨牙。有学者对嘴唇进行暂时性的传入电刺激，结果对控制磨牙有效。但这种方法干扰了患者和同居人的睡眠，效果不长期。

（5）肠道驱虫治疗：杀蛔虫治疗，减少肠道寄生虫蠕动刺激肠壁。因为卫生原因而导致蛔虫引发的夜磨牙症在儿童时期可能会发生，但是在青春期和成年人中，因蛔虫引发的夜磨牙发生的几率几乎不存在。所以，驱虫治疗方法对于青少年和成人来说没有效果。

（6）咬合板治疗：制作一个护牙套，晚上睡前戴在牙龄上，早晨取下，缓解肌肉紧张。目前最易被医师和患者接受，防止牙磨损效果明显，但并不能治疗磨牙。

（7）纠正咬合系统不良习惯。如单侧咀嚼、咬铅笔、常嚼口香糖等。

（8）药物治疗：主要着眼点是试图调整牙颌面运动障碍和肌肉张力失常。局部使用肉毒杆菌毒素（BTX）对治疗运动障碍有效。将 BTX 注射入常年磨牙患者的两侧咀嚼肌中，结果多数患者在注射后即刻至 4 周内开始停止牙齿磨动，但也有患者出现吞咽困难。使用 L-多巴调节中枢神经系统，可明显减轻磨牙者的磨牙次数，但容易引起恶心、呕吐、失眠、心律失常、精神病发作等，需谨慎使用。

【治疗】

一、原理

既然各项学说都指向大脑，最终结果都是颊车失灵。因而啮齿的基本治疗方法为镇静安神和平定颊车。

二、治法举例

1. 中药　酸枣仁、远志、茯神、朱砂（宁心安神定志，平定颊车）、黄连、龙胆草（清泻心肝之火，除烦热，止躁动）、生大黄、石膏（清泻阳明经火热，平定颊车）。

2. 小儿推拿　心肝同清、清胃经、清大肠经（清泻心肝、阳明经火热）、定颊车（双掌振按颊车，刹车止动）、头面四大手法、双点门（健脑益智，增强大脑控制能力）、振按腹（调脾胃、大小肠）。

【预防与调护】

良好的生活习惯对于小儿磨牙改善有帮助，应注意及时改正不良生活习惯。

【文献资料】

《灵枢·热病》："啮齿者，热盛而咬牙也。"

《世医得效方·腹痛虫证》："治腹中有块起，以手按之不见，作聚往来，痛无休止。亦治心痛，五更心嘈，牙关强硬，呕吐涎沫。或吐清水，及梦中啮齿，面色青黄，饮食虽多，不作肌肤。或寒或热，沉沉默默，不知病之去处。其虫不疗，则子母相生，无有休止，长一尺则害人。"

《普济方·婴孩诸疳门》："心疳即惊疳。由乳食不调，心脏受热所致也。盖其血气未定，乳哺有伤，易生壅滞，内有滞热未得疏通，故心神惊郁而作惊疳之候。外证身体壮热，脸赤唇红，口舌生疮，胸膈烦闷，小便赤涩，五心皆热，盗汗发渴，啮齿虚惊，是谓心疳。"

《伤寒明理续论·蛔厥狐惑》："狐、惑、湿，皆虫证也。盖腹中有热，入食无多，肠胃空虚，故三虫求食而食人之五脏也。其候四肢沉重，恶闻食气，默默欲眠，目不能闭，啮齿晦面，眉间赤、白、黑色变易无常。"

《明医指掌·惊风七》："未发之时，夜卧不稳，困中或哭，啮齿咬乳，鼻额有汗，气促痰喘，忽尔闷绝，目直正视，牙关紧急，口噤不开，手足搐掣，此热甚而然，况兼面红，脉数可辨。盖心有热而肝有风，二脏乃阳中之阳。心，火也。肝，风也。风、火，阳物也。风主乎动，火得风则烟焰起，此五行之造化。二阳相鼓，风火相搏，肝藏魂，心藏神，因热则神魂易动，故发惊也。心主乎神，独不受触，遇有惊则发热，热极生风，故能成搐，名曰急惊。"

《医说》："腹中有块起，急以手按之，便不见，五更心嘈，牙关挏硬，恶心而清水出，及梦中啮齿者，此谓之虫痛。"

《九峰医案》："疟邪之后，留热未除，先天固不足，后天亦不振，肾为先天，脾为后天，脾肾不足以化精微，酿生湿热，湿盒（ān，器皿）发黄，五液不充，热留阴分，致生潮热。阳明气至则啮齿，肾虚肝热则搐搦，脉来滑数无神，滋少阴，理阳明，化湿热，清留热，顺其性以调之。"

《种福堂公选良方·温热论》："若咬牙啮齿者，湿热化风痉病。但咬牙者，胃热气走其络也。若咬牙而脉证皆衰者，胃虚无谷以内荣，亦咬牙也。何以故耶。虚则喜实也。舌本不缩而硬，而牙关咬定难开者，此非风痰阻络，即欲作痉证，用酸物擦之即开，木来泄土故也。"

《伤寒发微论》："脚挛啮齿，风痹热证。属阳也。承气汤主之。"

《明医杂著》："若口内生疮，身体壮热，腮唇赤色，或咽干饮水，掌热，便赤，盗汗，烦热，啮齿，虚惊。此心经内外疳也，宜用安神丸主之。"

《叶氏录验方》："治小儿脾胃虚或因吐泻后乘虚伏惊，或乳食化迟，胸膈不利，吐涎食久而不除，多变风证，摇头啮齿，手足不遂，项强目斜，有时上瞟或发搐搦，咽喉涎鸣，睡中自惊，进退往来，人参膏。"

第九节　胎　黄

【定义】指新生儿皮肤、双目、小便颜色黄为特征的一种病症。

【病位】皮肤、肝胆、脾肾。

【病势】实证为主，湿热蒸迫，当降不降。

【病性】湿热。

【病因】胎禀。

【基本病机】胎毒内蕴，胆汁浸淫肌肤。

【理论依据】

一、中医

1. 胎黄来自胎中　胎黄又称黄疸，以面黄、目黄、小便黄、全身皮肤黄为特征。黄色鲜明为热重于湿，黄色晦暗为湿重于热。总属湿热为患。

刚出生的婴儿，近半数黄疸。湿热从何而来？

外感湿热？但婴儿于襁褓之中，未见雾露，未居潮湿。内生湿热？但除了母乳，尚未进食，脾胃负担不重，运化可好。所以，湿热外侵和内生的观点均不能在胎黄婴儿身上立足。

经过长期观察，古人注意到胎黄的发病与父母身体素质和生活方式有关。来自父母的东西产生于胚胎成型的过程中，于是，"胎毒"应运而生。

最早提出"胎毒"的是朱丹溪。他在《格致余论》中总结了两例难于治疗的疮疡最终因邪气内陷而发为哮喘和疟疾。他说："东阳进士次子二岁，满头有疮，一日疮忽自平，遂患痰喘，予视之曰：此胎毒也"，"予之次女，形瘦性急，体本有热，怀孕三月，时当夏暑，口渴思水，时发小热。（生子）此子二岁，疮痏遍身，忽一日其疮顿愈，数日遂成痎疟。予曰：此胎毒也。"

后一病例提示孩子胎毒为母亲摄身不慎所致。

明·万全《幼科指南心法》指出："胎毒者，精血中之火毒，即命门相火之毒"，"男女交媾，精气凝结，毒亦附焉，此胎毒之源也"。明确了"胎毒"之"胎"来自父母，于受孕成胎之时产生。"毒"指热毒。

既然胎毒与生俱来，以热毒为特征。热性蒸迫，毒能浸淫。因而孩子出生后的很多疾病都与胎毒有关。明·龚云林甚至认为新生儿疾病"大抵半胎毒，半食伤也"（《幼幼集成》），列举胎毒致病有"如虫疥、流丹、湿疮、痈疖、结核、重舌木舌、鹅口疮，与夫胎热、胎寒、胎搐、胎黄是也。"《诸病源候论》说"小儿在胎，其母脏气有热，熏蒸于胎，至生下小儿，体皆黄，谓之胎疸也"。

可见，胎毒熏蒸是胎黄的根本原因。

2. 胎黄为胆汁浸淫　小儿身黄、目黄和小便黄皆为胆汁所染，皆为湿热邪毒所致。

生理情况下，肝主疏泄气机，调节情志；胆主贮藏并排泄胆汁，以助消化。如湿热停留肝胆，热性蒸迫，湿阻气机，胆汁不循常道，浸淫血脉，随血脉弥散全身则皮肤发黄。肝开窍于目，肝胆湿热，循经上蒸，则双目发黄。湿热下趋，胆汁染黄尿液，则小便黄。

3. 胎黄与先天肾、后天脾的关系　胎黄来自胎中，由父母所遗，为命门相火中的火毒。先天属于肾，火毒当清之。但传统中医肾无实证，肾病全虚，肾病只用补法。这是一个误区，这种思维只考虑到来自父母的先天之精，认为它就一定优良，才一味补而不泻。但如果来自父母的精血，即遗传物质有瑕疵，有缺陷，甚至就是导致诸如胎黄的热毒，还能补吗？这时候理所当然应该清，纵观明清时期小儿推拿著作，清肾经是常用的治疗方法，说明古人并不盲目补肾。

胎黄病在肝胆，但肝胆与脾胃关系密切。脾胃位居中焦，为升降枢纽，脾喜燥恶湿。"诸湿肿满，皆属于脾"。脾之运化失调是湿浊产生的根源。胃又为六腑之首，胃主降，胃之降带动胆气下行，使胆汁进入肠道排出。因此，胎黄与大便不畅通，与脾胃存在一定的关系。

二、西医

1. 新生儿胆红素的生理与病理　胎儿期，血液循环已经建立，但小儿并无呼吸，即红细胞不承载氧气。出生断脐瞬间，小儿开始肺呼吸，大量氧气进入人体，红细胞开始工作，数天后首批红细胞批量凋亡，释放出大量胆红素。而这个时候新生儿肝脏功能尚不健全，解毒排泄能力有限，胆红素超标，瘀积体内，染黄了人体，导致新生儿黄疸。

2. 肠肝循环　正常胆红素主要通过二便排出。胎黄的尿黄就是排毒。其实，胎粪中排出胆红素也多。但新生儿肠蠕动差，大便少。肠道菌群尚未完全建立，肠腔内葡萄糖醛酸酐酶活性相对较高，肠肝循环增加，使肠道内血胆红素重吸收较多。不利于胆红素排出，这也是黄疸的重要原因。

3. 血胆红素增高为该病的诊断指标

成人黄疸指数正常值（血清胆红素值）<17.1μmol。

小儿黄疸指数正常值（血清胆红素值）不超过 15mg/dL。

如果超过，或长期较高，或进行性增加太快就属于病理性黄疸。

【治疗】

一、原理

1. 清利湿热，疏肝利胆。

2. 清肾经，健脾胃。

3. 利小便，通腑泻下，泻胎毒。

二、治法举例

1. 中药　茵陈蒿汤加味。茵陈、柴胡（疏肝利胆）、栀子、大黄（清热泻火，通腑退黄）、车前草、淡竹叶、金钱草（利水通淋退黄）、黄连、甘草（古代去胎毒方）。

2. 小儿推拿　清肝经、清大肠、清小肠（疏肝利肝，利水泻浊，通腑排毒）、清补脾经（清利湿热、助运化水湿）、清肾经（泻胎毒）、摩腹、轻抹胁下、搓摩胁肋（疏肝利胆，调畅气机）。

【预防与调摄】

1. 妊娠期避免感染，不可滥用药物，忌辛热之品。

2. 孕母有肝炎病史，或者父母葡萄糖-6-磷酸脱氢酶缺乏，或者母亲为 O 型血而父亲为非 O 型血者，应注意预防胎黄。

3. 保护新生儿脐部、臀部和皮肤，避免损伤，预防感染。

4. 适当晒太阳，保持大便通畅。

【文献资料】

《素问·平人气象论》："溺黄赤，安卧者，黄疸。已食如饥者，胃疸。面肿曰风。足胫肿曰水。目黄者曰黄疸。"

《金匮要略·黄疸病脉证并治》："黄家所得，从湿得之。""大饥入浴，以致水湿之气乘虚入袭，蓄热而成。""风寒相搏，食谷即眩，谷气不消，胃中苦浊，浊气下流，小便不通，阴被其寒，热流膀胱，身体尽黄，名曰谷疸。额上黑，微汗出，手足中热，薄暮即发，膀胱急，小便自利，名曰女劳疸，腹如水状，不治。心中懊恼而热，不能食，时欲吐，名曰酒疸。又云酒疸下之，久久为黑疸。"

《诸病源候论》："小儿在胎，其母脏气有热，熏蒸于胎，至生下小儿遍体皆黄，谓之胎疸也。"

《小儿药证直诀》："又有自生而身黄者，胎疸也，古书云：诸疸皆热，色深黄者是也，若淡黄兼白者，胃怯，胃不和也。"

《活幼心书·卷上》："身黄暑湿蒸脾得，内外因分治最良：更有胎传生便见，母宜多服地黄汤。"

《证治准绳·幼科·胎黄》："小儿生下遍体面目皆黄，如金色……此胎黄，皆因乳母受湿热而传于胎也。"

《明医杂著》："若时气发热，变为黄病，所谓瘟黄也，治宜内泻湿热。"

《婴童百问·黄疸》："通治黄疸，茵陈五苓散尤为稳也。"

《温疫论·原病》："（邪气）内不在脏腑，外不在经络……乃表里之分界，是为半表半里。"

《医门法律》："今人但无阳疸色明，阴疸色晦，此不过气血之分，辨之不清，转足误人。"

《张氏医通·黄疸》:"诸黄虽多湿热……不无瘀血阻滞。"

《医宗金鉴·黄疸门》:"阴黄多缘转属成,脾湿肾寒两亏生。""阴黄者,乃脾湿、肾寒,两虚而成,此最为危候。温脾去黄,以理中汤加茵陈主之:温肾去黄,以茵陈四逆汤主之。"

《幼幼集成》:"胎黄者,儿生下面目浑身皆黄如金色,或目闭、身上壮热、大便不通、小便如栀子汁、皮肤生疮,不思乳食,啼哭不止,此胎中受湿热也,宜茵陈地黄汤,母子同服,以退为度。"

《类证治裁》:"阳黄多胃腑湿热熏蒸,黄色明如橘子,阴黄多脾脏寒不运,其色晦如烟熏。"

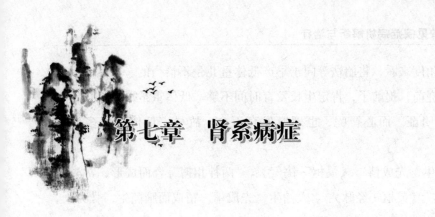
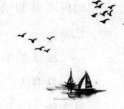

第七章　肾系病症

第一节　胎　怯

【定义】"胎"，指胎中，意为初生婴儿。"怯"指怯懦。既指形体弱小（体重低于2500g，身长少于45cm），又指神志怯懦，易受惊吓。

【病位】大脑、肾。

【病势】虚。

【病性】寒。

【病因】先天禀赋不足，胚胎发育不全。

【基本病机】先天禀赋不足，神志怯弱，神失所主。

【理论依据】

一、中医

1. 胎怯辨　"胎怯"最早见于钱乙《小儿药证直诀》，谓："胎怯，生下面色无精光，肌肉薄，大便白水，身无血色，时时哽气多哕，目无精彩。"钱乙描述的胎怯为新生儿时期典型的虚弱状态。据此今人将胎怯归于早产低体重儿。

考"怯"字，《说文》"多畏也"，"从心，怯主于心中"。《增韵》"懦也，慑也"。可见"怯"字本身为六神无主，心胆虚怯之义。"胎怯"应指胎儿与生俱来的心志怯弱，心神不能自主。表现为易受惊恐，胆小怕事，怯场等。

从文字角度来看，将胎怯等同于早产低体重儿是不恰当的。当然，由于早产为生产提前，提前了，肯定生长发育时间不够。低体重是形体生长发育时间不够的明证。而心智呢，也理应发育不全。故早产低体重儿多伴有怯懦。

2. 人始生，先成精　《灵枢·决气》："两神相搏，合而成形，常先身生，是谓精。"《灵枢·经脉》："人始生，先成精，精成而脑髓生，骨为干，脉为营，筋为刚，肉为墙，皮肤坚而毛发长。谷入于胃，脉道以通，血气乃行。"前一条说明胚胎由精构成，精是男女两神（性）交合搏击的混合体。后一条描述了胎儿成型与生长的过程，强调胚胎由精构成，来自父母的先天之精种植，受孕，成胎。在此基础上，形成脑髓、骨骼、血脉、营卫、肌肉、筋膜、皮肤、毛发、内脏等。十月妊娠，形质一天天长大，气机功能一天天健全。

胎怯患儿初生即低体重和矮身材，并显示出心神无主，目无精光，易于惊恐，显然是胎儿在娘腹中发育不全。是先天之精不足。其关键原因不是责之于母体体质弱，气血不足，便是责之于父亲身体差，父精质量异常。

（1）母体因素：母亲高龄怀孕，母亲矮小，神气怯弱，天癸量不足，子宫小、宫壁薄，平素月经量少，或月经不调，气血亏虚，多病，久病，以上诸因致血不养胎，胎儿肯定发育不良。

（2）父亲因素：父亲高龄得子，瘦弱，神气怯懦，肾不壮，胆不大，精不充，嗜食烟酒，缺少锻炼，熬更累夜，过度劳作，以上诸因素致胎元精气不旺，勉强受孕，胎儿也肯定发育不良。

因此，避免胎怯的关键是改善父母体质和选择怀孕的时机。

3. 受孕环境影响　胚胎乃受孕而成，古人认为良好的受孕环境和条件是胚胎品质的保证。纵观古代文献，有"阳化气，阴成形"之说。从优生的角度看，防治胎怯的关键在于父母和父母交合的时间与环境。

对于受孕的环境与条件，一般而言：夜晚比白天好，夜属于阴，夜晚受孕提供了成形与发育的有利条件。安静比吵闹好，安静时，无干扰，精气专一，利于成形和胚胎生长。春天比冬夏好，春天阳气生发，天人合一，有利于胚胎快速生长。风调雨顺比灾荒年好，丰收年物产丰富，气血养胎，供给胎元发育养分充足，灾荒年饥寒交迫，民不聊生，无多余气血以养胎元。两神相合，精血互资，其乐融融，形成的种子平和舒坦，出生的孩子才不会怯懦。如果男女各怀异心，相互背离，形成的种子也会因之而形神分离，这是引发胎怯的可能因素。

4. 妊娠过程影响　古人意识到怀胎十月孕妇的调护和妊娠的环境对胎儿的生长发育产生影响。饮食要求不偏，五味合理搭配，加强甘美营养，"忌饮酒、澧、杂药"。药物最好不用。虽然古人提倡中药养胎保胎，但《产前所忌药物歌》将 74 种中药列为禁忌之列，如苡仁、怀牛膝、蝉蜕、茅根、葛根、干姜等。《中药药性论》汇集了 81 部古今著作中的妊娠妇女禁忌药，其中多达 716 种记载会损伤胎元。

心情要求舒畅。"妊娠一月，寝必安静，勿争恐畏"。

居处要求"无处湿冷，无着炙衣"。起居"卧必晏起，沐浴浣衣"。衣带要宽松，"缓带自持而待之"。

运动要适量。"劳身摇肢，无使定止，动作屈伸，以运血气"。

重视胎教。"立胎教，能令人生良善，聪明，无疾"，"子在腹中，未有定仪，见物而变，随母听闻"。甚至总结出"欲子美好，玩白璧，观孔雀"的方法。

行为姿势要求"行坐端严，性情和悦，常处静室，多听美言，令人讲读诗书，陈礼说乐，耳不闻非言，目不观恶事"等。

如果违背上述规律，不能做到天人相应，优质养生，则存在对胎元的不利影响，从而导致胎怯。

二、西医

发病因素：年龄最为关键。调查显示 25~30 岁年龄组母亲产出的早产及低体重儿最少。提示此年龄段为最佳生育阶段。产妇年龄 <20 岁，或 >35 岁为早产及低出生体重儿的危险因素。小于 20 岁，孕妇子宫发育不全，卵泡质量差。大于 35 岁，孕妇动脉趋向硬化，并发症发生率高，子宫胎盘血流灌注量减少，影响胎儿营养输入，增加早产低体重儿发生率。

同时，营养（碳水化合物、蛋白质、维生素、微量元素缺一不可，且协调搭配）、疾病（如贫血、高血压、心脏病、糖尿病等）、情绪、不良生活嗜好（如嗜烟酒）、子宫因素（多产、孕期感染、绒毛膜羊膜感染、宫颈功能不全、子宫畸形）、妊娠期性生活等均是导致早产、低体重的原因。

此外，胎儿因素，如双胎、多胎、胎位不正等；胎盘功能不全，前置胎盘，胎盘早剥，感染等引起胎膜早破及胎儿宫内营养不良也易使胎儿提前娩出。

【治疗】

一、原理

1. 补后天以养先天，通过增强脾胃运化水谷精微以滋养先天之精。
2. 补先天肾以生后天，促使小儿全面发展。
3. 宁心安神定志以祛除怯懦。
4. 康复运动促使生长和肢体发育。

二、治法举例

1. 中药　人参、刺五加（大补元气）、紫河车、当归、大枣（大补气血）、鹿茸、蚂蚁、肉苁蓉（益髓填精）、麦芽、山楂（消食化积）、怀牛膝、龟板、伸筋草、舒筋草（强筋壮骨，缓急柔筋）。

2. 小儿推拿　补脾经、补肾经、运土入水、运水入土（补先天生后天，补后天养先天）、补心经、补肝经（增强心志，使心神能够自主）、双点门、上月球、抻脊法（促使大脑发育，加强脑脊联系）、鸣天鼓、双凤灌耳（益肾得聪）、百会+关元+涌泉（协调上下阴阳）。

【预防与调摄】

1. 疗程长，不放弃，持之以恒。
2. 综合治疗。特别是配合现代康复医学以促进发育，恢复功能。
3. 加强营养。

【文献资料】

《幼幼新书》："胎怯者……非育于父母之暮年或生于产多之妇。"

《小儿病源方论·小儿胎禀》："豪贵之家居于内室，怀孕妇人饥则辛、酸、咸、辣无所不食，饱则恣意坐卧，不劳力，不运动，所以腹中之日，胎受软弱。儿生之后，洗浴绷包，藏于帷帐之内，不见风日，譬如阴地中草木，少有坚实者也。"

《幼幼集成·胎病》："胎弱者，禀受于气之不足也。子于父母，一体而分。如受肺之气为皮毛，肺气不足，则皮脆薄怯寒，毛发不生。受心之气为血脉，心气不足，则血不华色，面无光彩。受脾之气为肉，脾气不足，则肌肉不生，手足如削。受肝之气为筋，肝气不足，则筋不束骨，机关不利。受肾之气为骨，肾气不足，则骨软。此胎禀之病，当随其脏气求之。""胎弱者，禀受于气之不足也。所谓父强母弱，生女必羸，父弱母强，生男必弱者是也。""非育于父母之著年，即生于产多之孕妇。成胎之际，元精既已浇漓，受胎之后，气血复难长养，以致生来怯弱。"

《幼幼集成·保产论》："古者妇人怀孕，即居侧室，与夫异寝，以淫欲最所当禁。盖胎在胞中，全赖气血育养，静则神藏，若情欲一动，火扰于中，血气沸腾。三月前犯之，则易动胎小产。三月后犯之，一则胞衣太厚而难产，一则胎元漏泄，子多肥白而不寿，且不观诸物乎。"

《幼幼集成·护胎篇》："多欲之人常艰子，且易夭，气泄而精薄也。""勤于欲者，孕后不节，盗泄月阴，耗其胎气，所谓姿纵败坏者，殆以是欤。"

《幼科发挥·胎疾》："夫男女之生，受气于父，成形于母。故父母强者，生子亦强；父母弱者，生子亦弱。所以肥瘦、长短、大小、妍媸，皆肖父母也。""肝肾心气不足，宜六味地黄丸主之。脾肺不足者，宜参苓白术丸主之。"

《女科正宗·广嗣总论》："男精壮而女经调，有子之道也。"

《活幼口议·议胎中受病诸证》："鬼胎者，乃父精不足，母气衰羸，滋育涵沫之不及，护爱安存之失调，方及七八个月以降生，又有过及十个月而生者。初产气血虚羸，降诞艰难，所言鬼者，即胎气怯弱，荣卫不充，致子萎削，犹如果子结实之时，有所荫籍，不到灌概，为物扁小，其形猥衰，无有可爱，如此之谓。""胎气阴萎，常与丸散扶挟，乳哺匀调，气血充荫，肠胃固壮，即保其静善。盖由受气不足，禀赋不全，忽尔横殇，非可惜耶。"

《婴童百问·胎疾》："凡胎气禀赋，有壮有弱，其母饮食恣令饥饱，起止无忌，令儿得疾，不寒则热，不虚即怯。"

《奇效良方·小儿初生总论》："小儿所禀形质寿命长短者，全在乎精血，二者和而有妊，在母之胎中十月而生。大抵寿夭穷通，聪明愚痴，皆以预定，岂在逃乎？"

《冯氏锦囊秘录》："有因父精不足，母血衰少而得者，有因母之血海既冷，用药强补而孕者。有因受胎母多痰病，或年迈而有子者，或日月不足而生者，或服坠胎之剂不去，而耗伤真气者。是以生下怯弱，不耐寒暑。"

《医宗金鉴·幼科心法要诀·杂证门》："小儿五迟之证，多因父母气血衰弱，先天有亏，致儿生下筋骨软弱，行步艰难，齿不速长，坐不能稳，要皆肾气不足之故。"

《妇人大全良方·妊娠胎不长方论》："夫妊娠不长者，因有宿疾，或因失调，以致脏腑衰损，气血虚弱而胎不长也。"

《陈素庵妇科补解》："妊娠忧郁不解，以及阴血衰耗，胎燥而萎。"

《张氏医通》："胎之在胞，以气血滋养……若冷热失宜，气血损弱，则胎萎燥而不育，或过年久而不产。"

《诸病源候论·妊娠胎痿燥候》："胎之在胞，血气资养。若血气虚损，胞脏冷者，胎则翳燥，萎伏不长。"

《胎产心法》："胎之能长而旺者，全赖母之脾土输气于子。凡长养万物莫不由土，故胎之生发虽主乎肾肝，而长养实关乎脾土。"

《小儿药证直诀·胎怯》："胎怯……当浴体法主之。"

《小儿卫生总微论方·胎怯》："……此胎怯也，宜天麻浴汤治之。"

《叶氏女科证治》："胎前静养，乃第一妙法，不较是非，则气不伤矣；不争得失，则神不劳矣；心不嫉妒，则血自充矣；情无淫荡，则精自足矣。安闲宁静，即是胎教。"

《景岳全书·小儿则上·看小儿寿夭法》："生儿怯弱，必须以药扶助之……凡怯弱者，宜专培脾肾为主"。

《景岳全书·妇人规》："气虚则提摄不固，血虚则灌溉不周，滑胎早产，多半原因在此。所以补益气血向为养胎要法。""妊娠胎气本乎血气，胎不长者，亦惟血气之不足耳。"

第二节 遗 尿

【定义】指 5 岁以上小儿睡中小便自遗，醒后才觉的一种病症。

【病位】脑-脊-膀胱。

【病势】可虚可实。

【病性】寒水病变。

【病因】脑脊发育不全，或协调性差，或脑脊相关病症。或猝受惊恐，或感染邪毒，或素体虚弱。

【基本病机】"脑-脊-膀胱"功能失调，天人阴阳关系失调。

【理论依据】

一、中医

1. 遗尿的传统中医观

（1）遗尿的"肾虚不固"学说：古人从遗出为尿，尿乃水之性，"治水者肾也"（肾主水）这一观点出发，认为遗尿当为肾不治水，肾关不固，强调运用补肾法。古人又从白天不遗晚上遗，晚上属于阴，阴寒内盛之时遗尿，当然是肾气或肾阳不足，于是以温补肾阳立论，用金匮肾气丸、薯蓣丸或缩泉丸治疗。

遗尿的肾虚不固学说是传统中医的主流认识，影响深远。补肾成为了治疗小儿遗尿的根本原则。

（2）遗尿的"土以制水"理论：当发现单纯补肾法治疗效果并不理想时，古人增添了补脾法。补脾法完全根据五行规律推导得来。遗出的是水，又是在晚上阴寒内盛时遗出。而五行中能制水的是土，自然将遗尿归因于属于土的脾，从而采用补土法治疗，经典处方为补中益气汤。

按照"土以制水"还不能止住遗尿时，古人甚至考虑到了水之上源——肺。事实上，剧烈咳嗽、气紧、哮喘等都可伴随小便余沥或失禁。很容易让人联想到遗尿的肺虚理论。于是，"肺脾两虚"遗尿就有了理论根据。

（3）遗尿的"下焦湿热"理论：无论肾虚不固，还是脾虚失运，或肺脾两虚均属于虚寒性疾病。虚寒，小便清澈清冷。而部分遗尿患儿小便却成黄色，或者白天也点滴而下，甚至小便疼痛。用虚寒难以解释这一现象。于是，遗尿的下焦湿热理论应运而生。湿阻气机，关门不利，热邪蒸迫，逼津外出，从而引发遗尿。即使下焦湿热了，古人还没有忘记肾虚。多用六味地黄丸补肾，而在其中加知母、黄柏、车前草等治疗。如知柏地黄丸，也有用龙胆泻肝汤调治的。

（4）遗尿的"心脑理论"：近代中医借鉴西医理论，发明了遗尿的心脑理论，强调大脑（心神）对小便的控制，采用醒脑开窍法治疗遗尿。方中出现了菖蒲、白芷等开心窍的药物。

2. 对传统遗尿理论的反思

（1）传统中医遗尿理论的缺陷：遗尿只发生于睡眠过程中，白天从来不遗。如果肾虚肾关不固的话，除了晚上遗尿，白天也会遗尿或者至少该尿频。

几乎所有儿童遗尿都随年龄增长而不药自愈——没有补肾补脾，也能痊愈。显然其与生长发育中的某种构架和联系相关，才有可能随生长发育健全而愈。

许多孩子除了遗尿，并无体力和智力等方面的不足，即除了遗尿，并不存在所谓肾虚、脾虚，或肺脾两虚的其他症状。如果肾虚，患儿形体和智力发育当受到影响。如果脾虚，患儿进食量和身高体重当受到影响。如果肺虚，当有咳嗽和呼吸方面的异常改变。但大多数遗尿患儿各项体检指标均与正常儿童无异。

（2）传统中医治疗遗尿疗效存疑：传统中医无论按肾虚、脾虚、肺脾两虚，还是下焦湿热治疗遗尿，疗效都缺乏统计学支撑。今天小儿遗尿病例减少，并不是补肾的结果，而是因为尿不湿的发明和国人体质的普遍增强。

3. 从天人合一观看待小儿遗尿　遗尿只发生在晚上提示遗尿是特殊时间——晚上，特发的津液疾病。遗尿白天不发生提示遗尿能被觉醒掌控。除了遗尿，小儿大多并无其他症状，学习可以优秀，智力可以发达，身体还多壮实，一点不像虚的样子，提示遗尿可能与所谓肾虚、脾虚和肺虚无关。

对人体来说，大便、小便是白天的事，晚上只应该睡眠。现在晚上遗尿，这是昼夜颠倒，天人阴阳同步关系失调的典型表现。因此，调治遗尿应该从天人合一角度去研究，既考虑到晚上的抑制和遗尿，又考虑到白天的兴奋和利尿，采用白天助阳利水和夜晚益阴收敛的"旦助阳、暮益阴"治法。

4. "脑-脊-膀胱"轴　小儿和成人大小便的最大不同是小儿说便就便，无法忍耐。说明大小便的调控与忍耐有关。忍耐是意识活动，是脑的功能，加之排尿中枢在脑。故遗尿与大脑发育和功能有关。大脑下连脊髓，脊髓骶段为排尿低级中枢。脊髓横断或病变将导致小便失禁，提示遗尿本源可能在脊髓。骶段的脊神经广泛分布于肾、膀胱、尿道等部位。它们是排尿的终端单元结构。

睡眠的时候，人体仅仅存在基础代谢，大脑处于休眠状态，对脊髓和全身的控制作用最弱小。遗尿恰恰发生于夜晚熟睡之际，显然是脊髓失去了大脑的控制，排尿兴奋而致。随着年龄增长，脑-脊之间联系加强，脑对脊的控制增强，故遗尿多能自愈。因此，我们将遗尿的基本病机总结为：脑-脊-膀胱功能失调。

二、西医

1. 发育因素　遗尿症有明显遗传倾向，双亲遗尿，其子女 77% 会遗尿（比父母不遗尿的儿童发病率高 6 倍）。单亲遗尿，小孩患病率约为 44%。研究证实 1 岁以内婴儿排尿由低级中枢脊髓反射完成，处于随时排尿状态。随年龄增长，高级中枢开始参与排尿控制，宝宝逐渐形成排尿习惯。若大脑中枢发育迟缓，反应迟钝，睡眠不易唤醒的小儿多保持婴儿排尿模式，形成遗尿。

有人认为遗尿症与小儿精氨酸血管加压素（AVP）分泌不足有关。还发现先天骶椎隐裂患儿其传导与兴奋功能可能存在一定障碍。由于神经兴奋性降低，上传的膀胱充盈信息不能有效激发骶髓排尿中枢，并同时上传至大脑中枢。处于自发排尿状态，从而产生遗尿。

以上各种原因将遗尿的病理直指脑脊发育不良和协调性差。

2. 尿动力学因素　遗尿患儿功能性膀胱容量（FBC）较正常儿童小。睡眠时尿动力检查约 1/3~1/2 患儿膀胱极度活跃，自主收缩频繁且幅度大。膀胱功能不稳定，膀胱内随时处于高压状态，难于贮尿，使 FBC 进一步缩小，FBC 与尿液量不匹配，必须通过遗尿来调节，这也可能是遗尿的重要原因。

3. 精神心理因素　本症与精神压抑和心理原因有一定关系。

4. 体外环境因素　包括突然换环境，温差变化太大，如寒冷、游泳，患儿入睡前饮水过多等都可能产生遗尿。

【治疗】

一、原理

1. 醒脑开窍。

2. 加强大脑与脊髓耦联。

3. 温补下元、固摄膀胱。

4. 协调天人阴阳。

二、治法举例

1. 中药　鹿茸、蛤蚧、山药、补骨脂（补肾助元，益髓充脑填精）、菖蒲、远志（开心窍，加强大脑对脊髓控制）、北五味、山茱萸、益智仁（固涩膀胱止遗）。

2. 小儿推拿　百会＋风府＋七节骨、百会＋关元＋会阴（耦联脑-脊-膀胱）、补肾经、揉外劳宫（升提阳气，助肾固涩）、横擦腰骶小腹（腹热透腰，腰热透腹，温助元阳）、调五脏，捣小天心（促进天人合一）。

【预防与调摄】

1. 勿使患儿白天玩耍过度，睡前不宜饮水。

2. 每晚按时唤醒，逐渐养成自控的排尿习惯。

3. 每天晨起后排尿，平常不要过度憋尿。避免尿急及尿路感染。

4. 不体罚，不责骂患儿，消除其紧张心理，主动配合治疗。

【支撑文献】

《素问·灵兰秘典论》："膀胱者，州都之官，津液藏焉，气化则能出矣。""三焦者，决渎之官，水道出焉。"

《素问·宣明五气》："膀胱不利为癃，不约为遗溺。"

《灵枢·本输》："三焦者……入络膀胱，约下焦，实则癃闭，虚则遗溺。"

《类证治裁》："膀胱仅主藏溺，主出溺者，三焦之气化耳。"

《活幼心书·卷中·明本论·五淋》："遗溺者，乃心肾传送失度，小肠膀胱关键不能约束。又睡梦而遗者，有不知而遗者，皆是下元虚冷所致，亦因禀受阳气不足。"

《类经·四时阴阳外内之应》："恐则精却，故伤肾，凡猝然恐者多遗尿，甚则阳痿，是其征也。"

《诸病源候论·小儿杂病诸候·遗尿候》："遗尿者，此由膀胱有冷，不能约于水故也。足太阳为膀胱之经，足少阴为肾之经，此二经为表里。肾主水，肾气下通于阴。小便者，水液之余也。膀胱为津液之腑，既冷，气衰弱，不能约水，故遗尿也。"

《黄帝内经太素·本输》："盛则闭癃，虚则遗溺，遗溺则补，闭癃则泻。"

《幼科折衷》："肾主水，膀胱为津液之腑，肾与膀胱俱虚而冷气乘之，故不能拘制其水，出而不禁……亦有热，客于肾部及膀胱，火邪妄动，水不得宁，故不能禁而频数来也，治当补膀胱阴血，泻火邪为主……补血治其本；收之，涩之，治其标也。"

第三节 水 肿

【定义】以头面、目窠、四肢甚至全身浮肿为特征的一种病症。

【病位】肺、脾、肾。

【病势】实证，或本虚标实证。

【病性】可寒可热，以寒为主。

【病因】外感风邪，热毒侵淫，食物中毒，久卧伤气，以及肺脾肾虚弱，无力治水。

【基本病机】水液潴留，泛溢肌肤。

【理论依据】

一、中医

1. 水液代谢过程

（1）参与水液代谢的脏腑：水液来源于饮食水谷。《素问·经脉别论》："饮入于胃，游溢精气，上输于脾，脾气散精，上归于肺，通调水道，下输膀胱。"

中医认为：水液的来源在脾，水液的发散（输布）在肺，水液的贮留在膀胱。膀胱之上为肾，肾开窍于前阴，肾中命门火，温化寒水，蒸腾水液，排出尿液。肾为水之主，为水液代谢的动力与开关。此外，小肠分清别浊，形成小便与大便。三焦为元气通路，也是水液通路，亦参与水液调节。

（2）水液代谢之常：《素问·经脉别论》在阐述了水液的代谢过程后，谓"水精四布，五经并行，合于四时五脏阴阳，揆度以为常也"，这是正常水液代谢的常态。即分布要均匀，参与脏腑要协调，水液的多少与流动要与季节、脏腑需要和人体动静不同的状态相一致。不能缺水，也不能水涝，应该恰到好处。

2. 水肿的实质——水液太多，泛溢肌肤　水肿为全身皮肤因水而肿胀。其直接原因，一是水太多，各个脏腑和经脉均无法容纳多余的水。水就泛滥成灾，溢于皮下。由于水往低处流，因而水肿多发于下肢、腹腔、目胞等水湿易于坠积的部位。二是水液不循常道。正常情况下皮下有水，但水均匀地融入在肌肉筋膜之中，以滋养和润滑肌肉与筋膜，而水肿之时，水液太多，水从肌肉筋膜间析出，聚集为患。

水太多，可因摄入水与盐太多（"盐者胜血"，咸者欲饮而自救）或（和）废水排出障碍。就人之水肿而言，多为排出障碍。

水液不循常道则多与肾和三焦的调节作用紊乱，以及人体各脏腑组织利用水液功能障碍有关。

3. 水肿发生的相关病机

（1）风：风为百病之长，常从皮毛、肌腠，及口鼻侵入人体。风邪上受，首先犯肺。肺失宣发、肃降，可致水道不利，水液郁于肌肤不得发散发为水肿。此谓之风水肿。风水肿以目胞肿，上半身肿为特征，多有恶寒发热无汗，特别是无汗为风水肿必备。一旦汗出，水之闭郁大多随汗而解，水肿当自消矣。

（2）湿：久居湿地，经雾沐雨，湿邪外侵。或长期营养不足，或暴饮暴食损伤脾胃气机，水湿内生。脾喜燥恶湿，脾被水湿所困，运化受阻，水液不化津液而酿成湿浊，水饮湿浊泛溢肌肤发为水肿。此为脾水肿。以四肢肿胀，胃纳差，极度消瘦，脘痞腹胀为特征。此水肿是古代中国和今天的贫困地区，以及一些慢性病后期常见的一类水肿。

（3）虚：肾气不足　如前所述，肾主水，肾气为水液蒸腾，开合之动力。一旦肾气不足，不能温化寒水，寒凉冰伏，水液不但不能被人体利用，还因为其阴寒之性而损伤相应脏腑组织。致使水液停留，泛溢肌肤，发为水肿。此为肾水肿。以下肢和下半身肿，少尿为特征。

二、西医

引起水肿的原因较多。

1. 血浆胶体渗透压降低　见于蛋白质吸收不良或营养不良及伴有大量蛋白尿的肾脏病疾患。当血浆白蛋白量降到 25g/L 或总蛋白量降到 50g/L 时，就可出现水肿，多为全身性，多伴有全身衰竭。

2. 毛细血管流体静力压升高　见于各种原因引起的静脉阻塞或静脉回流障碍。局部静脉回流受阻引起相应部位的组织水肿或积水，如肝硬化引起胃肠壁水肿和腹水，心力衰竭时腔静脉回流障碍引起全身性水肿。

3. 毛细血管壁通透性增高　血管活性物质（组胺、激肽）、细菌毒素、缺氧等可增加毛细血管壁的通透性而引起水肿。炎性病灶的水肿主要由于毛细血管壁通透性增高所致，血管神经性水肿和变态反应水肿亦属此机制。此类水肿通常发生于血管壁受损的局部。

4. 淋巴回流受阻　乳腺癌根治术后，由于腋窝淋巴结切除后的局部淋巴液循环破坏，可发生患侧上肢水肿。丝虫病时下肢和阴囊由于淋巴管被虫体阻塞，常发生下肢和阴囊水肿。淋巴管广泛性癌细胞栓塞可引起局部水肿。以上均提示淋巴回流受阻是局部水肿的原因之一。

【治疗】

一、原理

1. 开鬼门，即发汗。

2. 洁净府，即利小便。

3. 水总属于阴，治水者必赖阳光。故水肿治法"当以温药和之"，即倾向于温阳化水。

二、治法举例

1. 中药 茯苓、猪苓、泽泻、车前仁（利水消肿）、附子、桂枝（温阳化气行水）、桑白皮、白芥子、赤小豆（行皮里膜外，逐水调水，使水归于常道）、麻黄、苏叶（发汗，开鬼门，使水饮从汗而解）、白术、扁豆、山药（实脾健运，化水湿）、甘草、生姜、大枣（调和营卫，解毒化浊）。

2. 小儿推拿 头面四大手法（调和阴阳，发散风邪）、运土入水与运水入土（协调先天后天，调节脾肾功能，化气行水）、推上三关与掐揉二扇门（发散邪气，开鬼门，使泛溢皮肤之水得汗解）、清小肠、清膀胱、推下七节骨、推箕门、揉关元并三阴交（洁净府，利尿消肿）、横擦两肾区、运小腹（温助元阳，化气行水，利尿通淋）。

【预防与调摄】

1. 控制纳盐及水的摄入量，可给高糖、含适量脂肪的无盐或少盐饮食。

2. 部分水肿少尿患者，利尿困难时，中医可以考虑通过泻腑通大便以排浊排水。

【文献资料】

《素问·汤液醪醴论》："平治于权衡，去宛陈莝，微动四极，温衣，缪刺其处，以复其形。开鬼门，洁净府，精以时限，五阳已布，疏涤五脏。故精自生，形自盛，骨肉相保，巨气乃平。"

《素问·水热穴论》："黄帝问曰：少阴何以主肾？肾何以主水？岐伯对曰：肾者，至阴也，至阴者，盛水也。肺者，太阴也，少阴者，冬脉也，故其本在肾，其末在肺，皆积水也。帝曰：肾何以能聚水而生病？岐伯曰：肾者，胃之关也，关门不利，故聚水而从其类也。上下溢于皮肤，故为胕肿，胕肿者，聚水而生病也。帝曰：诸水皆生于肾乎？岐伯曰：肾者，牝藏也，地气上者属于肾，而生水液也，故曰至阴。勇而劳甚则肾汗出，肾汗出逢于风，内不得入于藏府，外不得越于皮肤，客于玄府，行于皮里，传为胕肿，本之于肾，名曰风水。所谓玄府者，汗空也。"

《素问·平人气象论》："面肿曰风，足胫肿曰水。"

《灵枢·水胀》："水始起也，目窠上微肿，如新卧起之状，其颈脉动，时咳，阴股间寒，足胫肿，腹乃大，其水已成矣。以手按其腹，随手而起，如里水之状，此其候也。黄帝曰：肤胀何以候之？岐伯曰：肤胀者，寒气客于皮肤之间，然不坚，腹大，身尽肿，皮厚，按其腹，窅而不起，腹色不变，此其候也。"

《灵枢·五癃津液别论》："邪气内逆则气为之闭塞而不行，不行则为水胀。""阴阳气道不通，四海闭塞，三焦不泻，津液不化，水谷并行肠胃之中，别于回肠，留于下焦，不得渗膀胱，则下焦胀，水溢则为水胀。"

《金匮要略·水气病脉证并治》："风水，其脉自浮，外证骨节疼痛恶风。皮水，其脉亦浮，外证胕肿，按之没指，不恶风，其腹如鼓，不渴，当发其汗。正水，其脉沉迟，外证自喘。石水，其脉自沉，外证腹满不喘。""诸有水者，腰以下肿，当利小便；腰以上肿，当发汗乃愈。"

《金匮要略·痰饮咳嗽病脉证并治》："病溢饮者，当发其汗，大青龙汤主之，小青龙汤亦主之。"

《外台秘要·病源》："肾者主水，脾胃俱主土，土性克水。脾与胃合，相为表里。胃为水谷之海，今胃虚不能传化水气，使水气渗溢经络，浸渍腑脏。脾得水湿之气，加之则病，脾病则不能制水，故水气独归于肾。三焦不泻，经脉闭塞，故水气溢于皮肤而令肿也。"

《医门法律·水肿》："经谓二阳结谓之消，三阴结谓之水……三阴者，手足太阴脾肺二脏也。胃为水谷之海，水病莫不本之于胃，经乃以之属脾肺者，何耶？使足太阴脾，足以转输水精于上，手太阴肺足以通调水道于下，海不扬波矣。惟脾肺二脏之气，结而不行，后乃胃中之水日蓄，浸灌表里，无所不到也；是则脾肺之权，可不伸耶。然其权尤重于肾。肾者，胃之关也。肾司开阖，肾气从阳则开，阳太盛则关门大开，水直下而为消；肾气从阴则阖，阴太盛则关门常阖，水不通而为肿。经又以肾本肺标，相输俱受为言，然则水病，以脾肺肾为三纲矣。"

《景岳全书·肿胀》："水肿证以精血皆化为水，多属虚败，治宜温脾补肾，此正法也。""温补即所以化气，气化而痊愈者，愈出自然；消伐所以逐邪，逐邪而暂愈者，愈出勉强。此其一为真愈，一为假愈，亦岂有假愈而果愈者哉！""然水气本为同类，故治水者当兼理气，盖气化水自化也；治气者亦当兼水，以水行气亦行也。"

《严氏济生方》："治疗之法，先实脾土，脾实则能舍水，土得其政，面色纯黄，江河通流，肾水行矣，肿满自消。次温肾水，骨髓坚固，气血乃从。"

《丹溪心法·水肿》："水肿因脾虚不能制水，水渍妄行，当以参术补脾，使脾气得实，则自健运，自能升降，运动其枢机，则水自行。"

第四节　尿　频

【定义】指小儿小便次数突然增多的现象和病症。

【病位】肾与膀胱。

【病势】实证为下趋，虚证为不摄。

【病性】寒热均可。

【病因】外感邪毒，胎毒炽盛，下焦湿热；阴虚内热；气虚不摄。

【基本病机】膀胱不约，关门不利。

【理论依据】

一、中医

1. 尿频的诊断　尿频为小儿小便次数增多。诊断小儿尿频必须先有小便次数这一概念。1 岁以内孩子小便无规律，均用尿不湿，难以发现尿频。1 岁以后，呼叫小便。大约 2~3 岁才建立起小便规律。正常儿童的小便次数受饮食和活动影响很大，并与年龄密切相关。哺乳期婴儿，进水量多而膀胱小，日排尿达到 20 次左右，1 岁时日排尿 15 次左右，学龄前期和学龄期儿童日排尿 6~7 次。饮水多尿多，运动、汗出多尿少。《内经》"天寒则腠理闭，气湿不行，水下流于膀胱则为溺与气"。所以，儿童尿频诊断必须排除运动和饮食情况，必须同孩子近期一段时间相比较。

2. 开关失灵则尿频　正常小便量多，当排则排，排得畅快。尿频为频繁小便，不该排而排，排得涩滞，甚至点滴而出。自然让人想到河流与管道的开关。开关者有开有合，开者排水，关者约水。开关有序有节则水液调和。尿从前阴出，人之开关当然该从前阴溯源。为此，古人发现了膀胱的贮尿功能和膀胱之上的肾。从而将人之尿液开关确定为肾。并产生了"肾开窍于前后二阴"的基本理论。《难经·四十二难》："膀胱重九两二铢，纵广九寸，受溺九升八合"，"肾有两枚，重一斤二两，主藏志"；《素问·脉要精微论篇》："水泉不止者，膀胱不藏也"；《诸病源候论·诸淋论》："膀胱与肾为表里、俱主水。水入小肠，下于胞，行于阴，为溲便"；《素问·宣明五气篇》："膀胱不利为癃，不约为遗溺。"

根据天人合一观，从开关的角度出发，各种尿频的最终病机都应该是肾关（气）不固，膀胱失约。

3. 下焦湿热则尿频　开关失灵了，会滴水，但水本身没有问题。因此，肾关不固，膀胱失约之尿频，其尿液应该清澈，排出应该不痛。但部分尿频患儿小便色黄或赤，浑浊，尿道口红肿、疼痛，小儿甚至不敢小便（表现为小便时哭闹）。这种情况除了开关失灵，一定还有尿液本身的改变。当尿液由无色变为黄色或赤色，由清亮变浑浊，由冷变热（烫）时，古人自然会想到自然界水之变质。变质之水谓之湿浊，色黄或赤主热。于是，下焦湿热学说应运而生了。

湿热中之热，热灼津液。水得热则沸腾，沸腾时气压增大，是为"热迫"，热迫之时，水流跌宕，速度加快。湿热中之湿，湿性重浊缠绵。水因湿而黏滞。黏滞时管道不畅，是为"湿阻"，湿阻之时，水流迂回曲折，速度受阻。一方面尿被热迫而窘急，另一方面尿因湿阻而迟滞，又急又滞，小便肯定就频数了。这也是淋证产生的原因。

这是单纯考虑湿热对小便质量的影响。其实，热迫冲关破管，湿阻关门不利不严。结果仍然存在膀胱不约和关门不利的基本病机。

4. 尿频与其他脏腑的关系 肺气不宣可以尿频。但肺为水之上源，肺气不宣当咳、当喘、当感冒。只有当肺气不宣影响肾气开合、膀胱不约时才会尿频。

脾属土，以制水。很多中医将尿频归于脾虚。其实，脾处中游，主要负责水的来源，而与水的排出无直接关系。脾虚导致尿频不是直接的，最终还是因为影响肾，使肾关不固才会尿频。

其他如三焦、小肠等，它们引起尿频都是间接因素。而治病一定要抓住主要病机。

二、西医

引起尿频的原因很多。小儿主要有感染性和神经源性。

感染可通过尿路逆行感染，可以是邻近器官感染，也可因为上呼吸道感染。感染致尿频、血象高，尿道口红肿热痛，小便黄赤，小腹拘急，符合下焦湿热尿频。

神经性尿频学说认为：小儿排尿控制是后天通过学习和排尿训练获得的一项技能，是随着排尿控制中枢的发育和排尿的训练，才逐渐养成的一种习惯。排尿的反射从排尿中枢起，经脊髓、肾、膀胱，到尿道，以上任何环节病变，功能障碍，或缺乏协调性等均可引起神经性尿频。

1. 小便的调控 大脑皮质对膀胱括约肌直接控制并调节，自主神经对膀胱平滑肌间接控制与调节。当副交感神经兴奋时引起人类排尿反射，而交感神经兴奋时抑制人类排尿功能，二者在大脑皮质整合调节下，共同维持着膀胱的正常生理功能。小儿大脑皮质功能发育不完善，高级中枢对脊髓低级排尿中枢的控制力弱，故说尿就尿，无法主观控制小便是小儿重要的生理特点。

2. 情志因素 各种外界信息刺激输入大脑，经过分析加工和整合，都以一定的情绪反应表现出来。这种反应受大脑边缘系统和下丘脑调节，并激发自主神经系统活动，从而引发一系列躯体生理反应。成人大脑发育完善，能有效疏解各种不利的情绪因子，而患儿在精神紧张、情绪低落、感受孤独或者受到惊吓时，不能很好地疏解压力，结果自主神经功能失调，乙酰胆碱分泌增加，膀胱逼尿肌收缩，膀胱内括约肌却松弛，促使膀胱点滴排尿，形成尿频。

3. 心理因素 临床观察到神经性尿频患儿往往因有意识憋尿而诱发，尤其尿裤子，或受到斥责后，因为焦虑、恐惧等，越害怕，越焦虑，症状越严重，从而形成恶性循环。如果集中注意为于某一事物则尿频消失，而且睡眠时并不遗尿，也是因为心理因素。

【治疗】

一、原理

1. 益肾气，约膀胱。

2. 清湿热，利小水。

3. 强心智，舒紧张。

二、治法举例

1. 中药 益智仁、桑螵蛸、覆盆子（关其门，约膀胱，止尿频）、山药、山茱萸、鹿角霜（益肾气，强关门）、茯苓、猪苓、龙胆草、茵陈、通草（清利湿热）、竹叶、北五味、人参（强心智）。

2. 小儿推拿 补肾经、推肾顶、掐肾纹、揉外劳宫、运水入土与运土入水、摩丹田、推上七节骨（益肾气、约膀胱，固关门，止尿频）、心肝同清、清小肠或膀胱、搓摩胁肋、推箕门（清利湿热）、揉内劳与涌泉（交通心肾，强心智）。

【预防与调摄】

1. 给孩子更多关爱。帮助其舒缓紧张和各种压力。

2. 推拿丹田和腰骶以局部潮红为佳。

【文献资料】

《素问·脉要精微论篇》："仓廪不藏者，是门户不要也。水泉不止者，是膀胱不藏也。得守者生，失守者死。"

《素问·宣明五气篇》："膀胱不利为癃，不约为遗溺。"

《素问·痹论篇》："淫气遗溺，痹聚在肾。"

《灵枢·经脉》："肝所生病者，遗溺，闭癃。"

《灵枢·口问》："中气不足，溲便为之变。"

《灵枢·五癃津液别》："天寒则腠理闭，气湿不行，水下留于膀胱，则为溺与气。""阴阳不和，则使液溢而下流于阴，髓液皆减而下，下过度则虚，虚故腰背痛而胫酸。"

《灵枢·本输》："三焦者，足少阴太阳之所将，实则闭癃，虚则遗溺。""委阳主治，三焦病。"

《景岳全书·杂证谟》："遗溺一证，有自遗者，以睡中而遗失也。有不禁者，以气门不固，而频数不能禁也。又有气脱于上，则下焦不约，而遗失不觉者，此虚极之候也。总之，三者皆属虚证，但有轻重之辩耳。若梦中自遗者，惟幼稚多有之，俟其气壮而固，或少加调理可愈，无足疑也。惟是水泉不止，膀胱不藏者，必以气虚而然。盖气为水母，水不能蓄，以气不能固也。此失守之兆，大非所宜，甚至气脱而遗，无所知觉，则尤其甚者也。此惟非风证及年衰气弱之人，或大病之后多有之。仲景曰'下焦竭则遗溺失禁'，此之谓也。"

《赤水玄珠》："小便频而清白长者，为虚寒。""治小便不禁者，古方多用固涩，此固宜然；然固涩之剂，不过固其门户，此亦治标之意，而非塞源之道也。盖小水虽利于肾，而肾上连肺。若肺气无权，则肾水终不能摄，故治水者必须治气，治肾者必须治肺，宜以参、芪、归、术、桂、附、干姜之属为之主，然后相机加以固涩之剂为之佐，庶得治本之道，而源流如度。否则，徒障狂澜，终无益也。余制有巩堤丸方，治无论心脾肺肾之属，皆宜以此为主治。""频而少黄而赤涩者，为热，及脉洪数、有力无力、或滑或涩参验之，始无差误。"

《诸病源候论·小儿杂病诸候·小便数候》："小儿诸淋者，肾与膀胱热也……其状小便出少起数，小腹急痛引脐。""小便数者，膀胱与肾俱有客热乘之故也，肾与膀胱为表里，俱主水，肾气下通于阴，此二经既受客热，则水气涩，故小便不快而起数也。"

《明医杂著》："小便不禁而频数，古方多以为寒，而用温涩之药，殊不知属热者。盖膀胱火邪妄动，水不得宁，故不能禁而频数也。"

《伤寒论·辨阳明病脉症并治》："趺阳脉浮而涩，浮则胃气强，涩则小便数，浮涩相抟，大便则硬，其脾为约，麻子仁丸主之。"

《伤寒论·辨太阳病脉症并治》："太阳病，若吐若下若发汗后，微烦，小便数，大便因硬者，与小承气汤和之，愈。"

《会约医镜》："小儿之多小便，由于阳气尚微，不能约束，宜于温补。"

《伤寒瘟疫条辨·小便数》："小便数者，频来而短少也。膀胱积热，热则小便濇（sè，同涩），乃水行不快，淋沥而数起也。在伤寒自外传内，五苓散、猪苓汤；在温病由内达外，神解散、升降散。又太阳伤寒，脉浮大自汗，脚挛急，心烦，微恶寒，小便数者，此虚寒所致，桂枝加附桂汤主之，不可行桂枝汤。得之便厥，咽干吐逆，烦躁谵语，与甘草干姜汤以复其阳，厥愈足温，再与芍药甘草汤，其脚即伸。若阳明尤有余风生热，胃气不和谵语者，少与调胃承气汤和之。又小便数，肾与膀胱俱虚，客热乘之，为虚不能制水也，人参三白汤加熟地、黄檗（bò，通柏）、知母、麦冬。"

《济众新编》："尿出不自觉也，肾膀胱俱虚不能温制水液，脉浮尿多色白，遇夜阴盛愈多。尿赤为热白为虚，淋沥或赤无度，六味地黄丸去泽泻加益智仁，五苓散合四物汤加山茱萸、五味子。虚热尿多，六味地黄丸加知柏、五味子，伏暑遗尿，人参白虎汤加生地黄、黄柏。劳役脾虚补中益气汤加山药、五味子。"

《焦氏笔乘·续集》："宁宗为郡王，病淋，日夜三百起，国医罔措。有荐孙者，光宗时在东宫，呕召之至。孙求二十钱，买大蒜、淡豉、煎饼三物，烂研为丸，令以温水下三十丸。小儿安有淋，只是水道不通利，蒜、豉皆通利，无他巧也。"

《医学入门》："小便不禁不自觉，赤者为热，白者虚；实热，乃膀胱火动，四苓汤合三黄汤，加五味子、山茱萸少许；虚热，四苓散合四物汤，加山栀、升麻。虚乃肾与膀胱气虚，十全大补汤加益智仁，或缩泉丸、大菟丝子丸、二苓丸。"

《医述》："《灵枢》言：手太阴之别名曰列缺，其病虚则欠缺，小便遗数。肺为上焦，通调水道，下输膀胱，肾上连肺，两脏是子母也。母虚子亦虚。""小便频数者，只是里气不守，频而复少，五液虚而注下，此精气、津液、血脉内夺之病，莫谓点滴无多，不成脏腑之漏卮也，其责不仅玉关。直从十全大补汤，补气还神，补神还精。固知断鳌以补地者，须是炼石以补天也。"

《本草拾遗》："益智仁，治遗精虚漏，小便余沥……夜多小便者。"

《本草备要》："能涩精固气，温中进食，摄涎唾，缩小便。"

第五节 五迟、五软、五硬

【定义】五迟为立、行、发、齿、语迟。五软为头颈、口、手、脚、肉软。五硬为头颈、手、足、腰、肉硬。其中，五迟为功能丧失或迟缓，五软为肌肉无力而瘫，五硬为肌肉痉挛拘急，最终都造成小儿相应功能障碍。

【病位】脑、躯干、肢体。

【病势】虚实夹杂。五软为虚，五硬多实。

【病性】寒热错杂。

【病因】家族遗传、孕母感染邪毒，出生意外，后天脑病、脑损伤，滥用药物损伤大脑。或先天禀赋不足，遗传代谢因素导致肌肉、关节松软无力。

【基本病机】脑髓不满或痰瘀壅阻脑窍。

【理论依据】

一、中医

1. 五迟五软五硬的概念 五迟、五软、五硬均以"五"这一数字概括疾病，这是受到中国古代五行思想的影响。其实，小儿发育过程中的功能障碍可以表现在孩子各个时期的各个方面，如运动、感觉、表情、视觉、嗅觉、味觉、语言、协调性等。判断孩子是否存在五迟五软和五硬，关键不是记住具体有哪五项。而是将孩子的某种状态和功能同大多数同龄孩子相比较，并且对照该年龄段孩子应有的生理功能。如记住正常婴儿发育口诀，就可以比较容易衡量孩子是否存在发育障碍了。

一月竖头二三抬，四月支撑床离肩，五月侧身六月翻，七坐八爬九牙尖，十月叫爸十一站，一岁迈步走向前（图7-1）。

如果该出现在某一年龄段的功能没有出现，就应考虑五迟诊断（口诀中为一般情况，要排除个体差异，结合神经心理评估等进行判断）。如果五迟

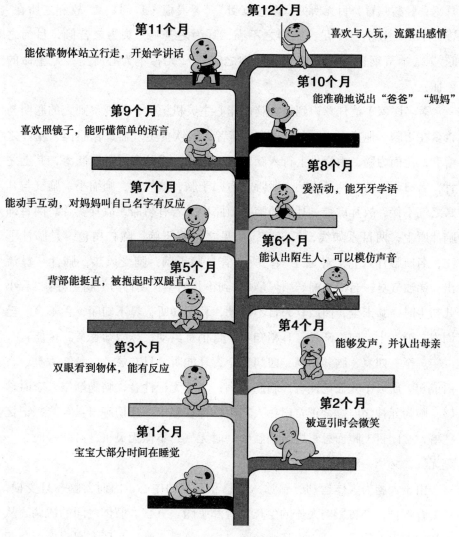

图 7-1　小儿出生 1 年内生长示意图

伴全身肌肉无力，支撑困难就是五软。如果五迟伴全身肢体痉挛，肌张力高就是五硬。不必拘泥于五所指代的那些部位功能。

2. 脑为髓海，主灵机记性，为生命之本，主脏腑与肢体的发育和协调。大脑即脑髓，位于颅骨内。因为脑髓为一团胶冻状物质，脑髓与脊髓相通，与骨髓形态相似，故中医认为脑髓为肾精所化，由气血凝聚而成。功能上，《灵枢·海论》有"髓海有余，则轻劲多力，自过其度；髓海不足，则脑转耳鸣，胫酸眩冒，目无所见，懈怠安卧"。《灵枢·口问》："故邪之所在，皆为不足。故上气不足，脑为之不满，耳为之苦鸣，头为之苦倾，目为之眩。"《本草纲目》则谓"脑为元神之府"（元神本为心所主，是生命的象征）。

著名医家王清任意识到是大脑而非心主灵机记性，并观察到人的聪明与否全在于脑。他指出："灵机记性在脑者，因饮食生气血，长肌肉，精汁之清者，化而为髓，由脊骨上行入脑，名曰脑髓。盛脑者，名曰髓海，其上之骨，名曰天灵盖。两耳通脑，所听之声归于脑，脑气虚，脑缩小，脑气与耳窍之气不接，故耳虚聋；耳窍通脑之道路中，若有阻滞，故耳实聋。两目即脑汁所生，两目系如线，长于脑，所见之物归于脑，瞳仁白色，是脑汁下注，名曰脑汁入目。鼻通于脑，所闻香臭归于脑，脑受风热，脑汁从鼻流出，涕浊气臭，名曰脑漏。"他还观察到小儿的生长发育为大脑主导："看小儿初生时，脑未全，囟门软，目不灵动，耳不知听，鼻不知闻，舌不言。至周岁，脑渐生，囟门渐长，耳稍知听，目稍有灵动，鼻微知香臭，舌能言一二字。至三四岁，脑髓渐满，囟门长全，耳能听，目有灵动，鼻知香臭，言语成句。所以小儿无记性者，脑髓未满；高年无记性者，脑髓渐空。李时珍曰：脑为元神之府。金正希曰：人之记性皆在脑中。汪讱庵曰：今人每记忆往事，必闭目上瞪而思索之。脑髓中一时无气，不但无灵机，必死一时，一刻无气，必死一刻。"

由于大脑为人体运动、感觉、情感和五官的中心，因而大脑一旦受损，或发育不良，必将影响人体的生长发育和脏腑、五官、肢体之间的协调，从而导致五迟五软或五硬。虚证为髓海空虚，脑髓不满。实证多因痰瘀等蒙蔽清窍。

3. 大脑统摄任督，任督统领阴阳　人以阴阳为本。"清阳为天，浊阴为地"，"阳主升，阴主降"，"清阳出上窍，浊阴归六腑"。由于头位置最高，为人之天，为升之终极。当轻清之阳气上升最终到达大脑时，将被脑髓贮藏。"脑髓+清阳"，脑髓精明，清阳清轻，精血阳气相合，万物发生；灵机记性，随之产生；脏腑肢体，由此协调。

"阳化气，阴成形"，人的生长发育和脏腑器官的功能活动是人体阴阳消长的必然结果。

传统中医经络理论认为，人体正中线上一前一后分布着督脉和任脉。督脉为阳经之海，总督诸阳。任脉为阴经之海，总任诸阴。二脉上端上头，与脑髓相连。下端入小腹，与丹田相通。揣摩"阳主升，阴主降"，审视"气沉丹田"等学说，可以建立起"大脑-任督"模式：丹田发出督脉，从下至上，循行于人体后正中线，至头，至上龈中。脑髓发出任脉，出承浆，从上至下，循行于人体前正中线，下至丹田。任督二脉构成环路，连接大脑和丹田。从而对全身阴阳进行调节。即阴阳之本在大脑与丹田，阴阳之协调在于任督。

五迟五软五硬表现为人体生长发育状态差，表现为功能障碍与不协调。是典型的"形气不充"，形者属阴，气者属阳。阴阳俱不足，据此推导其病位当在任督和主导任督的大脑和丹田。

4. 发育障碍虚实论　发育障碍症有软硬之不同，机制有虚实之异。软为痿软，无力，难于支撑，是血脉空，经络空，筋骨空所致。由于精、气、血不足，不能充养脏腑、经络、五官、五体，才痿软无力，故五软为虚。而硬为逆气、痰浊、瘀血、寒湿、热毒等邪气，或病理产物充斥于脏腑和肢体。邪气鸱（chī）张，痰瘀停蓄，局部压力增高，肢体重着、拘急，才硬，才僵，才抽掣，发为五硬。故五硬多实。

虚使人运动无力，丧失功能。硬使人僵直，角弓反张，不能完成正常功能。无论虚实、软硬，均为人体功能障碍，都会使正常功能变异或丧失而存在于五迟之中。

二、西医

1. 生长发育的一般规律　生长发育的一般规律是指群体儿童在生长发育过程中所表现出来的一定特征。虽然个体有差异，但却存在普遍现象。

（1）不平衡性：身体中各组织、器官的生长速度不统一，时间不统一。有的先，有的后，有的快，有的慢。如脑的发育先快后慢，7~8岁脑的重量已接近成人。生殖系统生长较晚，淋巴系统先快后萎缩，皮下脂肪层低龄时充实较快，肌肉组织于学龄期发育加速。

（2）程序性：一般生长发育遵循由上到下、由近到远、由粗到细、由低级到高级、由简单到复杂的规律。如运动发育先抬头，次抬胸，再坐、爬、站、行。新生儿神经发育水平最初在脊髓、脑干水平，活动以原始反射为主，过渡到中脑、大脑，原始反射消失，矫正反应出现，平衡功能出现，分离运动出现，随着大脑皮质的发育完善，运动、语言、交流等各项功能逐渐协调。胎儿和婴幼儿头部率先发育，以后生长得很慢，甚至不长，故新生儿和小婴儿头部相对躯干四肢占比较大。以后，四肢增长速度快于躯干，头部比例逐渐变小，躯干变粗，四肢增长。

（3）连续性：在整个生长发育期，儿童的生长过程连续不断。有时快些，有时慢些，但绝不停滞。一般体格生长，年龄越小增长越快，出生 1 个月内生长非常快，3 个月内生长很快，6 个月内生长也快，到 3 岁时生长速度还是不错，这是小儿生长的黄金时期，要高度重视与积极利用。

2. 影响生长发育的原因

（1）先天不足：脑发育不全或损伤。遗传，或孕期和围产期的多种原因均易导致胎儿脑发育异常，如早产、低体重、新生儿呼吸窘迫综合征、缺氧缺血性脑病、新生儿颅内出血、胆红素脑病、新生儿感染、宫内感染、新生儿低血糖等，孕期妊高症、妊娠期糖尿病、甲低、孕期感染等孕期因素等。一旦大脑损伤，将导致脑性瘫痪，大脑皮质神经细胞变性坏死、软化、纤维化、萎缩，脑沟变宽、脑白质丧失、神经细胞不同程度减少等。其大脑损伤和病变部位与之对应的区域或脏腑功能将会发生不同程度的功能障碍。

由染色体病、基因异常导致的遗传代谢病，对脑神经、肌肉、骨骼发育造成影响，出现发育迟缓甚至功能倒退。最常见的有 21-三体综合征、苯丙酮尿症、先天性甲低等。先天体质因素，如先天性韧带松弛、髋关节发育不良、成骨不全症等均可影响正常发育。

贫血、佝偻病、营养不良、反复呼吸道感染、癫痫、手术、外伤及药物影响等，后天失养，导致发育迟缓。

（2）后天失养：用进废退学说。初生婴儿，一张白纸。功能活动，必须靠后天雕琢。胃肠，呼吸，运动，五官，协调性都依赖后天的刺激而发育。多用就好用，就生长越快，不用则废，则退化。因而，一旦相应大脑病变，其相应中枢支配的区域和器官功能就会减弱或完全丧失。不能活动，不被利用，最终也就生长发育停滞。比如未按时添加辅食，口腔得不到锻炼，或缺乏足够的语言环境，出现语言发育迟缓或发音不清等。

3. 调治　推荐婴儿保健推拿、抚触和感统训练，提倡亲子沟通和母乳喂养。

【治疗】

一、原理

1. 健脑益智，按生长发育规律，促进大脑发育。
2. 整体治疗，早期干预，用进废退。
3. 改善睡眠，增进饮食，后天养先天。
4. 五软补虚为主，五硬化痰逐瘀、疏通经络为主。

二、治法举例

1. 中药　鹿茸、天麻、人参（补脑健脑，促大脑发育）、石菖蒲、远志（开窍豁痰）、红花、三七（活血化瘀）、龟板、怀牛膝（强筋壮骨）。

2. 小儿推拿　囟门推拿法（分别摩、揉、弹、振囟门，活化大脑，唤醒作用强烈）、鸣天鼓与双凤灌耳（开窍醒脑，益智）、调五脏、黄蜂出洞（十指连心，刺激心包络，协调脏腑功能）、推上三关与下六腑（攻补兼施，适其寒温）、腹部与脊背操作（调理任督、协调阴阳）、按揉足三里与阳陵泉（治痿独取阳明、筋会阳陵泉）。

肌肉松软，肌无力以补为主，肌张力高以疏通经络为主。临床均配合运动有障碍的关节。

【预防与调摄】

1. 早发现，早治疗。对于高危因素产妇生产儿，应仔细检查。应熟悉小儿生长发育规律，定期体检随访。治疗过程中细心观察，仔细体会，此类患儿与普通患儿的手感、反应、动作和目光有细微或明显不同，应及早发现，早期干预。

2. 治疗时配合音乐、言语、图片、玩具等。做好家长指导，如抱姿、喂养及简单训练等。

3. 病程很长，要有耐心和思想准备。不放弃，尽全力。

【文献资料】

《诸病源候论》："齿不生候"，"数岁不能行候"，"头发不生候"，"四五岁不能语候"。

《小儿药证直诀》："长大不行，行则脚软，齿久不生，生则不固，发久不生，生则不黑。"

《张氏医通》："胎弱也，由父母精血不足，肾气虚弱，不能荣养而然。"

《小儿卫生总微论方》："心气怯者，则性痴而迟语，发久不生，生则不黑。心主血，发为血之余，怯则久不生也。心系舌本，怯则语迟也。"

《保婴撮要》："心之声为言。小儿四岁、五岁不能言者，由妊母卒有惊动，邪乘于心，致心气不足，故不能言也。""原其要，总归于胃。盖胃为水谷之海，为五脏之本，六腑之大原也。治法必先以脾胃为主，俱用补中益气汤，以滋化源。头项手足三软，兼服地黄丸。"

《医宗金鉴·幼科心法要诀》："小儿五迟之病，多因父母气血虚弱，先天有亏，致儿生下筋骨软弱，行步艰难，齿不连长，坐不能稳，皆肾气不足故。先用加味地黄丸滋养其血，再以补中益气汤调养其气。又足少阴肾经，其华在发，若少阴之血气不足，即不能上荣于发，苣胜丹主之。又有惊邪乘人心气，至四五岁尚不能言语者，菖蒲丸主之。"

《古今医统》："有日月不足而生，或服堕胎之剂不去，而竟成胎者，耗伤真气。"

《保婴撮要》："夫头软者，脏腑骨脉皆虚，诸阳之气不足也。项软者乃天柱骨弱，肾主骨，足少阴太阳经虚也。手足软者，脾主四肢，乃中州之气不足，不能营养四肢。肉软者，乃肉少皮宽，饮食不为肌肤也。口软者，口为脾之窍，上下龈属手足阳明，阳明主胃，脾胃气虚，舌不能藏而常舒出也。"

《证治准绳》："譬诸阴地浅土之草，虽有发生而畅茂者少。又如培植树木，动摇其根而成者鲜矣……婴孩怯弱，不耐寒暑，纵使成人，亦多有疾……若投药不效，亦为废人。"

《小儿推拿秘书·杂症门》："治口哑不语，乃痰迷心窍也，宜清肺经，推板门，揉天枢。治手不屈伸，乃风也，宜揉威灵穴。治四肢软，乃血气弱也，宜补脾土，掐四横纹，天门斗肘……治头软，天心一壮，脐上下各一壮。治口不开，多揉脾土，掐颊车，揉心窝。"

第六节　儿童矮小症

【定义】俗称孩子长不高。指小儿身高低于同性别、同年龄儿童平均身高的2个标准差或第三百分位（即同性别同月出生100个孩子从大到小排列，最后3个就是第三百分位）。简易判断：静态——孩子比同龄儿童明显矮小。动态——孩子生长速度3岁前小于7厘米/年，3岁到青春期小于5厘米/年，青春期小于6厘米/年。

【病位】脑，肾，骨及其附属结构。

【病势】升不足、长不足。

【病性】多虚。

【病因】先天遗传，后天失养，性早熟、肿瘤、颅脑疾病，围产期损伤，以及缺少阳光和锻炼等。

【基本病机】肾中精髓不足，骨失所养，生长抑制。

【理论依据】

一、中医

1. 身高的构成　人的身高由头、脊和下肢的长度构成。

头颅于3岁前增长迅速，3岁后生长速度始缓。头颅本身对身高贡献不大。但头为髓海，贮藏脑髓，脑髓为生长之本，发育之源。因此，重视大脑发育，是长高和身体比例匀称协调之必需条件。

脊柱位于中轴。小儿脊柱有颈椎7、胸椎12、腰椎5、骶椎4、尾椎3~4（成人骶、尾椎均融合成为一块骶骨和尾骨）。脊柱主要由椎体借助椎间盘相连结。椎间盘是位于两椎体间的囊性结构。外周为纤维环，包裹着富有弹性的髓核。

下肢长骨分为骨干和骨骺。骨与骨之间借关节相连结。关节由关节面和关节囊构成。关节囊为双层结构。内层为脏层，又叫滑膜层，紧贴于骨表面，外层为壁层，由致密结缔组织构成。两层之间腔隙内有少许滑液。

2. 长高的原理 头颅的生长是由构成颅的23块扁骨共同协调完成。特别是构成脑颅的成对的顶骨和颞骨，不成对的额骨、蝶骨、枕骨和筛骨等，每块骨头面积不断向四周扩展，厚度不断增加，从而使整个头颅增长增大。在生长过程中，原本没有连结的颅骨之间的间隙开始融合，直接导致前囟和后囟消失；原本联系并不紧密的骨与骨之间的缝也融为一体。颅骨的生长形式为膜内成骨。具体过程是：在骨的边缘血管增生，营养及氧供丰富，间充质细胞活跃，由"间充质细胞-骨原细胞-成骨细胞-骨细胞"成骨。新形成的骨组织表面附着的成骨细胞或骨原细胞向周围成骨，逐渐形成初级骨小梁，构成初级骨松质。随后其外表面以成骨为主，使骨不断增长增宽，内表面则通过分解吸收，不断改变骨的曲度，从而使骨的生长与颅脑曲度相适应。

脊柱的生长除了椎体本身体积的增加和骨密度增强外，椎间盘的生长和发育对于整个脊柱长度的贡献很大。成年人脊柱共有24块椎骨。因寰椎与枢椎之间，骶椎尾椎之间不存在椎间盘，所以全身的椎间盘共计23个。它们位于两个椎体之间。椎间盘的总厚度占整个脊柱总长的1/4~1/5。腰部的椎间盘甚至可以达到9毫米厚。

下肢骨的生长主要以软骨内成骨方式发生。在将要生长的骨两端的骺软骨上，通过"软骨雏形-软骨周骨化-软骨内骨化"，最终通过软骨退化与初级骨化中心形成，以及骨髓腔形成，实现骨的长度和直径的增加。

值得注意的是，骨的生长始终受应力调控。在骨生长的过程中，活跃的成骨细胞将会迁移至应力水平较高的部位，分泌和矿化骨基质从而形成新骨，使得该区域的骨量发生增长。骨小梁的分布与该骨骼上主应力的轨迹有关。早在20世纪德国外科医生就提出"较高的载荷会促进骨的生长，而较低的载荷会促进骨的吸收"这一著名的Wolff定律。

3. 长高的规律 人一生高度的生长有两个高峰。即婴儿期和青春期。婴儿期为出生至3周岁。出生时身长约为50cm。生后第一年身长增长最快，约25cm；第2~3年增长速度减慢，约10cm。3周岁后至青春期身高（长）

增长平稳，每年约6~7cm。进入青春期后身高增长较快，每年男孩约增7~9cm，女孩约增6~8cm，其增长速率约为学龄期的2倍，持续2~3年，形成身体发育的第二个高峰。

身高分上部量和下部量。从头顶至耻骨联合上缘长度为上部量，从耻骨联合上缘至足底长度为下部量。上部量与脊柱增长关系密切，下部量与下肢长骨生长关系密切。一般12岁前上部量大于下部量，提示12岁前主要是脊柱的生长。12岁以后下部量大于上部量，提示12岁后主要是下肢的生长。12岁时上部量和下部量相等。

椎间盘也在3岁前生长发育最为迅速，至青春期达到高峰。28岁左右开始退化。

4. 肾虚骨失所养，骨髓不充为矮小症的基本病机　矮小症是骨骼生长发育迟缓。骨在中医为肾所主。肾藏精，先天之精寓于肾，后天之精贮于肾。肾精为精微精华物质。古人从精的黏稠透明联想到骨髓的形态，从而提出了肾主骨生髓的基本观点。骨髓含于骨的中部。骨质部分坚硬而无气血，无气血就不能生长，但骨髓却是血肉有情之品，能为骨的生长提供原料和动力。因而肾虚，精髓不足，骨髓不充，是矮小症发生的直接原因和基本病机。

二、西医

矮小症的原因尚未阐明。但主要为缺乏生长激素。

生长激素是腺垂体细胞分泌的蛋白质，属肽类激素。正常情况下，生长激素HGH呈脉冲式分泌，其分泌受下丘脑产生的生长激素释放素（GHRH）和生长激素抑制激素（GHIH，也称生长抑素SS）的调节，还受性别、年龄和昼夜节律的影响。睡眠状态下分泌明显增加。夜间子时是生长激素分泌的峰值。它的主要生理功能是促进神经组织以外的所有其他组织生长；促进机体合成代谢和蛋白质合成；促进脂肪分解。能刺激骨关节软骨和骨骺软骨生长，因而能增高。人体一旦缺乏生长激素就导致生长停滞。补充生长激素几乎对各种非肿瘤与疾病所致矮小症均有效。对垂体性侏儒，特发性矮小这些生长激素缺乏者用生长激素治疗后获得令人振奋的生长速度。特纳综合征的女性患者早期应用生长激素增高是首选，对于宫内生长迟缓所致低体重儿，生长激素可帮助其加速生长，向正常儿身高追赶。对体质性生长迟缓即男性 11～13 岁，女性 10～12 岁尚未见到第二性征发育者用生长激素治疗亦可达到满意增高效果。此外，对大面积烧伤和大手术后用生长激素治疗有促进蛋白质合成作用，促进康复。对严重营养不良、先天呆小病亦有调节生长作用。生长激素治疗效果取决于开始治疗的时间、基础身高、骨龄，以及营养及遗传因素等，通常年龄小优于年龄大，10 岁前治疗优于 10 岁后。

促进脑垂体分泌充足生长激素，强化骨细胞的分裂、增殖，延缓骨骺线闭合时间，以及供给多种营养元素群，补充生长动能，为综合治疗矮小症的思路和基本方案。

【治疗】

一、原理

1. 补肾以治本，益髓以填精，精髓充，骨增长。
2. 健脑益髓，髓生骨长。
3. 刺激作用脊柱，促进椎体和椎间盘发育。
4. 刺激作用下肢，促使软骨成骨。
5. 调理筋骨，促使骨与软组织协调发展。

二、治法举例

1. 中药　鹿茸、鹿角霜、紫河车（补肾、益髓填精）、补骨脂、怀牛膝、杜仲（强筋壮骨，助长）、红花、当归（提供原料，补血助长）、葛根、黄芪（升提气机，助生长）、甘草、大枣（调和诸药，缓筋之拘急，使筋骨协调）。

2. 小儿推拿　双点门、干洗头（健脑益髓，促进颅骨生长与发育）、理脊、捋脊、抻脊法（以脊柱透热为度。促进椎体生长发育，促进椎间盘生长，增宽椎间隙）、滚、揉、推、拔伸、摇动下肢，叩击、搓揉髋、膝、髁关节（均以透热为度。促进下肢生长，促进软骨成骨）、上月球、垂杨柳（拉长脊柱，刺激大脑，协调全身）。

【预防与调摄】

1. 坚持合理运动，有效刺激骨骼生长。

2. 保证充足睡眠，每晚 10 点以前就寝，确保熟睡时间在 8 小时以上。

3. 适当加强营养，多吃含有精氨酸等可刺激生长激素分泌的食物，建议每晚睡前一杯牛奶。

4. 营造宽松环境，创造一个自由、积极、向上的氛围。

5. 早期预防矮小症，一旦发现生长缓慢，定期到医院随访，检测生长发育情况。

【文献资料】

《素问·上古天真论篇》："女子七岁，肾气盛，齿更发长；二七而天癸至，任脉通，太冲脉盛，月事以时下，故有子；三七肾气平均，故真牙生而长极；四七筋骨坚，发长极，身体盛壮……丈夫八岁肾气实，发长齿更；二八肾气盛，天癸至，精气溢写，阴阳和，故能有子；三八肾气平均，筋骨劲强，故真牙生而长极；四八筋骨隆盛，肌肉满壮。"

《素问·宣明五气篇》："肝主筋，脾主肉，肾主骨。"

《素问·六节藏象论篇》："肾者，主蛰，封藏之本，精之处也。其华在发，其充在骨。"

《灵枢·经脉》："人始生，先成精，精成而后脑髓生，骨为干，脉为营，筋为刚，肉为墙。"

《小儿药证直诀》："五脏六腑，成而未全，全而未壮。"

第七节　儿童性早熟

【定义】性早熟是一种女童在 7 岁前，男童在 8 岁前呈现第二性征异常发育的内分泌疾病。第一性征指外在生殖器官，第二性征是外在表现和生殖功能。男孩表现为身材高大，喉结突出，声音低沉粗犷，肌肉结实，胡须生长，遗精。女孩表现为皮肤细嫩，嗓音尖细，乳房隆起，肌肉柔韧，月经来潮等。

【病位】肾。

【病势】多属于实。

【病性】多为内热。

【病因】人工授精，试管婴儿，药物保胎，男性过服壮阳药，过食动物肉类、内脏，食物中激素含量高。

【基本病机】肾气（精）旺盛，天癸早至。

【理论依据】

一、中医

1. 性早熟的年龄　《素问·上古天真论》女子发育以 7 岁，男子发育以 8 岁为周期。如"岐伯曰：女子七岁肾气盛，齿更发长。二七而天癸至，任脉通，太冲脉盛，月事以时下，故有子……七七任脉虚，太冲脉衰少，天癸竭，地道不通，故形坏而无子也"，"丈夫八岁肾气实，发长齿更。二八肾气盛，天癸至，精气溢泻，阴阳和，故能有子……八八天癸竭，精少，肾脏衰，形体皆极，则齿发去"。说明古人已经认识到在人体发育过程中女子到"二七"14 岁，男子到"二八"16 岁时，会因为一种叫天癸物质的出现，并在其刺激下出现月经或遗精，这时候性才成熟，才具有性冲动与生殖能力。而女子 7 岁前，男子 8 岁前是不应该有性的欲望和生殖能力的。而女子 7~14 岁，男子 8~16 岁应该成为中医关于性发育并逐渐成熟的时期。理论上这段时期应该出现并逐渐增多与第二性征相关的生理表现。因此，性早熟的年龄应该确定为女子 7 岁前，男子 8 岁前。从历史来看，性器官的发育，性冲动与生殖能力肯定是随着生活水平的提高，文明的进步和开放的程度而不断完善提前的。

2. 中医性和生殖相关的脏腑"脑-肾-外肾"　《内经》的基本观点是肾精和肾气主导了性的发育与生殖。

"肾"有内外，内肾即两个肾脏，外肾，显然在肾之外。男子为睾丸，女子为女子胞（卵巢）。

中医肾藏精，生髓，髓通于脑，脑是精髓之海。外肾则是精髓之气聚集、贮藏与发挥作用之地，即"脑髓-肾-外肾"相关联，正是它们主导着人的性。

脑髓在上，统领人体之性与欲望。肾在中，通过命门和丹田主导精髓。外肾在下在外，职司性功能。

上之脑、中之肾、下之外肾三部并不独立存在，它们通过经络（督脉、任脉和肾经）和脊髓联系在一起，从而建立起中医的性与生殖轴。

3. 天癸与性成熟　性和生殖能力最明显的标志是女子的月经和男子的遗精。

《内经》关于月经和遗精现象的前提是必须要有"天癸"这种物质的产生和刺激，即有天癸女子才有月经，男子才有遗精，才有第二性征。没有天癸就没有月经，没有遗精，没有第二性征。如果天癸产生过程推迟，则月经、遗精和第二性征延后。如果天癸提前出现，月经、遗精和第二性征就随之提前了，这就是性早熟。因此，性早熟的基本病机就是"天癸早至"。

"天癸"本身是人名，是传说中吴刚的三儿子。中医借用它代指体内负责性和生殖的物质。

由于肾藏精，主生殖。天癸为肾精发育到一定程度，肾中精气由量的积累最终质变而形成。女子7岁前，男子8岁前，先天之精弱小，后天之精储存不多，不具备天癸产生的条件。7~8岁后，身体发育减慢，先天之精开始发育成熟，后天之精储存逐渐增加，天癸物质与日俱增。到了青春期，身体、先天和后天之精都发育达到极致，量变产生质变，精气血充足，才能"精气（血）溢泻，阴阳和，故能有子"。可见，天癸的多寡与肾中精气息息相关。性早熟为天癸提前出现，当然就是肾精提前充盛了。这是我们认定性早熟为肾中精气旺盛的重要依据。

4. 性早熟与早衰　传统中医囿于"肾无实证""肾病必虚"的理论约束，基本不提"肾中精气旺盛"这一性早熟事实上的病机，而是错误地将性早熟归因于肾虚，采用六味地黄丸加减治疗，这是十分有害的。因为性的成熟标志是天癸，天癸是肾中精气充盛的产物。性早熟了，说明肾中精气提前了，因而可以肯定是实证。还用补肾法治疗就会犯虚虚实实之诫。儿童性早熟本来就与父亲补肾壮阳，母亲补肾受孕，补肾着床保胎等有关。再用补肾药去治疗，可能不但不会减轻病情，反而会催生出更多的性早熟。

早熟会不会早衰？少年性早熟会不会导致更年期提前？这些问题倒是临床应该重视和研究的。期待能够得到证实。性早熟的孩子虽然当前的身高并不矮，但他们的骨龄已超前，而且性激素提前大量分泌，使骨骺提前闭合，导致身高增长过早停止，最终身高普遍矮小。

考虑到性早熟的现代分类。我们建议：真性性早熟在中医为肾中精气偏旺导致整个"脑髓-肾-外肾"轴活跃与功能亢进，属于"肾浊"，是肾的实证，乃天癸提前所致。假性性早熟则主要与垂体相关，应该是内热或阳亢所致，属于"脾肾偏旺"，是肾和脾的实证。单纯性性早熟应该归因于局部热毒，与局部热毒和气机阻滞有关。

二、西医

1. 定义　指儿童青春期提早出现。女性在 8 岁前，男性在 9 岁前性腺长大，第二性征出现，或者女子月经和男子遗精。

2. 临床表现　男童性早熟表现为睾丸增大，阴茎增长，阴囊增大，阴囊皮肤皱褶增加，色素加深，阴毛生长，阴茎勃起增多，有遗精甚至精子生长。女童性早熟表现为乳房发育，乳核形成；局部隆起小丘，同时乳头、乳晕增大。内、外生殖器发育增大，小阴唇色素沉着，阴道白色分泌物，伴有皮下脂肪增厚，初潮年龄提前，甚至排卵。

（1）真性性早熟，也称中枢性性早熟，是由于中枢神经内分泌主导的"下丘脑-垂体-性腺轴（HPGA）"过早启动，提前分泌促性腺激素释放激素 GnRH，激活性腺轴，使垂体分泌促性腺激素导致性腺发育，内、外生殖器发育和第二性征显露。

（2）假性性早熟，亦称外周性性早熟，其并不依赖下丘脑-垂体-性腺轴的激活，而是由于垂体外促性腺激素或性激素分泌增多所致。临床仅有第二性征出现，无性腺和性功能发育成熟，可为同性性早熟或异性性早熟。

（3）部分性性早熟，又称不完全性性早熟及变异性青春发育。多为外源性性激素摄入（食品、药品、美容用品等）与持续作用。主要临床表现为单纯乳房发育，单纯阴毛发育以及单纯月经提前出现。

3. 危害

（1）影响孩子身高：由于骨骼发育过快，性早熟儿童的生长周期明显缩短，没有足够时间发育，使其成年后的身高比一般人矮，未治患者，终生身高可能为 1. 50~1. 55 米。

（2）心理影响与注意力转移：性早熟的孩子可能因为自己在体形、外表上与周围小伙伴不同，产生自卑、恐惧和不安情绪，不仅会影响日后的心理健康，还会导致孩子过分关注自身变化，从而影响学习及正常生活。

（3）性行为提前：性早熟儿童心理发育与身体发育极不匹配。由于生理年龄小、社会阅历浅、自控能力差，其提前性冲动，甚至性行为是引发怀孕、性疾病传播，以及犯罪的潜在因素。

4. 治疗 目前主要运用与相关激素具有拮抗性的药物来治疗。

【治疗】

一、原理

1. 泻肾浊 加速体内毒素的排出，降低天癸的水平。
2. 抑脾肾 抑制其旺盛的生理功能。
3. 调阴阳 阴平阳秘，精神乃治。阴阳不调百病丛生。

二、治法举例

1. 中药 泽泻、木通、滑石（泻肾浊）、黄柏、龙胆草、知母、栀子（清泻火毒、抑制旺盛）、白芥子、莱菔子、生大黄（化痰、通腑、泻浊）、黄连、肉桂（交通心肾，调节阴阳）。

2. 小儿推拿 清肾经、补肾经（调节肾中阴阳）、双清肠、推下七节骨（泻肾浊）、清脾经、心肝同清、下推脊（清泻火毒，抑制旺盛）、退六腑、清胃经、推小横纹、摩腹（通腑泻下，化痰泻浊）、百会配涌泉、太阳配太阴（调节阴阳）。

【预防与调摄】

1. 节制饮食，不要盲目进补。少食鱼虾、羊肉、动物内脏、鸽子蛋、鹌鹌蛋、油炸食品等。不要轻易补肾补脾。

2. 妥善存放避孕药物、丰乳美容品等，以免孩子误服或接触，不要给孩子搽用成人化妆品或护肤品。

3. 加强身体锻炼，适时心理诱导。

【文献资料】

古代医籍无此病名，性早熟为现代中医和西医对本病病名一致的称呼。

《素问·上古天真论》："女子七岁，肾气盛，齿更发长；二七而天癸至，任脉通，太冲脉盛，月事以时下，故有子；三七，肾气平均，故真牙生而长极；四七，筋骨坚，发长极，身体盛壮；五七，阳明脉衰，面始焦，发始堕；六七，三阳脉衰于上，面皆焦，发始白；七七，任脉虚，太冲脉衰少，天癸竭，地道不通，故形坏而无子也。""丈夫八岁，肾气实，发长齿更；二八，肾气盛，天癸至，精气溢泻，阴阳和，故能有子；三八，肾气平均，筋骨劲强，故真牙生而长极；四八，筋骨隆盛，肌肉满壮；五八，肾气衰，发堕齿槁；六八，阳气衰竭于上，面焦发鬓颁白；七八，肝气衰，筋不耐动；天癸竭，精少；肾藏衰，形体皆极；八八，则齿发去。肾者主水，受五脏六腑之精而藏之，故五脏盛，乃能泻。"

《医方集解·泻火之剂》："龙胆泻肝汤（肝胆火，《局方》）：龙胆泻厥阴之热……黄芩、栀子清肺与三焦之热以佐之，泽泻泻肾经之湿，木通、车前泻小肠膀胱之湿以佐之……用黄连、知母者，上以泻心火，下以泻肾火，一为肝母也。"

《绛雪园古方选注》："膀胱享大寒之气，肾感寒水之运，气运窒塞，故受热而闭。治法仍须用气味俱阴之药，除其热，泄其闭……以黄柏泻膀胱之热，知母清金水之源，一燥一润，相须为用；佐以肉桂，寒因热用，伏其所主而先其所因，则郁热从小便而出，而关开矣。"

《珍珠囊》："黄柏之用有六：泻膀胱龙火，一也；利小便结，二也；除下焦湿肿，三也……"

《医学衷中参西录》："莱菔子，无论或生或炒，皆能顺气开郁，消胀除满，此乃化气之品，非破气之品。盖凡理气之药，单服久服，未有不伤气者，而莱菔子炒熟为末，每饭后移时服钱许，借以消食顺气，转不伤气，因其能多进饮食，气分自得其养也。"

《本草经疏》："大黄气味大苦大寒，性禀直遂，长于下通，故为泻伤寒温病、热病、湿热、热结中下二焦，二便不通，及湿热胶痰滞于中下二焦之要药，祛邪止暴，有拨乱反正之殊功。"

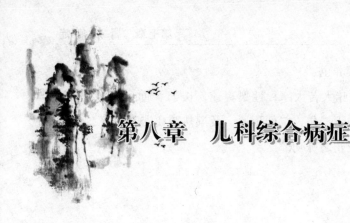
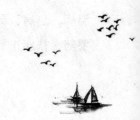

第八章　儿科综合病症

第一节　儿童多动综合征

【定义】以注意力不集中，活动过度，冲动任性，情绪不稳，自控力差，并伴有学习障碍，但智力却正常或基本正常的一类心理与行为障碍性疾病。

【病位】心，肝，大脑。

【病势】阴虚阳亢，风动。

【病性】虚实互见。

【病因】遗传，情志不遂，猝受惊恐，大脑发育不良，脑病后遗症，营养过剩。

【基本病机】心肝偏旺，神魂失守。

【理论依据】

一、中医

1. 多动症的判定　多动症的诊断目前主要依据医生的临床经验。如果患儿躁动不安（在诊室几乎不能静坐，东一趟西一趟），注意力难以集中（基本不能完成作业，不能专注于游戏、嬉戏、故事等正常孩子喜闻乐见的项目），意志力弱（不能控制自己，受到训斥或教育后能静下来的时间很短暂），动作灵活性与协调性差（认真观察和分析孩子的动作与姿势可以发现其动作别扭、笨拙，心与手，以及各个关节协调性差），就可以考虑多动症的诊断。

2. 中医动静观　生命是动和静的统一体。动和静互相对立。动是生命的暴发，活力的展示，静是生命的积蓄，生命的再生。动是位移，静是固定。动升而上，静降而宁。中医的动静学说是道家和儒家动静观的具体体现。王阳明有"静可以见其体，动可以见其用"，动和静属性迥异，趋势对立与相反。但动和静又互相依存和转化。"动之所极便为静，静之所致便是动"。朱熹说："静者养动之根，动者所以行其静。"

在中医学中，动属于阳，总与火、风、气、化、流动等相联系。静属于阴，总与水、润泽、血、固定不变等相联系。《素问·阴阳应象大论》："阳化气，阴成形。"张景岳注曰："阳动而散，故化气。阴静而凝，故成形。"说明动与静、气化与凝聚、分化与合成等相对运动构成了生命。其中，动是功能活动，是生命现象，是能量转化与消耗。静则是积蓄力量，是修复和生长过程。因为"知止而后有定，定而后能静，静而后能安，安而后能虑，虑而后能得"（《大学》）。动是绝对的，静是相对的。生命现象是气血、阴阳和脏腑间有序的动，以及它们相互之间的协调与联系。不动和完全静止意味着生命的结束。

3. 多动症的基本病机　多动症动太多而难宁静，提示阳有余而阴不足。多动症不当动而动，为无序之动，提示心神不宁，神魂失守。多动症之动不协调，提示指挥不灵，程序错乱。

在人体，"心为君主之官，神明出焉"，"主明则下安，主不明则十二官危"。心为人体指挥系统，为人体生命的象征，是人之能动的唯一表现和主宰。肝属木，体阴用阳，为将军之官，肝主疏泄气机；胆主决断，应春生之气，《内经》有"凡此十一脏，皆取决于胆也"，说明肝胆是在心主导下负责具体活动指挥与协调的脏腑。

综上所述，传统中医将多动症归于心肝偏旺，神魂失守。其中，因于心者，心属火，火性升散。各种外感内伤致高热、神昏、抽搐，气营两燔，均可热极生风。急惊之后，常余热毒，心神受损，遗下多动。心主神明，心为神舍，神出于心则思维与活动，神舍于心则安宁与睡眠；心神有节，出入正常，自无多动；心旺神摇，难以自控而多动。因于肝者，肝属木，性条达，如性情压抑、所求不遂，肝气不舒、阳亢化风，营血暗耗等均可致肝旺血虚生风而多动。心属火，肝主风木，木火相助，风火相煽，使多动症反复发生，难以控制。

4. 脑主神明与多动症　脑主神明之说，在《内经》有雏形。如"头者，精明之腑"（《脉要精微论》），"脑为髓海"（《灵枢·海论》）。还指出"髓海有余，则轻劲多力，自过其度；髓海不足，则脑转耳鸣，胫酸眩冒，目无所见，懈怠安卧。"《类经》卷九注："凡骨之有髓，惟脑为最巨，故诸髓皆属于脑，而脑为髓之海。"从而建立起髓海理论。李时珍论辛夷功效时一句"脑为元神之府"，提出了脑主神明。清代《医宗金鉴·正骨心法要旨》有"头为诸阳之会"，《类经·疫病类》有"五脏六腑之精气皆上注于头，以成七窍之用，故头为精明之府"等。张锡纯说："脑中为元神，心中为识神。元神者，藏于脑，无思无虑，自然虚灵也；识神者，发于心，有思有虑，灵而不虚也。"中西医结合先驱者唐宗海认为："人身知觉运动无一不本于心，西医言人心，只是顽然一物，不能司知觉运动，其司知觉运动者，全在脑髓。"又说："西医言脑髓筋，分走脏腑，周身知觉运动均出脑气筋，言之甚详。然究不知脑髓里是何物所化生，故其言似精实粗。盖肾主骨，肾系贯脊，通于脊髓。肾精足则入脊化髓，上循入脑，而为脑髓。是髓者，精气之所会也。髓足则精气能供五脏六腑之驱使，故知觉运动无不爽健。非髓能使各脏，实各脏能使髓也。"

该学说颠覆了传统中医的心主神明。认为大脑主宰神志、情感和生命，调节言语运动，并藏髓，开窍于五官，是控制和调节五脏六腑以及人之生命活动的决定性脏器。

由于多动症为西医病名，其直接定义为"轻微脑功能障碍综合征"，为儿童的一种特殊心理障碍，已经明确其病变部位在大脑。因此，多动症的心肝偏旺，神失所守，其实质为大脑功能失调而表现出来的一种亢奋状态。

二、西医

1. 定义　多动症在国外称为"注意缺陷多动障碍（ADHD）"。为儿童期常见的一类心理障碍。表现为注意力不集中，注意时间短暂，过度活动和任性冲动，常伴学习困难、品行障碍和适应性差等。其患病率为 3% ～ 5%，男孩多于女孩。

2. 病因 本病的病因和发病机制尚不清楚。认为与遗传（遗传度约为76%），神经化学递质特别是多巴胺、去甲肾上腺素及5-羟色胺（5-HT）等失衡，神经解剖和神经生理（额叶发育异常和双侧尾状核头端不对称），脑功能缺陷，宫内或出生时缺氧，病毒感染、脑部炎症、头部外伤、癫痫、药物滥用，以及家庭和心理社会因素（父母关系不和，家庭破裂，教养方式不当，父母性格不良，母亲抑郁症，父亲冲动、反社会行为或物质成瘾等）有关。

3. 症状 归纳为注意力缺陷，活动过多，行为冲动，学习困难，神经系统发育异常和品行障碍等方面。

4. 治疗 包括心理治疗（主要有行为治疗和认知行为治疗。如使患儿学会适当的社交技能，用新的有效的行为方式替代不良的行为模式。让患儿学会解决问题的方法，增强识别自己行为是否恰当的能力，并选择正确的行为方式），药物治疗（中枢兴奋剂，如哌甲酯及其控释片。选择性去甲肾上腺素再摄取抑制剂，如托莫西汀等），行为管理和教育等。

【治疗】

一、原理

1. 宁心平肝以安神：制止多动，使之安宁。
2. 开窍以醒神：提高孩子自我控制能力。
3. 豁痰祛风：豁痰有助于开窍，祛风方能镇静。

二、治法举例

1. 中药 珍珠粉、茯神、麦冬、白芍、天麻（镇静、缓急、息风止动）、黄精、天冬、玉竹、熟地（养阴、益髓、填精，促大脑发育）、远志、竹茹、菖蒲、血通（豁痰开窍通络）。

2. 小儿推拿 头面四大手法、黄蜂出洞法（调阴阳，和气血）、头部三振按、推桥弓、掐太冲、扪虚里、摩涌泉（镇静安神，引火归元，定心志）、心肝同清、清天河水（清心火，清肝经，使神宁，风止）、搓摩胁肋（疏导气机，缓解压力）。

【预防与调摄】

1. 推拿治疗确有疗效，能明显改善症状，甚至彻底治愈，但治疗时间长。

2. 提倡综合治疗。如药物、心理、行为、运动疗法等，并注重对小儿生存环境的调查及辅导家长，为小儿提供健康的生活与心理环境。

【文献资料】

《素问·阴阳应象大论》："阴静阳躁，阳生阴长，阳杀阴藏。阳化气，阴成形。""风胜则动，热胜则肿，燥胜则干，寒胜则浮。"

《素问·至真要大论》："诸风掉眩，皆属于肝。诸暴强直，皆属于风。"

《素问·举痛论》："惊则心无所倚，神无所归，虑无所定，故气乱矣。"

《素问·灵兰秘典论》："心者，君主之官也，神明出焉。"

《灵枢·邪客》："心者，五脏六腑之大主也，精神之所舍也。"

《灵枢·行针》："重阳之人，熇熇蒿蒿，言语善疾，举足善高"，"重阳之人，其神易动，其气易往也。"

《类经附翼·求正录》："阳盛于标者，原非阳盛，以命门之水亏也。水亏其源，则阴虚之病叠出；火衰其本，则阳虚之证迭出。"

《格致余论·相火论》："太极动而生阳，静而生阴，阳动而变，阴静而合……火内阴而外阳，主乎动者也，故凡动皆属火……其所以恒于动，皆相火之为也……相火易起，五性厥阴之火相扇，则妄动矣。"

《证治汇补·惊悸怔忡》："人之所生者心，心之所养者血，心血一虚，神气失守。"

《圣济总录·心脏门·心健忘》："健忘之病，本于心虚，血气衰少，精神昏愦，故志动乱而多忘也。"

《医学正传·小儿经》："夫小儿八岁以前曰纯阳，盖其真水未旺，心火已炎，故肺金受制而无以平木，故肝木常有余，而脾土常不足也。"

《万氏家藏育婴秘诀》："五脏之中肝有余，脾常不足肾常虚；心热为火同肝论，娇肺遭伤不易愈。""水为阴，火为阳，一水不胜二火，此阳常有余，阴常不足，肾之本虚也明矣。"

《幼科铁镜》："惊生于心，痰生于脾，风生于肝，热出于肺，此一定之理也。热盛生风，风盛生痰，痰盛生惊，此贼邪逆克必至之势。"

《冯氏锦囊秘录》："风非火不动，火非风不发，风火相搏，而成惊风。""小儿阳常有余，阴常不足，故易于生热，热盛则生风、生痰、生惊。"

《小儿药证直诀》："凡病或新或久，皆引肝风，风动而上于头目，目属肝，肝风入于目，上下左右如风吹，不轻不重，儿不能任，故目连扎也。"

《证治准绳·幼科·慢惊》："阴盛生寒，寒为水化，水生肝木，木为风化，木克脾土，胃为脾之腑，故胃中有风，瘛疭渐生，其瘛疭症状，两肩微耸，两手下垂，时复动摇不已，名为慢惊。"

《金匮翼·颤振》："颤震，手足动摇，不能自主，乃肝之病，风之象，而脾受之也。"

《景岳全书·小儿则·论惊风证治》："盖小儿之真阴未足，柔不济刚，故肝邪易动，肝邪动则木能生火，火能生风，风热相搏则血虚，血虚则筋急，筋急则为掉眩反张，抽搐强直之类，皆肝木之本病也。"

《脉诀》："热则生风多动是也。"

《医林改错·脑髓说》："所以小儿无记性者，脑髓未满；高年无记性者，脑髓渐空。李时珍曰：脑为元神之府。金正希曰：人之记性皆在脑中。汪讱庵曰：今人每记忆往事，必闭目上瞪而思索之。脑髓中一时无气，不但无灵机，必死一时，一刻无气，必死一刻……抽时正是活人死脑袋，活人者，腹中有气，四肢抽搐。"

第二节　小儿抽动秽语综合征

【定义】起病于儿童时期的一种复杂的、慢性神经精神障碍性疾病。临床常表现为不自主的眨眼、皱眉、咧嘴、耸鼻、仰颈、扭肩及清嗓、秽语等。其症状具有波动性、长期性和反复性。本病在病机和治疗上均宜与多动症互参。

【病位】肝、心、大脑。

【病势】动而难静。

【病性】火热为主。

【病因】出生时意外，缺氧，颅脑外伤，高热症后遗，情志不遂，感受疫邪。

【基本病机】风盛则动，神机失控。

【理论依据】

一、中医

1. 抽动症与多动症的关系　多动与抽动都在动，都是无序的动和不协调的动。只要孩子清醒，那个动就仿佛永远停不下来。多动症是整个人体静不下来。脚静不下来，不能在某一点站立太长时间。屁股静不下来，不能在某个座位上坐太长时间。手静不下来，不停的摆弄。笔者发现诊断多动症最简单方法是同孩子玩一种中国常见的游戏，同他一边击掌，一边相对地说"我们都是木头人，又不能说话又不能动"。正常孩子能完成击掌并与你互动互言，而且可以坚持一定时间，多数孩子至少能坚持 20 秒不动，即使最后动也是忍不住笑出声来。而多动症孩子基本不能与你互动互言，也停留不了 20 秒。所以，建议大家在临床中可以尝试一下这个游戏。

多动症孩子整体静不下来。全身都在动，是为心动。心为君主之官，君主号令全国。君主不安，浮躁，昏庸，才会影响全国，撼动全国。

抽动症整体能静下来。脚可以站立一会儿，屁股可以坐一会儿，但全身某个局部，特别是头面和上半身的某块肌肉却难于静止。那块肌肉静不下来，处于阵发性痉挛状态。它痉挛了，就收缩，就牵引，相应的症状就出现了。由于痉挛在瞬间、急剧产生，孩子就出现与那块肌肉的短暂和急剧收缩相关的症状。如皱眉是颅顶肌的额腹和枕腹的痉挛，眨眼是眼轮匝肌的痉挛，咧嘴是口轮匝肌的痉挛，耸鼻是鼻肌和降眉间肌的痉挛，升颌、鼓腮是咬肌、颞肌、翼内肌的痉挛，降颌、耸拉脸是翼外肌、二腹肌、颏舌骨肌和下颌舌骨肌的痉挛，缩颈是颈肌的痉挛，耸肩是肩部肌肉的痉挛，举手抬脚是上下肢肌肉的痉挛，清嗓、无故发声是喉肌的痉挛，等等。

抽动症整体能静，提示心有所主。局部抽动，主要与肝有关。肝为将军之官，永远在君主之下，不能主宰全国，只能在自己管辖的范围内兴风作浪，抽动几下而已。

根据以上认识。多动症宜从心论治，抽动症宜从肝论治。

2. 抽动症与多动症的中医病机假说 现代中医对于本病和多动症治疗多，总结少，处于不断探索中。以传统中医理论认识抽动症和多动症，可以建立如下假说。

（1）抽动与风：该病以长期反复发作的局部抽动为特征。风性主动，抽动为风。《小儿药证直诀》曰："凡病或新或久，皆引肝风，风动而止于头目。"《素问·至真要大论》："诸风掉眩，皆属于肝。"掉眩符合头摇、肢摆、旋转、振颤等抽动症表现。本病类似慢惊风，却以局部抽动为特征。

（2）抽动与肝肾：肝肾同居下焦，精血同源。肝为刚脏，体阴用阳，其性主动。若先天不足，或后天失养，或性情乖戾、急躁，肝郁化火，暗耗营阴，均可致精血不足，筋脉失养而"筋惕肉瞤"（各种类似抽动症的局部表现）。本病因情绪激动而诱发或加重也提示其与肝木偏旺有关。

（3）抽动与心脾：本病抽动具有不自主性，且无力，与慢惊风类似。"心者，君主之官，神明出焉。"人体各脏腑、部位和动作的协调由心主宰。神无所主是各种不自主动作产生的根源。脾主静，又主四肢肌肉，本病肉瞤，动而无力，当为脾病。《幼科证治准绳·慢惊》谓："瘛疭渐生，其瘛疭症状，两肩微耸，两手下垂，时复动摇不已。"其描述的症状与本病类似。中医从心脾论治慢惊风。治抽动亦然。

（4）抽动与痰：喉间发出奇异声音为本病特征。喉间声响当为痰浊无疑。痰浊上蒙清窍（脑），或痰迷心窍致神机运转失灵为本病又一关键病机。

综上所述，本病为本虚标实之证。标实为阳亢、风动、痰浊。本虚为肝肾不足、髓海不满，神机失去控制。

（5）抽动为脑病：在脑主神明学说指导下，将抽动症归因于大脑功能的障碍（详见"儿童多动综合征"一节）。

二、西医

1. 病因 本病的病因未明，各种研究提示其发病可能是遗传因素、神经生理、生化代谢及环境因素在儿童发育过程中相互作用的结果。

2. 临床表现　抽动秽语综合征的特征是不自主的、突发的、快速重复的肌肉抽动，在抽动的同时常伴有暴发性的、不自主的发声和秽语。抽动症状先从面、颈部开始，逐渐向下蔓延。抽动的部位和形式多种多样，比如眨眼、斜视、撅嘴、摇头、耸肩、缩颈、伸臂、甩臂、挺胸、弯腰、旋转躯体等。发声性抽动则表现为喉鸣音、吼叫声，可逐渐转变为刻板式咒骂、陈述污秽词语等。有些患儿在不自主抽动后，逐渐产生语言运动障碍，部分患儿还可产生模仿语言、模仿动作、模仿表情等行为。患儿不自主喉鸣出现较晚，少部分在早期出现，多数在起病后的6~7年出现。患儿的病情常有波动性，时轻时重，有时可自行缓解一段时间。抽动部位、频度及强度均可发生变化。患儿在紧张、焦虑、疲劳、睡眠不足时可加重；精神放松时减轻，睡眠后可消失。患儿智力一般正常，部分患儿可伴有注意力不集中、学习困难、情绪障碍等心理问题。

3. 检查与诊断　一般实验室检查无特殊。但强调做脑电图和脑CT、MRI等，以全面了解大脑情况，综合判断病情。

目前主要根据病史、临床症状作出诊断，但应排除舞蹈症、肝豆状核变性、癫痫肌阵挛发作、药源性不自主动作及其他锥体外系病变。

4. 治疗

（1）药物治疗：主要为镇静，帮助病情恢复，如氟哌啶醇、硫必利、可乐定贴片、氯硝安定、肌苷等。

（2）心理治疗：包括行为治疗、支持性心理咨询、家庭治疗等。帮助患儿、家长和老师理解疾病的性质和特征，减缓或消除父母的担心和焦虑。

（3）合理安排患儿日常的作息时间和活动内容，避免过度紧张和疲劳。

（4）对于发声抽动的患儿可进行闭口，有节奏缓慢地做腹式深呼吸，从而减少抽动症状等。

【治疗】

一、原理

1. 镇静与止动。抽动总是局部静不来，总宜增其静而止其动。

2. 平肝和宁心。心神不宁则动，故镇静止动之根源在平肝和宁心。

3. 开窍醒神，提高自控能力。抽动为不受意识控制之动，治本之策在于健脑益智，让大脑能控制住相应抽动的肌肉。

4. 相关肌肉的安抚与静息。针对抽动主要发生的部位和肌肉进行调理。

二、治法举例

1. 中药　菊花、桑叶、钩藤、全蝎（平肝、潜阳、镇静）、木瓜、辛夷、伸筋草、舒筋草、白芍（缓急、舒筋、止痉）、竹茹、陈皮、半夏（豁痰开窍）、天麻、蛤蚧、黄精、补骨脂（健脑益智，增强自控能力）、车前草、龙胆草、黄芩、栀子（清热解毒、引热下行）。

2. 小儿推拿　上月球、震脑门（开窍醒神）、心肝同清、黄蜂出洞、掐精威、掐揉五指节（平肝、镇静、安神、止抽动）、运内八卦、揉膻中（豁痰开窍）、振按百会、四神聪、太阳穴（镇静安神、增加定力）、局部肌肉操作（缓解主要症状）。

【预防与调摄】

1. 注重情绪疏导，不要给孩子施加压力，耐心说服，不打骂，少看电视，回避紧张刺激场面。

2. 预防感冒，生活上避免寒冷刺激，不要在过冷的江河中游泳，忌冷饮，又可避免病情复发。

3. 清淡饮食，尽量少食油腻辛辣之品，避免生痰化热，保持大便通畅。

【文献资料】

《素问·五脏生成篇》："人卧血归于肝，肝受血而能视，足受血而能步，掌受血而能握，指受血而能摄……""（肝）在体为筋，在藏为肝，在色为苍，在音为角，在声为呼，在变动为握，在窍为目。"

《素问·阴阳应象大论篇》："风盛则动。""阴静阳躁。""阴在内，阳之守也，阳在外，阴之使也。"

《素问·至真要大论篇》："诸风掉眩，皆属于肝。"

《小儿药证直诀·肝有风甚》："凡病或新或久，皆引肝风，风动而上于头目，目属肝，肝风入于目，上下左右如风吹，不轻不重，儿不能任，故目连札也。"

《小儿药证直诀·伤风兼变证治》："伤风兼肝则发搐烦闷。"

《证治准绳·幼科·慢惊》："水生肝木，木为风化，木克脾土，胃为脾之腑，故胃中有风，瘛瘲渐生，其瘛瘲症状，两肩微耸，两手下垂，时复动摇不已……"

《临证指南医案》云："三阳病而上升，故火炽而痰壅，心窍为之闭塞。"

《知医必辨》："人之五脏，唯肝易动而难静。"

第三节　小儿肥胖症

【定义】肥胖症是一种由于体内脂肪异常堆积所致的体重超过正常标准的营养代谢性疾病。

【病位】脾胃。

【病势】脂肪壅盛。

【病性】以实证为主。

【病因】过食肥甘，营养过剩，运动不及，出生时体重过重，先天禀赋肥胖。

【基本病机】脂膏壅积。

【理论依据】

一、中医

肥胖原因至今未明。传统中医关于肥胖的病机有如下假说。

1. 肥胖与脂膏　中医很早就认识到以形体臃肿为特征的肥胖病是体内过多脂肪堆积造成。《灵枢·卫气失常》全面论述了肥胖的形态和特征："黄帝曰：何以度知其肥瘦？伯高曰：人有肥、有膏、有肉。"

（1）脂人："䐃肉坚，皮满者，（脂）肥"，"脂者，其肉坚，细理者热，粗理者寒"，"脂者，其身收小"，"脂者，其血清，气滑少，故不能大。"

翻译：属于脂的一类人，肌肉厚重结实，皮肤饱满，富有弹性，整个身体胖而不壅，紧紧收缩。该类人血液清亮，行气流利，体型基本相称。

（2）膏人："䐃肉不坚，皮缓者，膏"，"膏者，其肉淖而粗理者身寒，细理者身热"，"膏者，多气而皮纵缓，故能纵腹垂腴"，"膏者多气，多气者热，热者耐寒。"

翻译：属于膏的一类人，肌肉松弛不结实，皮肤皱褶、弛缓下垂，缺乏弹性。其肌肉臃肿，大腹便便，身体下坠。该类人气旺，易发热，耐寒冷。

（3）肉人："皮肉不相离者，肉"，"肉者，身体容大"，"肉者，多血则充形，充形则平。"

翻译：属于肉的一类人，皮肉紧凑相连，肌肉发达，形体壮实。该类人血液较多，血以养形，形体丰沛。

（4）众人："众人皮肉脂膏不相加也，血与气不能相多，故其形不小不大，各自称其身，命曰众人。"

翻译：大众之人，皮、肉、脂、膏比例得当，不多不少，气与血调和，形体匀称，不胖不瘦。

综上所述，"众人"为健康标准。其外在形体协调，体内气血有序，阴阳平衡。而脂人、膏人为体内脂肪太多。肉人为经常锻炼，体格强壮之人。

考"脂"和"膏"都是动物体内油脂。《说文解字》："戴角者脂，无角者膏"。《易·本命》"有羽者脂"。即有角动物如牛、羊、鹿、马，以及鸟类体内脂肪称脂，而无角动物如猪、鼠、兔等体内脂肪称膏。"脂人"和"膏人"，从其命名来看，说明中国古代已经直击肥胖的本质——体内脂肪过多。

中医还探讨了体内脂肪多的原因。《素问·通评虚实论》："肥贵人，则膏粱之疾也。"《素问·奇病论》："数食甘美而多肥也，肥者令人内热，甘者令人中满。"《素问·异法方宜论》有"其民华食而脂肥"的记载。明确提出肥胖是吃出来的，特别是过食肥甘所致。

2. 肥胖与痰（水）湿 肥胖是疾病，肥胖以体重超重为诊断标准。而导致体重增加的病理产物在传统中医里只有脂肪、痰（水）湿、瘀血和包块。考肥胖痰湿学说，最早见于《丹溪心法·中风》"肥白人多湿"，"肥人中风……俱作痰治"。丹溪原本论中风和中风治疗时中药加减，绝不是肥胖定（专）论。《丹溪心法·痞》还有"肥人心下痞者，乃有痰"。这是"肥人多痰湿"学说的源流。

3. 肥胖与脾气虚

（1）肥胖行动不便，懒动，动则汗出，喘喝，符合中医气虚特征。

（2）中医理论形成于古代中国贫穷和靠天吃饭特定的历史条件下，那个时候，慢性营养不良性水肿比比皆是，该病也体重增加，形态臃肿，面浮肢重，但该病只要增加营养，改善生活，一般都能自愈。从而促使古人联想并归因于脾气虚。

（3）受"肥人多痰湿"理念影响。肥人多痰湿，必然要考虑痰湿来源，而中医认为痰湿主要在脾产生，即"脾为生痰之源"。

沿此思路不难得出肥胖"（脾）气虚"论。

肥胖气虚论也源于《丹溪心法》，其《中湿》篇中有"凡肥人沉困怠惰是湿"，"凡肥白之人沉困怠惰是气虚"，首次将痰湿和气虚相联系。

由于脾主运化水谷和水湿，脾又喜燥恶湿。脾被湿困，气机受遏，脾气受损，脾气将渐虚。一旦脾虚，运化更加无力，水谷不能化精微而必然酿成痰湿。痰湿与脾虚如此恶性循环，使肥胖难以根治。

这种理论将慢性营养不良性水肿与肥胖混为一谈。采用补（健）脾化痰、利水燥（渗）湿法治疗肥胖。

4. 肥胖为脾胃俱盛　肥人能食，食后能化，能转变为体内脂与膏（气血的形式之一）。提示脾胃之气盛。肥胖之人甚至晚餐只吃一只苹果也发胖，只有一种解释，那就是脾胃功能太旺，将一只苹果的全部热量与营养吸收。其实，早在金元时期，脾胃论大家李东垣已经注意到这一现象。他的《脾胃论·脾胃盛衰论》指出："脾胃俱旺，则能食而肥，脾胃俱虚，则不能食而瘦，或少食而肥，虽肥而四肢不举"（理论上，脾胃虚，运化弱，水谷不能化生成为气血，肯定消瘦。如果还"肥"，只能是营养不良性低蛋白水肿，才会"虽肥而四肢不举"）。

脾胃俱盛论有效地指导着通过节食和忌食肥甘等来减肥，为开发食物抑制剂中药提供了思路。

该观点与肥人痰湿和气虚论明显矛盾，提示肥胖成因复杂。

5. 肥胖与肾虚　肾主水，内寓元阴元阳，肾有命门和丹田之誉。由于脾阳源于肾阳。因此，肾阳或肾气不足亦成为痰湿、水饮的病理基础。

6. 肥胖与经穴

（1）肥胖与宗筋（经）：从皮、肉、筋层面看，皮肤下面为肌肉，肌肉间有筋膜，皮肉不相离，筋肉实难分。皮肤融合成片，肌肉粗理细理杂合，筋膜卧于巢，它们相互融合。从经络构成看，从皮肤-肌肉-筋膜-内脏，最外层皮肤表面浮络，其次为肌肉间孙络，再次为肌肉筋膜间络脉，再到经脉。而诸筋（经）总聚于宗筋。诸络被诸经脉统率。张景岳《类经》："脏腑者，根本也。经络者，枝叶也。"《素问·痿论》："阴阳总宗筋之会，会于气街"。"前阴者，宗筋之所聚"，由于"宗筋主束骨而利机关"，可以推导，如果宗筋紧束，人当结实而无形臃肿；宗筋（经）弛纵不收，则皮肤松弛，肌肉松散，四肢怠惰而肥。

更提示，通过拨动宗筋，让宗筋应激收缩，既能使皮肤、肌肉和筋膜紧缩而挤压脂肪减肥，又能激活"宗筋-经脉-络脉-孙络-浮络"链，逐级牵引而使身体收紧瘦身。从而为推拿针灸减肥提供了理论思路。

（2）肥胖与带脉：在所有经脉中，唯有带脉横行腰腹一圈。古人谓其约束诸经，束缚腰腹。理论上，带脉收紧，人体结实，脂膏不附而不肥；带脉不约，腰腹弛缓，水湿内停，脂膏内附而肥胖。

综上所述，引起肥胖的原因很多，但肥胖的实质是脂膏增多并异常堆积。后人提出肥胖之脂肪属于脂浊。但目前尚未发现肥胖脂肪与正常脂肪之间的差异。故脂浊学说有待进一步认证。

二、西医

1. 肥胖的诊断

（1）标准体重法：世界卫生组织（WHO）认为身高体重标准是评价青春期前（10岁以下）儿童肥胖的最好指标。体重超过同年龄正常标准的20%，即可诊断为小儿肥胖症。其中，轻度肥胖体重超过20%～30%；中度肥胖超过30%～50%；重度肥胖为超过50%以上。

（2）体重指数法：即体重（kg）除以身高的平方（m²），为国际上评价成人肥胖的常用指标。亚洲地区体重指数值：23～25为超重，25～30为肥胖，30 以上为严重肥胖。

2. 发病原因与代谢有关　过食肥甘，运动不及，遗传，代谢性疾病等为肥胖发生的可能原因。

3. 治疗　改善生活方式，获得正常的睡眠，适时运动，忌食肥甘，开发食物抑制剂，手术除掉多余脂肪，或切除部分胃和小肠等。

【治疗】

一、原理

1. 肥胖为疾病，疾病为阴阳、气血、脏腑功能失调。因此，肥胖治疗应该全身调理。即调理人体阴阳、气血和脏腑功能，使之重新达到平衡。

2. 肥胖为脂肪异常堆积。故治疗应强调局部消脂。

二、治法举例

1. 中药　滑石（消脂泻下利湿，减少脂肪吸收），山药、茯苓（困脾，减少饮食摄入，阻碍脂肪吸收）、大枣肉（滋腻填中，中药食物抑制剂）、桂枝、白芥子（加速脂肪消耗）。

2. 小儿推拿

(1) 全身调理：头项部：揉按太阳、拿风池、拿肩井（调阴阳，和气血），脘腹部：摩腹、揉腹、振按腹、点按中脘、关元、天枢和滑肉门（调理脏腑、气血，抑制脂肪摄入与吸收）、拨宗筋（收紧身形减肥）、束带脉（带脉紧缩，脂不附而不肥）、扣拨极泉与放气冲（促使脏腑内能向四肢发散），腰背部：疏理膀胱经、通督法、点按肾俞、腰眼、肾俞配承山、拨环跳、横擦腰骶（益肾，产热，燃烧脂肪），上、下肢分别放松与运动（针对肥胖运动不足，促使脂肪分析消耗）。

(2) 局部消脂术

腹部减肥法主要有荡腹法、挪腹法、挤碾腹、抓拿并抖腹、擦腹等。

腰臀部减肥法主要有前臂揉、推腰背、挤碾臀部法、抓拿臀部法。

肩部减肥法主要有双掌合揉、按揉肩部、推擦肩部。

【预防与调摄】

1. 孕期及婴儿期预防：孕期应避免营养过剩和增重过速，适度的营养是避免日后产生肥胖儿的重要前提。婴幼儿期强调避免母乳中脂肪过度。适当添加果汁、菜泥，减少脂肪摄入。

2. 加强患儿多种形式的体能运动。

3. 控制高热量食物摄入，少吃或不吃红色食物，以高蛋白、低脂肪的食物为宜，多食蔬菜及纤维素食物。

4. 推拿干预小儿肥胖优势明显，疗效显著，但需要长期坚持。每次操作以全身微热，面红，汗出最佳。

【文献资料】

《素问·通评虚实论》："肥贵人，则膏粱之疾也。"

《素问·奇病论》谓"此人必数食甘美而多肥也，肥者令人内热，甘者令人中满。"

《素问·异法方宜论》："西方者……其民不衣而褐荐，其民华食而脂肥。"

《灵枢·经脉》中足阳明胃经："气盛则身以前皆热，其有余于胃，则消谷善饥。"

《丹溪心法·中湿》："肥白人多湿"，"肥人中风……俱作痰治"。

《丹溪心法·中风》："肥人中者，以其气盛于外而歉于内也。"

《脾胃论·脾胃盛衰论》："脾胃俱旺，则能食而肥，脾胃俱虚，则不能食而瘦，或少食而肥，虽肥而四肢不举。"

附：肥胖痰湿辨

1. 中医脾气虚国家诊断标准为食欲不振、便溏或腹泻、腹部胀满、面黄、肌瘦（诊断要求满足其中任何四项），其间并无肥胖。传统中医脏腑辨证与痰湿相关的证型也没有肥胖。

2. 痰湿作为病理产物，具有重浊、下趋、黏滞、阻滞气机之特点。痰湿阻滞停留，患者必然厌食和便溏。如果厌食，同时又便溏或腹泻，则人体摄入不足，排出增多。进得少，出得多，哪有多余能量？哪会有过多脂肪？因而不会肥胖。考肥胖之人大多能食，便秘，即进得多，出得少。

3. 痰湿气虚论不能很好地指导临床。长期益脾气，燥湿渗湿，不仅减不下来肥，还会因用药后脾旺和湿去而增进食欲和促进气血转化为脂肪，从而促进肥胖。

第四节　小儿语言障碍

【定义】语言障碍可表现为中医"五迟五软"中的"语迟"。指儿童语言发育，或语言理解、表达和运用能力低于其生理年龄应有水平，不能如正常小孩完成语言学习或日常沟通和交流，严重影响孩子的学习和生活。

【病位】脑、心、肺。

【病势】虚实互见。

【病性】有寒有热。

【病因】脑病、脑发育障碍。

【基本病机】髓海不满、髓海失聪、心神错乱。

【理论依据】

一、中医

传统中医在防治语言障碍方面走过了曲折的道路，且至今疗效不尽如人意。

1. 语言从口鼻发出　发声来自口鼻，这是非常直观的印象。于是古人开始研究构音器官。并认为是构音器官的病变导致了语言障碍。早在殷商时代，出土的甲骨文中就有"疾言""疾音"的记载。《难经·四十二难》对口、咽、喉等构音器官进行了描述。指出："口广二寸半，唇至齿长九分，齿以后至会厌，深三寸半，大容五合，舌重十两，长七寸，广二寸半，咽门重（十）十二两，广二寸半……喉咙重十二两，广二寸，长一尺二寸，九节"。《灵枢·忧恚无言》说："喉咙者，气之所以上下者也。会厌者，音声之户也。口唇者，音声之扇也。舌者，音声之机也。悬雍垂者，音声之关也。颃颡（háng sǎng）者，分气之所泄也。"

2. **肺气为语言之根** 构音器官静谧，寂静无声。风吹过，产生声音。风向不同，风力不同，声音不同。天人合一，古人将产生声音的"风"（动力）集中到了肺。肺主气，司呼吸，《灵枢·邪客》："宗气积于胸中，出于喉咙，以贯心脉而行呼吸焉"，《东医宝鉴》："肺为声音之门，肾为声音之根"，《素问·六节脏象论》："天食人以五气，地食人以五味，五气入鼻，藏于心肺，上使五色修明，音声能彰。"

除了气流动力产生声音，古人还观察到金属碰撞能产生声音。当一排排不同大小的编钟随着宫女手中棍子的起伏而演奏出抑扬顿挫、动人乐曲的时候，那个金属编钟在声音产生中的地位就不能撼动了。传统中医"金实则不鸣，金破亦不鸣"就成为了主流学术观点。

3. **言为心声** 语言是人类特有的生命现象，语言能力关乎生命力和未来发展。"心者，君主之官，神明出焉"，心还开窍于舌，参与发音。如《东医宝鉴》"心为声音之主"。理论上，神明则思维清晰，言辞达意，语言流利，神不明则谵妄，或登高而歌，或喃喃独语，或答非所问。传统语言障碍由构音器官，由肺气"吹"出声音转移到"言为心声"是历史的必然和进步。

但是"言为心声"却建立在心主神明而非脑主神明的基础上，因此历代医家沿此思路的研究都鲜有收获。

4. **脑主声音** 《素问·脉要精微论》："头者，精明之府。"汉以后医家逐渐将头和神明相联系。《金匮玉函经·证治总则上》曰："头者，身之元首，人神所注。"清代王清任通过比较心和脑的生理解剖论定脑"生灵机，贮记性"；同时发现"两耳通脑，所听之声归于脑"，"两目即脑汁所生，两目系如线，长于脑，所见之物归于脑"。从而建立脑与五官相通，脑主视、听、嗅、语、味的假说（《医林改错》）。他还发现了不同年龄段小儿大脑与语言发育规律："看小儿初生时，脑未全，囟门软，目不灵动，耳不知听，鼻不知闻，舌不言。至周岁，脑渐生，囟门渐长，耳稍知听，目稍有灵动，鼻微知香臭，舌能言一二字。至三四岁，脑髓渐满，囟门长全，耳能听，目有灵动，鼻知香臭，言语成句。所以小儿无记性者，脑髓未满；高年无记性者，脑髓渐空。"其建立的"脑髓学说"成为中医防治小儿语言障碍的重要思路。

5. 其他中医理论　小儿的语言发育是整个机体发育的一个方面。发育是先天之精在后天之精的作用下不断成熟的过程。这个过程为肾所主导。中医认为肾藏精，精生髓，髓通于脑，故肾虚在语言障碍过程中有一定的作用。肾精充足，则小儿发育正常，从牙牙学语，看图识字，组词造句到抑扬顿挫、侃侃而谈，语言不断进步，不断丰富。若肾精不足，则语迟，语言謇塞，语言不流利，甚至失语。

导致肾精不足的主要原因有：先天不足，后天失养，或大病暴病之后。

其实，肾与声音的关系，通过"肾藏精，精生髓，髓通于脑"，仍然没有脱离"声音脑髓学说"。

二、西医

言语是人类特有的高级神经活动形式，是人类交际和思维的工具。

言语虽然出自构音器官，但言语的核心在大脑。多数人的言语中枢位于左侧大脑半球。言语的形成还需要听觉、视觉、触觉配合。言语不是与生俱来，而是后天学习、培养获得。如果在言语形成的过程中，无论是中枢（大脑）还是外周（感官、发音与构音器官）异常，都会导致语言障碍。

语言发育开始于新生儿期，4~6岁最为迅速。婴儿2个月时因饥饿、不适、疼痛和情感交流需要产生的哭，对观察判断小儿是否具有语言障碍有重要的参考意义。如果孩子缺少与母亲的眼神接触，无应答性微笑，不会循声源转头等都提示存在语言障碍的可能。

对于语言障碍的干预目前尚无好的药物。语言训练被认为是确有一定疗效的方法。

1. 激发孩子说话欲。要创立谈话和交流的空间，利用任何可能的机会不停和孩子交流，如讲故事、唱歌、呼叫等。注重抑扬顿挫，注重启发诱导，注重鼓励表扬。要让其自发地产生欲表达，或高喊的冲动。

2. 个性化训练。针对孩子的具体情况和家族情况设立富有针对性的语言康复的方法，言语和阅读训练大都一对一。如感受性语言障碍，重点训练其对语音的理解、听觉记忆，以及知觉等。对表达性语言障碍者，重点训练模仿别人讲话。所有训练，父母最好加入其中，作为表率，天天坚持，时时启发。

3. 循序渐进。先看图，后发音；先一个字，后一个词，后成句，后疑问反问，后判断正误。不断重复，长期坚持。

【治疗】

一、原理

1. 治脑以图其本　语言在大脑，故健脑益智，促进大脑语言中枢发育，改善大脑功能为治疗之本。

2. 治心以启其声　中医言为心声，治疗关键在于刺激与影响"心"。

3. 治肾以益精髓　肾藏精，精生髓，髓通于脑，这为通过治肾改善语言障碍提供了思路。

二、治法举例

1. 中药　熟地黄、山茱萸（滋补肝肾）、鹿茸、天麻（健脑益智）、菖蒲、红花（开心窍，活血化瘀）、黄芪、升麻（升提气机、开宣肺气）。

2. 小儿推拿　摩囟门、按百会、点哑门、拿风池（刺激大脑，促进发声）、调五脏、黄蜂出洞法（刺激心包，协调脏腑）、鸣天鼓、双风灌耳（协调听力与语言）、垂杨柳、上月球（反射刺激大脑，改善大脑供血）。

【文献资料】

《灵枢·忧恚无言》："咽喉者，水谷之道也。喉咙者，气之所以上下者也。会厌者，音声之户也。口唇者，音声之扇也。舌者，音声之机也。悬雍垂者，音声之关也。颃颡者，分气之所泄也。横骨者，神气所使，主发舌者也。故人之鼻洞涕出不收者，颃颡不开，分气失也。是故厌小而疾薄，则发气疾，其开阖利，其出气易。其厌大而厚，则开阖难，其气出迟，故重言也。人卒然无音者，寒气客于厌，则厌不能发，发不能下，至其开阖不致，故无音。""黄帝曰：刺之奈何？岐伯曰：足之少阴，上系于舌，络于横骨，终于会厌。两泻其血脉，浊气乃避。会厌之脉，上络任脉，取之天突，其厌乃发也。"

《诸病源候论》："夫百病皆生于气，故怒则气上，喜则气缓，悲则气消，恐则气下，寒则气收聚，热则腠理开而气泄，忧则气乱，劳则气耗，思则气结……"

《备急千金要方·》："此乃父母交会之时非吉日所致。"

《保婴撮要·卷五·语迟》："乳母五火遗热闭塞气道。"

《针灸逢源·卷六·论治补遗》："郁结不遂，思疑惊恐，而渐致痴呆。"

《神灸经纶·卷八·小儿症略》："小儿吐泻后，脾胃亏损。与夫阳气脱陷者，亦多患之，人有忽得痴呆者。"

《景岳全书》："声音出于脏气，凡脏实则声宏，脏虚则声怯。故凡五脏之病皆能为喑"。

《小儿卫生总微论方》："心气怯者，则性痴而迟语；心气虚而语晚。"

《幼幼新书》："又有病后肾虚不语者。""灸两足踝上各三壮治疗小儿四五岁不语；治疗心气不足之语迟者灸心俞三壮，并云心俞穴在第五脊椎下，两旁开一寸五分处。"

《幼科铁镜·卓溪家传口诀》："心经热盛作痴迷。"

《针灸大成·马丹阳天星十二穴治杂病歌》："通里腕侧后，去腕一寸中，欲言声不出……毫针微微刺，方信有神功。"

第五节　脑　瘫

【定义】"脑"指中枢大脑。"瘫"指功能障碍或完全丧失。脑瘫指发育中的胎儿或婴幼儿因脑部非进行性损伤而致的以运动、姿势，以及语言、认知、感觉、交流等发育障碍为主要特征的综合征。

【病位】脑、肢体。

【病势】本虚标实。

【病性】寒热错杂。

【病因】家族遗传，先天禀赋异常，怀胎时因外邪、药物、饮食、外伤等干扰，妊娠猝受惊恐，神志不宁，或其他妊娠疾病影响，或出生时意外致新生儿缺氧窒息等。

【病机】脑发育障碍。

【理论依据】

一、中医

1. 中医脑功能

（1）澄神内视：脑在人体最上部。因为位置最高，当然俯瞰下部，监视下部，总领下部。时刻洞察着其属下（脏腑）的功能活动并调节之。脑的这一重要功能，被中医誉为"澄神内视"。

（2）天人合一枢纽：眼、耳、鼻、口、咽喉谓之五官，五官位于头部，为头部特有的窍道。其窍道与外界自然直接相通。眼视外界景物，耳闻外界声音，鼻呼吸外界气体，口尝外界味道。但五官窍道却都向内与大脑相连。于此，人之所视，所闻，所嗅，所尝均归应于脑。故脑为天人合一枢机，感应和接受自然信息并对自然信息和变化做出相应的反应。

（3）清阳之府：人体由阴阳二气构成。阳主升，阴主降。清阳上升至头，至百会，此为顶点，但清阳不能溢出，最终只有储存于头脑，古人据此认定头（脑）为清阳之府。清清阳气，升发升华，意味着聪敏、灵机，健捷和协调。所有这些生理都是大脑神明功能的体现。

（4）脑为髓海：头颅之内盛满脑髓。脑髓清灵、质地白净。脑髓与脊髓相通，脑髓、脊髓与骨髓相似。三者同源异流，均为精血所化。故有"脑为髓海"之说。髓海为大脑澄神内视和外应自然的物质基础，也是储存记忆之所和灵机之根本。传统中医认为脑髓由肾精所化，即肾主骨，生髓，通于脑。

（5）脑主任督：督脉和任脉一端在胞中（男子于睾丸，女子于卵巢），另一端在大脑。督脉从下向上行后正中线，从胞中至脑。任脉从上至下，行前正中线，从脑至胞中。二脉在脑交会，受大脑掌控。由于督脉总督诸阳，为阳经之海；任脉总任诸阴，为阴经之海。其实，督脉与任脉，两条经脉而已，真正总督诸阳和总任诸阴的是任督之根本——大脑。

可见，大脑通过任督联系和网络诸阳经和诸阴经，主宰着人体阴阳。

2. 脑瘫病位在中枢脑，瘫在脑之下，脑之外　脑之下，即脑颅以下的所有部位，纵向看有面颅、颈、胸腹（相关脏腑）和下肢。脑之外即以脑颅为中心向外的所有部位，横向看有骨骼、肌肉、筋膜、血脉、皮肤，以及五官、二阴、牙齿等。脑瘫的临床表现十分复杂。既有人的各种运动、姿势、感觉等功能障碍，又有人的意识、思维、认知、觉醒、语言、听力等功能障碍。既有脏腑的症候，又有肢体的病痛。就临床所见，脑瘫的症状涉及了五脏六腑，筋、骨、脉、肉、皮肤等各方面。所有这些，难以用某一脏腑加以归类，它是整个人体阴阳错乱，脏腑乘侮，气血失去协调的综合征。这种复杂的综合征只有用大脑澄神内视、天人合一、升清降浊、髓海和阴阳之根等理论才解释得通。脑瘫的病变部位有多有少，脑瘫的程度有重有轻，然其脑瘫则一。全瘫，相应功能完全丧失；不全瘫，相应功能减弱，或变形。阳盛则动，动之极则痉，是为硬瘫；阴盛则静，静而不起，是为软瘫。总之，脑瘫表现为外周脏器，或肢体的某种功能活动受限与障碍，然其实质是脑的损害与发育不良。

传统中医没有从中枢脑的实质入手思考脑瘫，却错误地将其归因于在下和在外的某种脏腑功能的失调。其实"脑"和"瘫"的关系犹如首都和基层的关系。不抓住大脑这一根本，却用大脑下属的某个脏腑进行思考，此舍本而逐末也，因而，以此思路防治脑瘫难于取效。

值得注意的是，在脑瘫的情况下，脑调控的相应脏器或部位的功能丧失或障碍。如果损伤严重，其生理功能将完全丧失。如丧失坐、立、行走、抓握、语言、听力、二便、吞咽等功能，甚至丧失生命。如果损伤较轻，较为局限，则原有生理功能活动减弱。当原有生理功能减弱或不能完成之时，人类为了生存，将本能地代偿，代偿让原有的生理功能发生异常。如出现坐、立、行走、抓握、语言、二便、吞咽等动作的变形走样。这种变形走样的实质是大脑的损伤，它是人类在进化过程中获得的一种适应自然和自身的恶劣条件和状态的必然结果，即只有通过这种动作与行为方式的变形和走样，人类才能在疾病情况下暂时获得生存和某些功能。

因此，我们认为，对于脑瘫患儿没有必要刻意纠正这种病理状态下固定下来的异化动作和姿势。因为如果内在的大脑功能不恢复，这种固定下来的异化动作和姿势永远也纠正不了。

二、西医

1. 原因　小儿脑瘫的原因可能与父母亲嗜烟酗酒、吸毒、精神病，孕期患糖尿病、阴道出血、妊娠期高血压，药物保胎、服避孕药，双胎、多胎、胎儿发育迟缓，宫内感染、宫内窘迫，胎盘早剥，胎盘功能不良、脐带绕颈、臀位产、产程长、早产儿或过期产儿、低出生体重儿，生产时吸入性肺炎、缺氧缺血性脑病、核黄疸、颅内出血、感染、中毒及营养不良等有关。

2. 早期判断脑瘫的方法和意义

（1）突然僵硬：当完成某些动作和姿势时发现患儿身体屈曲困难。

（2）松软：发现患儿头、颈软，四肢下垂，婴儿很少活动。

（3）发育迟缓：对照小儿发育进展表，发现患儿的多种生理动作和姿势，如竖颈、侧身、翻身、坐、立、行、语言等明显比同龄孩子延迟或丧失。

（4）进食差：吮吸无力，吞咽差，舌头常将奶和食物推出。

（5）异常行为：可能存在好哭、易激怒、睡眠差，或者非常安静，睡得太多，或者3个月时还不会笑。

（6）特殊检查：可通过观察握拳，观察下肢运动初步判断脑瘫。4个月内的婴儿整天握拳不张开，或拇指内收；将小儿抱起，如果双下肢交叉成剪刀样，或脚尖朝下应考虑小儿脑瘫可能。

3. 治疗　强调综合治疗。运动（体育）疗法包括粗大运动、精细运动、平衡能力和协调运动能力训练。广泛采用手术、矫形器，物理疗法如水、电、光、声疗法，语言、交流治疗等。

主要药物有脑神经营养药、肌肉松弛药、活血药等。

【治法】

一、原理

1. 全面健脑以益智，促进损伤脑功能的恢复，或促进非损伤脑的代偿和功能。

2. 促进肢体运动和功能。避免废退。

3. 纠正异常的动作和姿势。

4. 调补先天肾和后天脾胃，增强营养，利于康复。

二、治法举例

1. 中药 山萸肉、熟地、鹿茸、肉苁蓉（健脑益智，补肾填精）、牛膝、杜仲（强筋壮骨，补督强脊）、党参、黄芪、白术、当归（补益气血）、白芍、透骨草、鸡血藤（舒筋缓急）。

2. 小儿推拿 揉百会与四神聪（既能升阳举陷，又能降浊镇静，为调节升降而设）、补脾经、补肾经、揉小腹丹田、擦命门令热（温补先天，后天，补益气血）、上月球、倒垂柳（反向刺激大脑，促使功能恢复）、调五脏、黄蜂出洞法（协调五脏、镇静安神，使大脑得以休息调养）、双点门、捏脊、揉二马、推肾顶（补肾滋肾、健脑益智）、点揉足三里（补脾化积滞，增进食）、现代康复肢体关节松动术和活动术（纠正异化的动作与姿势，促进关节功能恢复）。

【预防与调摄】

1. 选择最佳生育年龄，避免近亲结婚和遗传病。

2. 妊娠期间防止感染性疾病的发生（例如：弓形虫感染、风疹性病毒感染等），不滥用药物，做好孕前妇幼卫生保健检查，注意孕期营养搭配及膳食。

3. 力争早发现，早干预。

【文献资料】

《医宗金鉴·幼科心法要诀·杂证门》："小儿五迟之证，多因父母气血虚弱，先天有亏，致儿生下筋骨软弱，行步艰难，齿不速长，坐不能稳，要皆肾气不足之故。"

《冯氏锦囊秘录·杂症大小合参》："五软者，手脚腰背颈软是也。五硬者，手脚腰背颈硬是也。五冷者，手脚唇面冷是也。五缩者，手脚舌唇阴缩是也。五反者，眼唇舌项脚反是也。五紧者，咽喉口唇眼睛手脚阴囊紧是也。五陷者，囟门太阳眼轮胸下肩并陷是也。五肿者，手心人中舌头阴胫膝胫肿是也。五喘者，痘疮惊风虚喘吐泻下痢喘是也。五肓者，疮痘惊风久渴久痢久泻肓是也。不论何病，总皆恶候。""又谓五软者，胎怯也。有因父精不足，母血衰少而得者，有因母之血海既冷，用药强补而孕者。有因受胎，母多痰病，或年迈而有子者，或日月不足而生者，或服坠胎之剂不去，而耗伤真气者。是以生下怯弱，不耐寒暑，少为六淫侵犯，便尔头项软，手足软，身软口软，肌肉软，名曰五软。然头软者，肾肝之病也。盖肝主筋，肾主骨。肝肾若虚，项软无力，治难渐痊，他年必发。手足软者，四肢无力，而手垂，懒于举物，五岁而不能行，脚软细小是也。身软者，阳虚髓怯，六淫易攻，遍体羸弱谓耳。口软者，虚舌退场门，肌肉软者，肉少反宽，不长肌肉，大概本于先天不足，而治独重于胃，盖胃为水谷气血之海，五脏六腑之大源也。五硬者，仰头取气，难以动摇，气壅疼痛，连胸膈间，手心脚心冰冷而硬，此阳气不营于四末也。""小儿禀受肾气不足，而有五迟五软，解颅鹤膝诸候，当以六味丸加鹿茸补之。"

《张氏医通·婴儿门》："五迟者，立迟、行迟、齿迟、发迟、语迟是也。盖肾主骨，齿者骨之余，发者肾之荣。若齿久不生，生而不固，发久不生，生则不黑，皆胎弱也。良由父母精血不足，肾气虚弱，不能荣养而然。若长不可立，立而骨软，大不能行，行则筋软，皆肝肾气血不充，筋骨痿弱之故。有肝血虚而筋不荣膝，膝盖不成，手足拳挛者，有胃气虚而髓不温骨，骨不能用，而足胫无力者，并用地黄丸为主。齿迟，加骨碎补、补骨脂。发迟，加龟板、鹿茸、何首乌。立迟，加鹿茸、桂、附。行迟，加牛膝、鹿茸、五加皮。""五硬者，仰头哽气，手脚心坚，口紧肉硬，此阳气不荣于四末，独阳无阴之候。若腹筋青急者，木乘土位也，六味丸加麦冬、五味。若系风邪，小续命去附子。""五软者，头、项、手足、口、肉皆软，胎禀脾肾气弱也。若口软不能啮物，肉软不能辅骨，必先用补中益气以补中州。若项软天柱不正，手软持物无力，足软不能立地，皆当六味丸加鹿茸、五味，兼补中益气。二药久服。仍令壮年乳母乳哺，为第一要义。"

《简明医彀》："脚软立不起，虎胫骨、生地黄、酸枣仁、茯苓、防风、川芎、牛膝、肉桂（等分），上为末，蜜丸麻子大，每二十丸酒下，或木瓜汤。又方（五软不起）附子、南星，上为末，姜汁调敷膝胫。又方五加皮为细末，酒调下，仍以此末酒调，敷头骨上。"

第六节　紫　癜

【定义】皮肤表面呈现点状或片状青紫出血斑块的一种病症。"紫"指颜色，可以绛，可以紫，可以青。"癜"指形态，古人解作"风斑片"，证之临床，可以点状，也可以片状。古籍中病名为"肌衄""葡萄疫""血证""斑疹""紫癜风""斑毒"。

【病位】血脉，营卫。

【病势】实为火热蒸迫动血，虚为卫气不固。

【病性】可热，可寒。

【病因】外感风邪或内蕴火热邪毒，食入发物，禀赋不足，素体卫气虚。

【基本病机】血液离经，溢于脉外皮肤。

一、中医

1. 紫癜为弥漫性出血　皮肤上充斥着紫色或青色斑块是诊断紫癜的依据。而皮肤外我们看不到的呢？其实，紫癜是小动脉和毛细血管的出血性病变。它不仅仅出现在皮肤上。出现在皮肤上还好，基本没有症状，只不过提醒患者体内有出血征兆。如果出血在胃肠道会腹痛，如果出血在关节肌肉会关节疼痛（这是临床非常常见的两种类型和症状），如果出血在大脑会中风或痴呆，如果出血在肺会呼吸困难与咯血。总之，定义"紫癜"为人体血管的一种弥漫性小出血是比较恰当的。

"弥漫"言其出血涉及血管多，几乎所有小动脉和毛细血管网都可能受到累及。"小出血"指出血量相对较少，多为逐渐渗出。

2. 气血的运行与约束　气血的来源，一是肺吸入清气，二是脾上输食物中的精微物质，三是直接由肾精化生。气血通过肺、脾、肾三途提供的清气、水谷精微和先天之精为原料，在心肺合成。在人体，气血无处不有，无时不在，充斥全身，为人体之动力。心肺生成的气血要到达全身，必须经过运输（循环）。循环是气血最大的特点，也是生命的象征。

气血循环在脉管和经络中进行。《内经》对脉管有不同称谓，如"气脉""经脉""络脉"和"血脉"等。《灵枢·经水》："若夫八尺之士，皮肉在此，外可度量切循而得之，其死可解剖而视之。其藏之坚脆，腑之大小，谷之多少，脉之长短，血之清浊，气之多少，十二经之多血少气，与其少血多气，与其皆多血气，与其皆少血气，皆有大数。"

"营（血）行脉中"是中医的基本理论，即血液在脉管中运行。脉是人体独立的固定结构，有粗有细，被心所统领，中医称之为奇恒之腑。但中医对脉管并未深入研究，仅仅意识到"壅遏营气，令无所避，是谓脉"（《灵枢·决气》）。自然界的管道用来运送液体，液体对管道会产生一定压力，如果压力太大，管道就会渗漏或破裂。为了不渗漏和破裂，就必须加固管道。中医通过天人合一的思维，将其创造性将运用于人体，发明了"卫行脉外"学说。在中医看来，约束血液循环一靠固定的、静态的脉管，二靠疾行的、动态的卫气。脉管和卫气，一动一静，共同维持并调节着气血，使气血在脉管内有序的、定向的流动。如《素问·痹论》："卫者，水谷之悍气也，其气慓疾滑利，不能入于脉也，故循皮肤之中，分肉之间，熏于肓膜，散于胸腔。"《灵枢·卫气》："其浮气之不循经者，为卫气；其精气之行于经者，为营气。阴阳相随，外内相贯，如环之无端"。《灵枢·营卫生会》："谷入于胃，以传与肺，五脏六腑，皆以受气，其浊者为营，清者为卫，营在脉中，卫在脉外，营周不休，五十度而复大会，阴阳相贯，如环无端，卫气行于阴二十五度，行于阳二十五度，分为昼夜，故气至阳而起，至阴而止。"

3. 离经血与瘀血　血液在脉管中由于受到脉管的壅遏和包绕，以及卫气在脉管外的疾行与慓悍之固护，从而遵循约束，定向流动，不急不躁，不得溢出脉外。一旦溢出脉管外，其过程就称之为出血。出血为血液离开固有的管道和经络，离经之后，血液将很快凝结固化，称为瘀血。瘀血将失去血液原有的流动与红、活之特征而变成固态物并呈现青紫色。紫癜是皮肤上见到青色或紫色斑块，所以，出血为紫癜的根本病机，瘀血为紫癜的必然现象。

无论何种原因，只要血液从脉管外溢，肯定就是脉管和卫气的约束功能出了问题。要么内压增大，要么脉管裂口，要么卫气不足，行进缓慢，总之脉管失去其完整性和密闭性，卫气失去其固护能力，血液才会渗漏，形成紫癜。这是紫癜形成的基本病机。

紫癜发生，血液离经成为事实。血液离经称之为瘀血，瘀血非液态，本身已经不具备正常血液功能，是为人体之异物。异物既成，壅于脉外，可以化热。如《灵枢·痈疽》："营卫稽留于经脉之中，则血泣而不行，不行则卫气从之而不通，壅遏而不得行，故热。"瘀与热互结，热迫则压力大，瘀阻则异物停，热迫瘀阻则脉管壁难以修复，致反复渗血漏血，正所谓"热附血而愈觉缠绵，血得热而愈形胶固"。同时，瘀血不去，新血不生；管壁不修复，血之渗漏永存，诚如《血证论》所言"经遂之中，既有瘀血踞住，则新血不能安行无恙，终必妄走"。故瘀血和血虚病机常常并存于紫癜过程之中。

4. 紫癜与脏腑 紫癜病机在于脉管与卫气失约失固。那么，一切能导致此机制发生的原因都可能引起紫癜。

（1）紫癜与心：心主血脉。血脉的统摄和营养由心完成。如果感受邪毒，或热邪内生，躁动血液，迫血妄行，脉管损伤，血液就会遗漏，发生紫癜。这是热证、实证紫癜的共同病机。

（2）卫气与肺、肾：传统中医认为卫气由肺所宣发。"上焦开发，宣五谷味，熏肤，充身，泽毛，如雾露之溉是为气"。但卫气又与下焦有关。经云"营出中焦，卫出下焦"。所以，虚证紫癜多与肺虚和肾虚有关。

（3）紫癜与脾：脾主统血。脾主运化，为气血生化之源；气为血之帅，血随气行，气能摄血。《难经·四十二难》云："脾主裹血，温五脏"；《血证论》曰："脾统血，血之运行上下，全赖乎脾。脾阳虚则不能统血，脾阴虚又不能滋生血脉。"

二、西医

1. 分类

（1）过敏性紫癜：又称亨-舒综合征，是儿童时期最常见的一种自身免疫性血管炎性疾病，以广泛的白细胞碎裂性小血管炎为病理基础，临床表现为特征性皮疹，常伴关节、消化道及肾脏等多系统器官损害。

诊断标准（参照《诸福棠实用儿科学》）：①发病前 1~3 周有低热、咽痛、乏力等上呼吸道感染史或过敏史；②典型的四肢皮肤紫癜，表现为瘀点、瘀斑，稍隆起呈斑丘疹状出血性紫斑，部分有融合倾向，常成批发生、对称分布，多见于下肢伸侧面，可伴有腹痛、关节痛；③血小板计数正常或偏高；④排除其他原因所致之血管炎及紫癜。其中②、③、④必须具备。

（2）免疫性血小板减少性紫癜：也称特发性血小板减少性紫癜，是机体免疫功能紊乱，产生血小板抗体，导致体内血小板破坏过多，血小板数量减少，皮肤黏膜产生瘀斑或内脏出血，骨髓巨核细胞发育、成熟障碍的一种出血性疾病。

2. 发病特征　好发于儿童及青少年，开始可有发热、头痛、关节痛、全身不适等。皮损表现为针头至黄豆大小瘀点、瘀斑或荨麻疹样皮疹，严重者可发生水疱、血疱，甚至溃疡。好发于四肢伸侧，尤其是双下肢和臀部。皮损对称分布，成批出现，容易复发。仅有皮肤损害者称单纯性紫癜，伴有腹痛、腹泻、便血，甚至胃肠道出血者称为胃肠型紫癜；伴有关节肿胀、疼痛，甚至关节积液者称为关节型紫癜；伴血尿、蛋白尿，肾损害者称为肾型紫癜。

3. 病因病理　过敏性紫癜是机体对过敏物质发生变态反应，造成毛细血管壁通透性和脆性增高，并伴有小血管炎，是血管对外界抗原的过敏反应。该病的发生可能与细菌和病毒感染有关，如上呼吸感染、扁桃体炎、肺炎、猩红热、尿路感染等急性感染，或者结核病、支气管扩张症、前列腺炎、骨髓炎等慢性感染较为常见。寄生虫感染也是引起该病的原因之一。其他如进食容易产生过敏的鱼、虾、牛奶、鸡蛋，以及抗生素、解热镇痛药、镇静药、抗痨药等，都可能导致过敏性紫癜。各种致敏因素使具有敏感素质的机体发生变态反应形成抗原抗体复合物，沉着于全身小血管壁，引起无菌性血管炎为主的病理改变，除毛细血管外，还可累及小动脉和小静脉。

血小板减少性紫癜，是一种以血小板减少为特征的出血性疾病，主要表现为皮肤及脏器的出血性倾向以及血小板显著减少，可分为特发性血小板减少性紫癜和继发性血小板减少性紫癜两大类。前者是一种自身免疫性出血性疾病，是由于人体内产生抗血小板自身抗体导致单核巨噬细胞系统破坏血小板过多引起。儿童特发性血小板减少性紫癜发病前通常有病毒感染史。后者继发于某些疾病，这些疾病导致了血小板产生障碍或破坏增多。

4. 西医治疗

过敏性紫癜治疗方案：休息、饮食指导；去除过敏原；抗感染：抗病毒、细菌等防治原发病。抗过敏药：非乃根、息斯敏等；抗凝：丹参、小分子肝素等；血液灌流治疗。

血小板减少性紫癜：急性出血严重者，应注意休息，防止各种创伤和脑出血；使用一般止血药、糖皮质激素、脾切除、免疫抑制剂、高剂量免疫球蛋白、血浆置换等。

【治疗】

一、原理

1. 修复脉管，固摄血液，防止出血。

2. 清洁血液，清热解毒。

3. 活血化瘀。

二、治法举例

1. 中药　荆芥、薄荷、牛蒡子、藿香、薏苡仁（祛风、化湿解表）；生地、玉竹、北五味、太子参（益气、养阴、修复脉管）；黄芪、白术、葛根（强卫气，健脾胃，固摄血液）；白芍、桑白皮、甘草（缓急、软化脉管）；丹参、当归、三七（活血化瘀）；车前草、银花、紫草（清热解毒，洁净血液）。

2. 小儿推拿　揉太渊（脉会）、百会配涌泉（调节阴阳，调节血脉）、拿肩井（升提阳气）、推上三关配退下六腑（适寒温，补虚泻实）、理脊、揉脊、轻抚脊（益气固卫，安抚血脉）、抱揉虚里（调心，调血脉）、清天河水、揉二人上马（清透邪气，水火互济）。

【预防与调摄】

1. 手法不宜太重，对皮肤刺激尤其不能太过。以防止引发出血。

2. 部分患儿有严重的并发症，及时发现，给予相应的治疗。

3. 发病初期需要进行饮食指导，避免食用易致敏的食物、花粉、粉尘、宠物等，减少患儿户外活动，必要时卧床休息。

【文献资料】

《素问·至真要大论》："少阳司天，客胜则丹疹外发，及为丹熛疮疡，呕逆喉痹，头痛嗌肿，耳聋血溢，内为瘛瘲。"

《素问·生气通天论》："大风苛毒，弗之能害。"

《素问·刺法论》；"五疫之至，皆相染易……正气存内，邪不可干，避其毒气。"

《灵枢·百病始生》："卒然多食饮则肠满，起居不节，用力过度则络脉伤。阳络伤则血外溢，血外溢则衄血；阴络伤则血内溢，血内溢则后血。"

《灵枢·痈疽》："营卫稽留于经脉之中，则血泣而不行，不行则卫气从之而不通，壅遏而不得行，故热。"

《难经·四十二难》："脾主裹血"。"温五脏"。

《诸病源候论·热病衄候》："邪热与血气并，故衄也。"

《诸病源候论·小儿杂病诸候·患斑毒病候》："斑毒之为病，是热气入胃，而胃主肌肉，其热挟毒，蕴积于胃，毒热蒸发于肌肉，状如蚊蚤所啮，赤斑起，周匝遍身。此病或是伤寒，或时气，或温病，皆由热不时歇，故热入胃，变成毒，乃发斑也。"

《圣济总录·诸风门》："论曰紫癜风之状，皮肤生紫点，搔之皮起而不痒疼是也。"

《外科正宗·葡萄疫》："葡萄疫，其患多生于小儿，感受四时不正之气，郁于皮肤不散，结成大小青紫斑点，色若葡萄，发在遍体头面。"

《彤园医书》："因感受疫疠之气，郁于皮肤凝结而成。大小青紫斑点，状若葡萄，发于头身腿胫居多，甚则毒邪攻胃，牙龈腐烂。"

《景岳全书·血症》："动者多由于火，火盛则迫血妄行。"

《万病回春》："一切血症，皆属于热。"

《普济方》："阳毒内热，蒸溽外迫，毒气入胃，令人发斑。"

《金匮翼·卷三》："脾统血，脾虚则不能摄血；脾化血，脾虚则不能运化，是皆血无所主，因而脱陷妄行"。

《证治汇补》："热则伤血，血热不散，里实表虚，出于皮肤而为斑也。""热极沸腾发为斑。"

《医宗金鉴》："由热体风邪、湿气，侵入毛孔，与气血凝滞，毛窍闭塞而成。"

《医学入门·肌衄》："血从汗孔出者，谓之肌衄。"

《血证论》："脾统血，血之运行上下，全赖乎脾。脾阳虚则不能统血，脾阴虚又不能滋生血脉。"

《医林改错》："瘟毒在内烧炼其血，血受烧炼，其血必凝"。

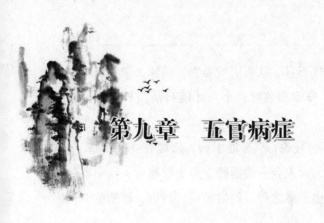
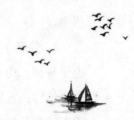

第九章　五官病症

第一节　鼻窒（小儿鼻炎）

【定义】以长期鼻塞、流涕为特征的慢性鼻病。本病在历代文献中又称"鼻塞""鼻齆（wèng）""齆鼻"等。"窒，塞也"言其鼻塞不通，其鼻塞具有交替性、长期性和间歇性等特点，同时伴有流涕不止。

【病位】鼻、肺。

【病势】塞而不通，多为实证。

【病性】寒热均可。

【病因】先天鼻发育不良，鼻中隔偏歪，外感风邪，温差、湿度变化太大，空气质量差。

【病机】感受风邪，黏膜发炎，鼻窍室塞。

【理论依据】

一、中医

1. 鼻为肺之门户　鼻位于面部正中，鼻梁高耸，为五官之中心。鼻内连肺，外与自然界相通，为呼吸道之始。《经》云："肺气通于鼻，肺和则鼻能知香臭矣。"鼻为肺之门户。肺主气，司呼吸。呼吸之气由鼻部入，才能内达肺脏。外界气体的性质、温度、湿度、气味等最先是被鼻所感知的。自然界风寒暑湿燥火之六淫气候变化，雾霾、粉尘、花粉、皮毛等也是最先犯及鼻的。所有这些均为致病因子，即外邪。外邪从外而入，作用于发育不完善的小儿鼻腔，闭郁肺气，肺气不宣，从而引发鼻塞、流涕、喷嚏、咳嗽等鼻窒症状。也只有通过流涕、喷嚏和咳嗽，小儿才能自洁门户，保持肺的清肃。

2. 鼻通于脑　著名医家王清任说："鼻通于脑，所闻香臭归于脑。"鼻位于头面，为五官之一，五官为天人合一的通路。鼻主管嗅觉。气味本存在于自然界，人要获得气味，必由于鼻之嗅，脑之感应。所以，长期鼻炎，常常影响患儿的嗅觉。

3. 涕痰同性，流涕即是排痰　涕从鼻出，痰自口吐。一为肺排浊，一为脾胃排浊。口鼻口鼻，有口有鼻，口之与鼻，本身相通。小儿其与成人最大的不同在于小儿不会吐痰。

当外邪侵入，雾霾满天，鼻窍被蒙，裹挟酿成痰浊。五志化火，火性上炎，熏灼鼻窍，炼液成痰。饮食所伤，脾失健运，水湿化生痰浊。由于肺为贮痰之器，而鼻是肺的门户。小儿不会吐痰，但痰浊客观存在。痰浊必须排出，否则就不是鼻窒，而是整个人体窒息。因此，鼻窒之流涕本身是人类的保护性反应，是小儿排出每天都会产生的痰的过程，是小儿自洁鼻腔与肺系的过程，这对于尚未具备吐痰机制和能力的小儿来说尤为重要。

可见，鼻炎的症状是因为外邪的侵入和痰浊壅塞所引起的。

二、西医

1. 小儿鼻的解剖生理特点　图 9-1 为鼻的解剖结构图。

鼻由外鼻、鼻腔、鼻窦三部分构成，具有呼吸、嗅觉、共鸣及反射功能。鼻为呼吸道之始，有调节空气温度、湿度，滤过和清洁作用。正鼻腔广布黏膜，血管丰富，舒缩灵敏，每日约释放 70 卡热能，使吸入空气保持在 30~33℃。黏膜腺体分泌液体，以湿润气道，滋养纤毛，维持湿度。前庭鼻毛能过滤掉粗大异物和粉尘，未被阻挡的雾霾、病菌等细小颗粒会被黏膜吸附，并被黏液中的溶菌酶溶解杀灭，形成鼻涕或痰液排出。各种气味被吸入到鼻腔嗅沟处，溶解于分泌液中，刺激嗅细胞产生嗅觉。支配鼻的神经主要是嗅神经。

小儿上颌骨和颅骨发育不全，鼻和鼻腔相对短小，后鼻道狭窄，4 岁前

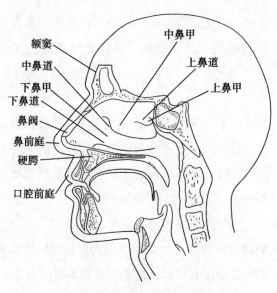

图 9-1 鼻的解剖示意图

无下鼻道。鼻腔内鼻毛稀少（新生儿几乎无鼻毛），鼻腔黏膜柔嫩，血管、淋巴相对成人丰富，鼻黏膜下层缺乏海绵组织（血管网），故婴儿很少鼻出血。小儿鼻窦不发达，蝶窦生后即存在，3~5 岁后方有生理功能。上颌窦 2 岁时出现，至 12 岁发育充分。额窦 6 岁左右成熟。

鼻与耳通过位于鼻咽部侧壁的咽鼓管（下鼻甲后端约 1~1.5cm 处）相连。小儿咽鼓管短而宽，且呈水平位。下鼻甲肿胀或者肥厚时常常压迫咽鼓管引起鼻塞、声嗡，或耳鸣、耳内感染和听力下降等。鼻与口腔通过后鼻孔处直接与口腔相通，鼻塞壅堵时，鼻道不通，于是大量分泌物从口中排出。鼻与眼通过鼻泪管相通。小儿鼻泪管较短，开口部瓣膜发育不全，鼻炎时常常引起眼部感染。

2. 鼻炎炎症的过程　鼻炎仍然是一种炎症，不过特发于鼻部而已。一般炎症分为变质、渗出和增生三个阶段。

鼻炎第一期为变质期，为外邪侵入人体，损伤局部黏膜、血管和基底部。局部红（充血）、肿、热、痛。表现为突然发病，鼻部不适，鼻腔堵塞，头痛头昏等。第二期为渗出期，此时人体免疫功能调动起来，鼻腔黏膜广泛性充血、渗出和水肿。因为渗出，流出大量清涕，以排出邪气和损伤因子。

因为肿胀，鼻腔狭窄，鼻塞声重，通气困难。后期为增生期，是人体自我修复过程。表现为充血减轻，肿胀缓解，鼻涕变得黄浊，逐渐减少，鼻道复通畅。

3. 鼻炎的分类

（1）急慢性鼻炎：根据病程长短，鼻炎分为急性和慢性鼻炎。急慢性的区分在于时间长短。目前医学上将其确定为 10 天左右。

也可依据症状进行区分。如果流清涕较多，鼻腔严重堵塞，黏膜红赤肿胀，则属于急性期病理改变。慢性则时间很长，充血肿胀不严重，流涕较少，但晚上或不良空气与温差刺激时发生鼻塞流涕。

（2）根据其病理过程分为：过敏性、肥大性和萎缩性鼻炎。

过敏性鼻炎主要表现在温差大，或空气质量差时（常常在早晨）出现一过性流涕、喷嚏、咳嗽、头痛等类似感冒症状。但经常发作，甚至天天如此。

肥大性鼻炎表现为鼻塞严重，鼻部通气困难，常常张口呼吸，因张口呼吸而刺激咽喉出现咳嗽，鼻部胀痛，鼻腔堵塞严重。症状长期存在。检查发现鼻甲肥大，充血肿胀明显，也包括鼻中隔偏歪。

萎缩性鼻炎见于鼻炎后期，以鼻塞日久、鼻干燥、鼻痒、嗅觉减退、头昏、记忆力差、注意力不集中等为特征。

【治疗】

一、原理

1. 宣肺祛邪以治本。

2. 通窍以缓急。

3. 化痰排涕以消除症状。

二、治法举例

1. 中药　苍耳、辛夷、鹅不食草（治鼻炎验方）、白芷、川芎（祛风通窍，排毒排脓）、薄荷、荆芥（轻扬宣肺，芳香通窍，增进嗅觉）、胆星、苏叶、陈皮（化痰通窍）、黄芩、桑皮（清肃肺金）。

2. 小儿推拿　拿揉风池、风府（升提气机，祛风散邪，通窍），开天门、推坎宫、揉太阳、掐揉耳后高骨等头面四大手法（疏风解表，调和阴阳），双点门（通督通窍）、点迎香与鼻通、振按攒竹（局部活血、化浊、通窍）、扳鼻梁（整复儿童鼻中隔偏歪）、叩额窦（排痰排浊）、肺俞操作令热（宣肺，清肃肺金），擦鼻旁、擦风池风府令热（预防感冒，增强体质，收式）。

【预防与调摄】

1. 增强体质，预防感冒。

2. 鼻部手法可自我保健，每天操作。

3. 忌食过敏食物，保持室内空气流通。

【文献资料】

《素问·五常政大论》："大暑以行，咳嚏、衄衊，鼻窒。"

《素问玄机原病式·六气为病》："鼻窒，窒，塞也。"

《诸病源候论》："鼻气不宣调，故不知香臭，而为齆也。"

《诸病源候论·小儿杂病诸候》："肺主气而通于鼻，而气为阳，诸阳之气，上荣头面。若气虚受风冷，风冷客于头脑，即其气不和，冷气停滞，搏于津液，脓涕结聚，即鼻不闻香臭，谓之齆鼻。"

《幼科证治准绳》："夫小儿肺脏壅滞，有积热上攻于脑，则令脑热也。又肺气通于鼻，主于涕，若其脏有热，则津液干燥，故令无涕也。"

《保婴撮要》："巢氏云：鼻乃肺之窍，皮毛腠理，乃肺之主。此因风邪客于肺，而鼻塞不利者，宜用消风散，或用葱白七茎入油，腻粉少许，搨摊绢帛上，掌中护温贴囟门。"

《太平圣惠方》："夫小儿鼻塞者，此由肺气通于鼻，而气为阳，诸阳之气，上荣头面，其气不宣利，受风冷邪，治小儿鼻不通，细辛膏方。"

《小儿推拿广意》："一治鼻干，年寿推下两宝瓶效，或曰多推肺经。以鼻乃肺窍故也。"

第二节　鼻渊（鼻窦炎）

【定义】 "鼻渊"，俗称"脑漏"，也就是鼻窦炎。以鼻腔内长期流浊涕，如泉下渗，量多不止为主诉的一种病症。

【病位】 鼻窦、脑、肺。

【病势】 邪毒上攻，实证。

【病性】 初期以热为主，后期可兼寒。

【病因】 外感风热邪毒，体内热毒上攻，体内湿热蕴结。

【病机】 热毒袭脑，化腐化浊成脓。

【理论依据】

一、中医

1. 鼻渊非鼻病　鼻渊之"渊"谓鼻孔久流浊涕，如涓涓泉水，永无止息。

鼻渊最早出处见于《素问·气厥论》，谓："胆移热于脑，则辛頞鼻渊。鼻渊者，浊涕下不止也。"

古人寻鼻部浊涕，上溯探源，结果发现它们并不是鼻部产生，而是来自鼻旁边的众多腔隙，即由颅骨深处流出。于是，古人将其命名为"脑漏"，即大脑滴漏而出。

既为大脑中漏出，显然不是鼻的病。鼻子不过泉眼，不过河道而已。这是治疗久流浊涕之鼻渊必须要明确的道理。

2. 鼻渊非涕而为脓　鼻渊表现为鼻腔内流出分泌物。

传统中医以浊涕描述之。考"涕"字，早于"泪"字。先秦时"涕"字本意为泪水。《说文》："泣也"，《玉篇》："泪汁出曰涕"。后来才造"泪"特指眼泪。从此，鼻中排泄物叫涕。传统中医五行归类，也将涕归于肺。由于涕泪相通，泪水应该不浊，生理情况下涕为五液之一，有润泽鼻、清肃肺的作用，也应该是清亮的。病理情况下，鼻一旦受到外邪侵袭，鼻本能分泌涕液，以帮助清洗和排出邪气。因此，流涕常常成为鼻本身病变的信号。这时候，所流之涕受到邪气的影响会有颜色和浓度的改变。如涕清稀为风寒，黄稠涕为风热。但因鼻腔始终与外界相通，鼻孔始终向下，人之呼吸又向外鼓动气体，故鼻子本身能自然排出各种分泌物。也就是说，涕本身是鼻病的信号，也是鼻病诊断的重要参考。但鼻子本身只能是涕，因为它随时产生，随时顺着向下的鼻孔排出了。而鼻渊流出的却不是涕，而是脓。单纯鼻病之涕可清，可黄，可稠黏，却绝不可能是变质腥臭的脓。这也是本书认定鼻渊病位在脑的主要依据。

3. 鼻渊的成脓条件　成脓的病症有痈、疽、疔、疖等外科疾病，眼（目内眦）、耳、鼻、扁桃体等五官病症，肠痈，肛周脓肿，以及其他脑、肺、肝等脏腑的脓疡等。研究这些脓性病变可以发现中医成脓有规律。

（1）多发生于管道或窍道：如口腔、毛囊、泪囊、肠道等。

（2）相对密闭的环境：如扁桃体隐窝、牙髓、骨髓、肛周、鼻窦、盲肠、颅内等。

（3）局部壅堵不通：几乎所有化脓均存在管道或穴道整体和局部壅堵，如痢疾、肠痈、泪囊炎等。

（4）湿热化腐、成毒、酿脓：脓汁本身是变质的液体，属水湿之类。变质是病理发酵的过程。其过程为邪气将正常津液煎熬浓缩，或将正常组织焚化，合为热毒。湿毒相合，蕴结成脓。中医"无热不成脓"，西医"炎变成脓"。

鼻渊之涕为浊涕，其特征恰恰为腥臭脓浊之物。这种脓汁不应该产生于鼻腔之中。它们只有在相对密闭、壅塞与积热的环境中酿成。而这种条件鼻腔本身不具备，但大脑，特别是厚厚的颅骨中的某些腔隙却提供了酿成脓汁的条件。

可见，鼻渊非鼻病。它是各种热毒，包括外感风热侵袭和体内火热上熏，以及体内湿热蕴蒸等，上袭于脑，影响与作用于鼻旁的颅骨中的腔隙而成。由于腔隙缺少流动性和通透性，当热邪入内，蕴积蒸迫，火热损伤黏膜，火热使津液变质，化腐化浊成脓，而酿成鼻渊。据此，我们确定：热毒袭脑，化腐化浊成脓为脑漏（鼻渊）的基本病机。

鼻渊之久流浊涕本身是人体排毒排邪过程，理论上不能收敛，只有当脓毒排尽，鼻渊才会最终停止而痊愈。

二、西医

1. 鼻窦的解剖与生理　西医的鼻窦炎不是鼻的毛病，而是颅骨中含气腔隙的化脓性炎症。

鼻窦又称鼻旁窦、副鼻窦。虽然叫鼻窦，但除了其开口在鼻腔外，其实与鼻并无关系。它们是鼻周围多个含气的骨质腔，隐蔽在鼻腔旁边。上颌窦位于鼻腔两旁、眼眶下面的上颌骨内；额窦在额骨内；筛窦位于鼻腔上部的两侧，由筛管内许多含气小腔组成；蝶窦在鼻腔后方的蝶骨内。它们的主要功能是为人的脸部造型，支撑头颅内部，减轻头颅重量，也对声音起一定的共鸣作用。

鼻窦虽为腔隙，相对独立，相对密闭，但人体任何部分都与整体相关联，不能完全独立和密闭。鼻窦中的上颌窦开口于中鼻道后部，额窦开口于中鼻道前部，筛窦如筛分为前、中、后三组，前、中群开口于中鼻道，后群开口于上鼻道；蝶窦开口于蝶筛隐窝内。

鼻窦位置的体表投影是推拿必须要掌握的重要内容（图9-2）。

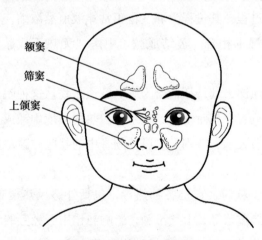

图 9-2　鼻窦解剖示意图

上颌窦位于两侧面颊深层，对应于颧弓处。

额窦位于天门穴上方，两眉后上方，如银杏叶状。

筛窦以山根为中心向两侧延伸。

蝶窦紧邻筛窦后面，为眼窝后方深处。

正是因为这些窦开口在鼻腔中，所以当鼻腔病变导致窦口堵塞时，鼻窦就完全封闭。最终导致化脓性炎症。

2. 分类与症状　急性鼻窦炎病程小于 12 周，主要表现为持续的较重的上呼吸道感染症状，如鼻塞不通、脓涕、头痛、发热等。慢性鼻窦炎病程大于 12 周，主要症状为脓涕、嗅觉障碍、头痛、注意力不集中、声音嘶等。急性多由急性感染所致，慢性可由急性鼻窦炎转化而成，或鼻腔内阻塞性疾病，如鼻息肉、鼻甲肥大、鼻腔结石、鼻中隔偏曲、鼻腔肿瘤、鼻腔填塞等阻碍鼻腔鼻窦通气引流而成。

【治疗】

一、原理

1. 清热、解毒、化浊以打断成脓的病机。

2. 宣散以消除或改善密闭成脓的条件

3. 清理鼻腔。鼻窦是上游水库，鼻腔位于河道下游，且为闸门。清洁鼻腔，开闸放水，能使鼻窦减压，缓解症状或治愈其炎症。

二、治法举例

1. 中药　黄芩、黄连、地骨皮、知母（清泻肺热）、银花、荆芥、薄荷（清热，疏风，发散）、白芷、皂角刺（排脓）、路路通、血通（通窍）、黄芪（托毒排脓）。

2. 小儿推拿　清肺平肝（宣散解表，清热降火）、挤捏板门、掐揉四横纹、运内八卦（化腐化浊）、退下六腑、清天河水（清热解毒）、点揉肝俞、胆俞（清泻火毒）、双点门（宣散通窍）、叩上颌窦、振叩额窦、振筛窦（通窍、排浊、排脓）、鼓颌鼓腮（增加鼻窦压力以排脓）。

【预防与调摄】

1. 积极预防感冒、鼻炎。平素坚持锻炼，增强体质。

2. 积极进行呼吸锻炼。鼓励学习游泳，通过换气练习改善呼吸。

3. 嘱其捏紧鼻孔，闭口，尽力鼓气，使气流对鼻窦、眼、耳、咽喉等产生压力，该法有助于排脓与活血化瘀。

【文献资料】

《灵枢·忧恚无言论》："人之鼻洞涕出不收者，颃颡不开，分气失也。"

《景岳全书·鼻证》："鼻渊证，总由太阳督脉之火，甚者上连于脑，而津津不已，故又名为脑漏。"

《医醇剩义·脑漏》："脑漏者，鼻如渊泉，涓涓流涕，致病有三：曰风也，火也，寒也。鼻为肺窍，司呼吸以通阳，贼风侵入，随吸入之气上彻于脑，以致鼻窍不通，时流清涕，此风伤之脑漏也。阳邪外烁，肝火内燔，鼻窍半通，时流黄水，此火伤之脑漏也。冬月邪寒，感冒重阴，寒气侵脑，鼻窍不通，时流浊涕，此寒伤之脑漏也。"

《医学摘粹·杂证要诀·七窍病类》："如中气不运，肺金壅满，即不感风寒，而浊涕时下者，此即鼻渊之谓也，而究其本源，总由土湿胃逆，浊气填塞于上，肺是以无降路矣。"

《张氏医通·卷八》："鼻出浊涕，即今之脑漏是也……要皆阳明伏火所致。"

《秘传证治要诀及类方·卷十》："有不因伤冷而涕多者，涕或黄或白，或时带血，如脑髓状，此由肾虚所生。"

《辨证录·卷之三》："人有鼻塞不通，浊涕稠黏，已经数年，皆以为鼻渊而火结于脑也，谁知是肺经郁火不宜。"

《医学正传》："触冒风寒，始则伤于皮毛，而成鼻塞不能之候，或为浊涕，或流清涕……名曰鼻渊，此为外寒束内之证也。"

《本草纲目》："鼻渊流浊涕，是脑受风热。"

《寿世保元》："夫鼻者，肺之候，时常和则吸饮香臭矣。若七情内郁、六淫外伤、饮食劳逸之过，则鼻气不能宜调，清道壅塞，即为病也……此皆脏腑不调，邪气郁于鼻而清道壅塞也。"

《解精微论》："泣涕者脑也，脑者阴也，髓者骨之充也，故脑渗为涕。"

《古今医鉴》："脑漏，鼻流脓涕，用枯矾、血余灰等分为末，青鱼胆拌成饼，阴干研细，吹鼻中。"

《儿科萃精》："小儿流涕腥臭，此胆移热于脑，名曰鼻渊，又名脑崩。古法用辛夷散（如辛夷仁、苍耳子、香白芷、薄荷、黄连，共晒干为末），葱汤调下。"

《保幼新编》："防风汤，防风、片芩（酒炒）、川芎、麦门冬（各五分）、人参（二分半）、甘草（三分）上方加连翘、玄参各五分尤妙。"

《幼幼集成》："辛夷散：治小儿鼻流浊涕而腥臭。辛夷仁（五钱）、苍耳子（炒，二钱五分）、香白芷（二钱）、薄荷叶（一钱）、雅黄连（二钱），共晒干为末，每服一钱，葱汤调下。""鼻中流臭黄水，名控脑沙。用紫贝子，俗名南蛇牙齿，粤人呼狗屐螺，取二三枚，火醋淬为末，纸包放地上去火毒。每服一钱，大人二钱，以丝瓜藤煎汤调药，空心服，以愈为度。"

《慈幼新书》："鼻渊有二症，风入胆中，移热于脑，脑寻窍于鼻而出涕，浓而臭为实热症，当归汤治之，鼻流不臭清涕，经年不瘥，为肺气虚寒之候，治宜石首鱼脑汤。又有郁火不宣，门户闭塞，稠黏浊涕，或硬或黄，不嚏则胀闷难忍，嚏则鼻梁疼痛，须加味逍遥散治之。"

第三节　慢性扁桃体炎

【定义】指一侧或两扁桃体明显肿大，一段时间长期存在，可伴有咽部不适、疼痛、清嗓子等症状。

【病位】扁桃体局部。

【病势】正气不足、邪气伏郁。

【病性】可寒可热，热证居多。

【病因】主要与外感、空气质量、痰浊等有关。

【基本病机】正虚邪恋，痰气交阻，乳蛾肿胀（扁桃体局部炎症）。

【理论依据】

一、中医

1. 扁桃体生理　扁桃体是位于喉腔内，咽前柱（舌腭弓）和咽后柱（咽腭弓）之间扁桃体窝内的免疫器官（图9-3），左右各一。小儿扁桃体一般从第8~9个月开始发育，4~8岁达到高峰，12岁左右停止发育，以后随增龄而逐渐萎缩退化。所以，1~8岁小儿扁桃体Ⅰ°~Ⅱ°大，但表现光滑，纹理如核桃样，无脓点，无异常分泌物，色淡红而均匀，均不作病态论。

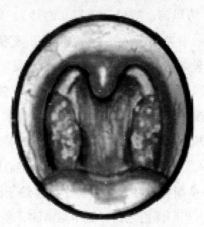

图9-3　咽部解剖图

扁桃体是呼吸道的屏障，可以阻挡并过滤病菌；它又是重要的免疫器官，广泛参与多种免疫过程。人体口腔内温度适宜，温差小、水分足、营养丰富，又有许多死角，适宜于微生物生长。但因为有唾液、有舌头运动、有吞咽、有各种腺体分泌抗病物质（激素与抗体等），以及微生物之间相互制约等因素使口腔内某类微生物不会过于强大。人的口腔就处于人与微生物之间的动态平衡之中。并且，在进化过程中，能在人口腔中寄宿并繁殖的微生物大多对人体有益。这是平时不容易患病的原因。

扁桃体在天人合一中具有重要地位和意义。咽喉外候天地之气，内与肺胃相通，是天人阴阳之气相交的要冲，喉核为咽喉重要门户。肺司呼吸，外合皮毛，为人身之藩篱。若肺卫得固，邪气难入，咽喉清爽，气道通畅，则喉核无病。

2. 大扁桃的实质　大扁桃在中医被形容为"乳蛾"，是咽喉部的肿大组织。传统中医认为其致病原因为痰、瘀、气、毒，病机为"痰气交阻""痰瘀互结""瘀热互结""痰热壅盛"与"热毒炽盛"。就慢性扁桃体炎来说，以痰气交阻似乎更为合理些。

3. 大扁桃的可能原因　确定了"痰气交阻"或"痰瘀互结",或兼些"热毒"之后,自然就该探究痰、气、瘀和热毒的来源。于是,外感(六淫、热毒)、食伤(脾为生痰之源,食积化热,热蕴生浊、化生成毒)、情志不遂(气郁、瘀血、火热)等应运而生。

因为咽喉具有与外界相通和位置较高等特殊性。与外界相通就易招外感六淫。位置最高就容易被火热熏灼,就必须有向上蒸迫这一机制。这是急性扁桃体炎外感热毒与内热上熏最合理的解释。而慢性呢? 热毒不太重,火热不盛,感冒症状不明显,就只能是痰气交阻或痰瘀互结了。

因为是慢性,正气一定不足,"正气存内,邪不可干"。现在有邪气,故正气必然虚。正虚邪恋的病机就天经地义了。结合痰与气,考虑扁桃体与气道的关系,中医自然就认定正虚是肺脾气虚(肺主气,司呼吸。脾主运化,为生痰之源)或肺肾阴虚(肺上连咽喉,足少阴肾经循咽喉,夹舌本)。气虚不能托邪气外出,阴虚不能滋养咽喉,邪恋则因为红肿不太厉害,而只能判定为风寒或风热。

二、西医

在病因上认为慢性扁桃体炎是由于细菌及分泌物积存于扁桃体窝长期刺激感染所致,自身变态反应也可能是其病因。其临床表现为反复咽痛(每遇感冒、受凉、劳累、睡眠欠佳后加重,或有咽部不适及堵塞感,儿童多伴随清嗓子)、口臭(因为扁桃体内细菌繁殖生长及残留于扁桃体上的脓性栓塞物等常可致口臭)、扁桃体肿大(肥大的扁桃体可致吞咽困难,声音嘶,呼吸不畅,睡眠鼾声,或咳嗽)等。如果扁桃体内细菌、脓栓经吞咽进入消化道,可导致厌食、腹泻、腹胀等。如果感染严重,还常常出现头痛、乏力、低热等表现。

检查可见扁桃体暗红色,表面凹凸不平,上面或有灰白色小点,或覆盖菲薄膜和黏附物,隐窝处有干酪样分泌物,挤压时分泌物外溢,舌腭弓及咽腭弓充血,下颌淋巴结肿大。血清抗链球菌溶血素"O"、抗链激酶和抗透明质酸酶滴度可增高等。

慢性扁桃体炎症可向邻近器官蔓延,引起中耳炎、鼻窦炎、喉炎、气管炎等。此外，急性肾炎、风湿性关节炎、风湿热、心脏病、长期低热等也与该病有关。

【治疗】

一、原理

1. 正虚宜扶正。扶正以益气为主，兼以养阴。

2. 邪恋应祛邪。多用发散外邪，清热解毒之法。

3. 痰瘀互结则应化痰逐瘀。

4. 加强局部刺激。扁桃体视之可见，且表面凹凸，利于局部用药和手法刺激。应重点探索。

二、治法举例

1. 中药　黄芪、太子参（益气养阴）、薄荷、大青叶（清解热毒，利咽喉）、法夏、海蛤粉（化痰散结）、苏叶、厚朴（行气解郁）、姜黄（活血化瘀）、甘草（和中，缓急、利咽喉）。

2. 小儿推拿　清肺平肝（祛除邪气）、补肺经、补脾经（实卫固表，助运化，绝痰源）、掐少商（利咽喉，清热毒）、清天河水（清透邪气）、推上三关（温助阳气，托毒外出）、喉科擒拿法、咽喉部直接操作（包括抹咽喉、拿喉节、点扁桃点、项后三线等，其利咽喉、消肿胀疗效最速）。

【预防与调摄】

1. 保持口腔清洁。睡前刷牙，饭后漱口（用碘片或淡盐水），减少口腔内细菌感染机会。

2. 加强锻炼，增强抵御外寒的能力。

3. 适当摄入多种维生素，特别是维生素 C。多食水果等。

4. 手术指征

（1）扁桃体过度肥大，妨碍呼吸、吞咽者。

（2）反复急性发作，每年 4~5 次以上，有扁桃体周围脓肿病史。

（3）长期低热，或经常因之突发高热，全身检查除扁桃体炎外的其他病变者。

（4）由于扁桃体炎而导致肾炎、风湿等病。

具备以上条件可建议在医生指导下择期手术。

【文献资料】

《外科正宗·卷二·咽喉论》：“上午痛者属气虚，补中益气汤加麦冬、五味子、牛子、元参；午后痛者属阴虚，四物汤加黄柏、知母、桔梗、元参；如不效，必加姜、附以为引导之用。”

《外科正宗·卷二·咽喉主治方》：“理中汤……治中气不足，虚火上攻，以致咽间干燥作痛，吐咽妨碍。”

《外科正宗·卷三》：“自有虚火、实火之分，紧喉、慢喉之说……又有喉痛、喉痹、乳蛾等症。”

《喉症全科紫珍集·卷下》：“此证因受风热郁怒而起，生于喉中，紧靠蒂丁，初不甚痛，乳头逐渐长大，劳辛即发。”

《辨证录·卷之三》：“人有咽喉肿痛，日轻夜重，喉间亦长成蛾，宛如阳证，但不甚痛，而咽喉之际，自觉一线干燥之至，饮水咽之少快……盖此证为阴蛾也。”

《焦氏喉科枕秘·卷一》：“蛾下起黄皮或白皮一条，长入喉底”，“旧久月深成嫩骨”。

《喉科白腐要旨》：“（创立）养阴清肺汤、神仙活命汤。”

《石室秘录·卷六·数集》：“乃肾火不藏于命门，浮游于咽喉之间”，“宜于水中补火，则引火归元而火势顿除。”

《喉科秘诀》：“盖咽者，咽也，咽纳水谷也；喉者，喉也，候气之出入也。咽喉居于上位，为诸经循行之要冲，地处狭窄，易壅易滞易聚，而火热炎上，其势急迫，遇关隘狭窄之地，则壅滞结聚其处而致病。”

《儒门事亲·卷三·喉舌缓急砭药不同解》：“咽与喉，会厌与舌，此四者，同在一门，而其用异。”

第四节　慢性结膜炎

【定义】一种发生于眼结膜的慢性炎症。以长期眼睛干涩、瘙痒、畏光流泪等为特征的慢性眼病。

【病位】眼目。

【病性】有虚有实。

【病势】虚证为当升不升，实证多邪气留恋。

【病因】久视伤目，反复感染，肝肾精血亏虚。

【基本病机】精血不足，目失所养，风热留恋。

【理论依据】

一、中医

1. 慢性结膜炎的临床特征　慢性结膜炎多表现为眼干涩、瘙痒、异物感，孩子喜欢用手挠眼，流泪、畏光、睑结膜充血等。干涩为失去滋养，属于精血不足。瘙痒为风，外风可致，血虚亦生风。流泪、畏光、异物感为风邪（炎症）刺激特征。一方面，风吹伤津，眼更干涩；另一方面，风吹之处，一片狼藉，目更干涩，目更刺痛，孩子不得不抓挠，不得不产生更多泪水求其滋润。结膜充血为热证。以此推断本病之邪气为风热。

2. 慢性结膜炎与急性结膜炎的关系　本病多继发于急性结膜炎之后，为急性结膜炎失治误治，迁延所致。急性结膜炎起病急，皆相染易，表现为眼睛红、肿、热、痛，流泪，瘙痒，属于典型的热毒炽盛。因而，从病因病理角度推断：慢性结膜炎理应为急性结膜炎之后，余热未尽，热毒未肃清，风热邪毒留恋于眼目。

3. 慢性结膜炎的病程特征　慢性结膜炎病程很长，常常经年累月。

久病多虚，久病及肾。肾精不足，失去濡养，才会眼睛长期干涩。同时，考虑到肝开窍于目，从而得出本病为肝肾亏虚，精血不足。

由于肝肾亏虚，精血不足，不能濡养眼球，不能战胜邪气，致风热邪毒长期羁留。同时邪气已衰，难于化火，不似急性发作之热毒外迫内焚。正邪胶着，不弃不离，成为慢性过程。

二、西医

1. 病因　慢性结膜炎病因分为感染和非感染两大类。

感染可因急性期治疗不彻底,病菌耐药迁延所致。也可因毒力不强的细菌、病毒、衣原体、真菌、寄生虫等感染所致。亦可因为眼周围的炎性病变如泪囊炎、鼻窦炎、鼻炎、倒睫、睑缘炎、睑板腺梗阻等,未矫正的屈光不正、斜视等也会引起慢性结膜炎。特别是戴隐形眼镜最易感染。

非感染性慢性结膜炎的发生则与环境和用眼习惯有关。不良环境如长期风沙、灰尘、烟雾、强光、有害气体刺激等。不良用眼与生活习惯主要为经常熬夜、睡眠不足、嗜烟过度、用眼疲劳等。近年来,长时间电脑操作,长时间上网等与慢性结膜炎的关系开始受到重视。"电脑视疲劳综合征"的主要症状类似于慢性结膜炎。另外,干眼症常常伴发或加重结膜炎。长期使用化妆品,或眼药水也可能是该病的原因。

随着卫生条件的改善,感染性结膜炎发病逐渐减少,而非感染性慢性结膜炎越来越多。

2. 症状　两眼异物感、烧灼感、眼睑沉重、发痒、摩擦感。病变累及角膜时,出现畏光、流泪、疼痛及视力障碍。

3. 慢性结膜炎的免疫学机制日渐受到重视。

4. 治疗　细菌感染者应用抗生素滴眼液治疗;病毒感染患者应用抗病毒药物治疗;过敏性因素引起者,祛除病因及诱发因素,同时应用抗过敏药物及糖皮质激素治疗。

【治疗】

一、原理

扶正祛邪、消炎明目为本病基本治法。

正虚为主,重点补肝肾,养精血,平抑风邪。邪恋为主,重点清热、祛风、解毒。应注意增强孩子整体的适应能力和抗病能力。

二、治法举例

1. 中药　枸杞、玉竹、熟地、女贞子(滋补肝肾,益精血)、北五味、白芍、石决明(收敛缓急,止痒止痛)、桑叶、菊花、薄荷、夏枯草、车前草(清热解毒、祛风明目)、葛根(升提气机,托毒外出)、甘草、大枣

（调和营卫）。

2. 小儿推拿　补肾经、揉二马（滋补肝肾）、心肝同清、清天河水（清热、透邪），掐总筋、分手阴阳、捣小天心（祛风邪、调阴阳、和气血、止瘙痒）、拿肩井（升提气机，增强适应性与抗病能力）、眼局部操作（①起式：开天门、推坎宫、揉太阳、掐揉耳背高骨；②轻揉眶周；③按揉四白、迎香，点睛明；④振泪腺；⑤振泪囊）。

【预防与调摄】

1. 合理安排生活，起居有常，饮食有节，劳逸结合。避免阳光直射，防止紫外线照射。

2. 做好用眼卫生，保护眼睛清洁，避免感染。急性期正确治疗，防止迁延。不宜长时间注视电视、手机，控制电子设备使用。

【文献资料】

《审视瑶函·白痛》："不肿不赤，爽快不得，沙涩昏朦，名曰白涩。"

《审视瑶函·粟疮症》："粟疮胞内起，粒粒似金珠，似脓脓不出，沙擦痛无时。睥急开张涩，需防病变之。"

《诸病源候论·目涩候》："目，肝之外候也。脏腑之精华，宗脉之所聚，上液之道，若悲哀内动腑脏，则液道开而泣下，其液竭者，则目涩。又风邪内乘其腑脏，外传于液道，亦令泣下而数欠，泣竭则目涩。若腑脏劳热，热气乘于肝，而冲发于目，则目热而涩也，甚则赤痛。"

《诸病源候论·目病诸候·目赤烂眦候》："此由冒触风日，风热之气伤于目。"

《秘传眼科龙木论·暴风客热外障》："此眼初患之时，忽然白睛胀起，覆乌睛和瞳仁，或痒或痛，泪出难开。此是暴风客热，久在肺脏，上冲肝膈，致令眼内浮胀白睛，不辨人物。此疾宜服泻肺汤、补肝散。铍镰出血。后点抽风散即瘥。诗曰：白睛胀起盖乌睛，睑肿还应痒痛生，此是暴风兼客热，来侵肺脏不安宁。"

《眼科菁华录·时复之病》："类似赤热，不治自愈，及期而发，过期又愈，如花如潮，久而不治，遂成其害。"

《证治准绳·杂病》："目痛有二，一谓目眦白眼痛，一谓目珠黑眼痛。

盖目眦白眼疼属阳，故昼则疼甚，点苦寒药则效。经所谓白眼赤脉法于阳故也。目珠黑眼疼属阴，故夜则疼甚，点苦寒则反剧。经所谓瞳子黑眼法于阴故也。"

《银海精微·不赤而痛》："问曰：人之患眼，不痒不赤而痛者何也？答曰：气脑虚也，荣卫不和，气血凝滞亦有也。七情郁结，肝风冲上，脑中风气相攻，故不痒不赤而痛。初患急服药，恐变为五风内障难治。宜服透红匀气散、川芎散、助阳和血汤。"

《银海精微·眼内风痒》："问曰：人之患眼，遇风痒极者何也？答曰：此因肝虚，合畜风热，胆经风毒上充入眼，遂遇风受痒。宜洗，服本乌蛇汤、补胆汤。"

《银海精微·痒极难忍》："痒极难忍者，肝经受热，胆因虚热，风邪攻充，肝含热极，肝受风之躁动，木摇风动，其痒发焉。故诸痒属虚，虚则痒，诸痛为实，实则痛。有黑珠痒者，有眼弦痒者，点以丹药，或煨姜摩擦，泪通痒止，或湿痒用碧天丹洗，侵晨洗以盐汤，或入桑白皮、防风、荆芥、薄荷之类。问曰：眼迎风受痒者何也？答曰：肝肺二经受风邪也。治法：痒时用三霜丸、拨云散、棉裹散，洗用去风药。"

第五节　儿童听力障碍

【定义】指儿童听力下降，或丧失。传统中医病名为耳鸣、耳聋，耳鸣为自觉耳内持续声响（小儿不能叙说），耳聋指听力丧失。

【病位】耳、脑、肾

【病势】壅堵与不足并存。

【病性】有热有寒。

【病因】先天禀赋异常，妊娠感染邪毒。小儿热病后期，滥用药物，外伤耳部，痰浊与瘀血堵塞

【病机】耳窍堵塞，或耳窍失养，传导与感音障碍。

【理论依据】

一、中医

1. 耳的生理　《说文》："主听也"，《易·说卦》："坎为耳"，《管子·水地篇》："肾发为耳"，《淮南子·精神训》："肝主耳"，《白虎通》："耳者，肾之候也"《灵枢·脉度》："肾气通于耳，肾和则耳能闻五音矣。"

耳是外界声音与人体联系的窍道。其中，耳廓以纳声，耳道以传声，鼓膜以振声，听骨以敲、扩声，内耳感应与传导声，中枢整合决断声音，共同完成人体的听觉。

此为经典传导通路，即声波→耳廓→外耳道（外耳）→鼓膜→听骨链→前庭窗（中耳）→毛细胞（内耳）→听神经→脑干（听觉传导系统）→听觉中枢（中枢）。

人体还存在声音的骨传导通路。声波不经过外耳和中耳，直接通过颅骨刺激内耳，引起听觉。骨传导通路为小儿推拿鸣天鼓、敲头颅、干洗头等健脑益智复聪法提供了思路和方法。

2. 堵塞则聋　闻声的过程是声音由外至内，最终到达内耳的过程。在人体，声音是通过空气传导的（空气传导最慢，约 340m/s；水次之，约 1450m/s；固体中的铁最快，达到 5200m/s）。如果这一路径不畅通，犹如江河壅堵，声音传导当受影响，或完全因此而隔绝不通，导致听力下降。

多种因素在理论上存在壅堵耳窍的可能。寒主收引凝滞，使耳道收缩狭窄。风邪入中，风吹林动而鸣响。热邪蒸迫，气压高而上冲；肝阳上亢，趋势与声音由外及内相逆，阻碍声音传导。湿性黏滞，重浊，塞耳窍、堵声音。瘀血停滞，经络不通，耳窍亦不通。总之，耳窍通则有声，堵则闭郁，闭郁则声不能达矣。

这是传导性听力下降的共同病机。

3. 感应缺失则聋　闻声闻声，一定要闻！闻是人体主动摄取声音的过程。

由于"两耳通脑，所听之声归于脑"（清代王清任《医林改错·脑髓说》），可以肯定由耳窍传导进入的声音最终被大脑感应，并在大脑得到整合才得以闻及。

感应使声音映衬在大脑上，感应必赖精髓，映衬须得阳气，二者缺一不可。传统中医认为脑髓与肾精相通，乃肾中精血所化，而投射之源在于肾气所使，从而建立了"肾开窍于耳"的理论。

可见，感应之本在脑，在肾。

如果外感和内伤各种因素影响的不是耳道，而是损伤或破坏了与感应声音有关的脑髓和肾精，致人体感应缺失，也必然影响听声，导致耳鸣耳聋。如感染邪毒、中风、外伤，先天肾精不充、脑髓空虚等。

这是感应性听力下降的共同病机。

二、西医

1. 原因　引起听力下降的原因较多，主要有：洁耳不当，损伤鼓膜。它病所致，可由局部病变如中耳炎、鼻炎，也可由全身疾病，特别是心脑血管疾病如高血压等引发。一过性听力下降多由于工作压力大，过度疲劳，严重失眠等所致。生活与工作在不良环境中，长时间接触噪音，或噪音太大也是影响听力的重要原因。儿童多与药物不良反应有关。

2. 分类

（1）程度：但凡听力下降都称为耳聋，但程度有别。听力损失又称聋度，或听力级，指人耳在某一频率的听阈比正常听阈高出的分贝数。听觉障碍轻者称重听或听力减退，重者称耳聋或全聋。

（2）性质：临床一般将其分为传导性、感音神经性和混合性三类。传导性病变在外耳或中耳，为声波传入内耳受到障碍。感音神经性病变在耳蜗、听神经或听觉中枢，是人对声音的感觉和认知功能障碍。兼具两者特征。

目前对其治疗疗效不令人满意。

【治疗】

一、原理

1. 通窍复聪。采用祛邪、活血、豁痰等方法以通耳窍，开壅塞，维持耳道畅通。

2. 益髓填精，补肾健脑。以提高感音能力。

二、治法举例

1. **中药**　熟地、山茱萸、核桃、紫河车（滋补肾精，健脑益智）、天麻、川芎（祛头风，止鸣响）、琥珀、珍珠母（镇静安神、镇肝息风）、红花、桃仁、丹参（活血化瘀通窍）、法夏、陈皮、菖蒲（豁痰开窍）、羌活、防风（祛风通络）、车前仁（利水消肿通窍）。

2. **小儿推拿**　补肾经、揉二马、掐肾纹（补肾复聪）、鸣天鼓、双凤灌耳（运用骨传导，刺激内耳复聪），点翳风、听会，向后下方牵拉耳廓（疏通经络，疏通窍道）、双点门（健脑益智）、拿风池与上月球（改善大脑供血，利于复聪）、推天柱骨与桥弓（降逆、清热、平肝息风）、掐揉二扇门（发脏腑之汗，祛邪外出）、拔伸与扳颈椎（整脊术，有助于听力恢复）、鼓气法（刺激咽鼓管，行气活血，防聋）。

【预防与调摄】

1. 日常生活防噪音，防止滥用药物，防治中耳炎和鼻炎。

2. 保持良好的心理状态和睡眠。

3. 保持良好用耳习惯，不要长时间使用耳机。

【文献资料】

《素问·阴阳应象大论篇》："年四十，而阴气自半也，起居衰矣；年五十，体重，耳目不聪明矣；年六十，阴痿，气大衰，九窍不利，下虚上实，涕泣俱出矣。故曰：知之则强，不知则老，故同出而名异耳。智者察同，愚者察异；愚者不足，智者有余。有余则耳目聪明，身体轻强，老者复壮，壮者益治。"

《素问·至真要大论篇》："岁太阴在泉，草乃早荣，湿淫所胜……民病饮积，心痛，耳聋浑浑焞焞（tūn）。""厥阴之胜，耳鸣头眩，愦愦欲吐，胃膈如寒。""少阴司天，客胜则鼽嚏，颈项强，肩背瞀热，头痛少气，发热，耳聋，目瞑。""少阳司天，客胜则……呕逆，喉痹，头痛，嗌肿，耳聋，血溢。"

《灵枢·邪气脏腑病形》："心脉急甚者为瘛瘲……微涩为血溢、维厥、耳鸣、癫疾。"

《灵枢·经脉》："小肠手太阳之脉……是主液所生病者，耳聋，目黄，颊肿。""三焦手少阳之脉……是动则病耳聋浑浑焞焞，嗌肿喉痹。""手阳明之别，名曰偏历……其别者，入耳，合于宗脉。实则龋聋，虚则齿寒痹隔。"

《诸病源候论·小儿杂病诸候》："手太阳之经入于耳内，头脑有风，入乘其脉，与气相搏，故令耳聋。"

《幼科证治准绳》："《圣惠》治小儿耳聋不瘥方，甜葶苈、杏仁（汤浸，去皮）、盐（各等分），上件药捣，研如膏，以少许猪脂和合，煎令稠，以绵裹如蕤核大，塞耳中，日一易之。又方松脂、菖蒲（末）、乌油麻（各半两），上件药相和捣熟，绵裹如一红豆大，塞耳，日一易。""又方上取葱白于灰中煨令熟，以葱白头纳耳中，日三易。""麝香散，治沉耳。麝香（少许）、白矾（一钱）、五倍子（二钱）。上件，为末。纸捻子点入耳中少许。"

《肘后备急方》："《胜金方》，治耳聋立效。以干地龙，入盐，贮在葱尾内，为水，点之。"

第六节　近　视

【定义】指视近物清楚，视远物不清楚或模糊的现象。

【病位】眼目。

【病性】有虚有实，以虚为主。

【病势】当升不升，升提无力。

【病因】久视伤目，先天禀赋弱，心胆虚怯，精血亏虚。

【基本病机】目力不及，成像模糊。

【理论依据】

一、中医

1. 中医眼的结构与目系　眼位于头面，左右各一，是人体的视觉器官。眼睛明亮，灵动，被古人誉为"精明之府"。五官中肝开窍于目，正如《灵枢·脉度》所说："肝气通于目，肝和则目能辨五色矣"。但眼睛的各个部分又归属于不同的脏腑。《灵枢·大惑论》："五脏六腑之精气，皆上注于目而为之精，精之窠为眼，骨之精为瞳子，筋之精为黑眼，血之精为络，其窠气之精为白眼，肌肉之精为约束，裹撷筋骨血气之精而与脉并为系，上属于脑，后出于项中。"从而建立起了瞳仁属肾，白睛属肺，黑睛属肝，目胞属脾，脉络属心的中医五轮学说。

与眼睛相关联的经络主要有：足太阳膀胱经起于目内眦的睛明穴；足少阳胆经起于目外眦的瞳子髎穴；手少阴心经支脉系目系；足厥阴肝经连目系；手少阳三焦经支脉至目外眦；手太阳小肠经终于目内眦。奇经八脉中，督脉有一支合足太阳于目内眦；任脉循面入目眶下；阴跷脉连属于目内眦睛明穴；阳跷脉至目内眦。所以《素问·五脏生成篇》说："诸脉者，皆属于目。"《灵枢·口问》："目者，宗脉之所聚也，上液之道也。"《灵枢·邪气藏腑病形》："十二经脉，三百六十五络，其血气皆上于面而走空窍，其精阳气上走于目而为睛。"

2. 中医视觉形成　古人很早意识到，视觉是人眼对光所产生影的成像。如《墨经》："目以火见"，明确表示人眼依赖光照看清物件。《吕氏春秋·任数篇》："目之见也借于昭"，《礼记·仲尼燕居》："譬如终夜有求于幽室之中，非烛何见？"《潜夫论》谓："夫目之视，非能有光也，必因乎日月火炎而后光存焉"。在颜色方面，周代分为"正色"和"间色"。"正色"指"青、赤、黄、白、黑五色"。"间色"由不同的"正色"以不同比例混合而成。《孙子兵法·势篇》有"色不过五，五色之变不可胜观也"。可见，立竿，见影，辨色，最终影与色定格于大地或纸张上成为景的过程是自然界的普遍现象。

大地成景依据光，景物最终存储于地上和纸张。天人合一观使古人意识到眼睛看见东西的必要条件是光照，所见之物应该是光之影投射于人体某个如大地和纸片一样的器物上。如果肝开窍于目，则成像在肝（传统中医观）。如果两目系长于脑，则成像在脑（《医林改错》观）。

光，谓之无形，景物却有形。视觉成像是"无中生有"。这个"有"必须是一定的物质基础。在人体只能是气血，还不是一般的气血，是人体中最为珍贵的精血。正因为如此，中医望神才首重望目之精光，望目之神才能决断生死。

精血之源在肝肾。因此，视觉的关键在肝肾。

3. 近视机制探讨 近视表现为视近容易，视远困难。故目力不及为其基本病机。

（1）心胆虚怯：由于眼神为生命象征，而心藏神，主宰人体生命。精汁与胆汁同源，胆主决断，主勇怯。加之近视之人，目无光彩，目珠呆滞，胆小怕事，故传统中医推论近视乃心胆气虚。如《灵枢·论勇》："怯士者，目大而不减，阴阳相失……肝系缓，其胆不满而纵"，《证治准绳·杂病》："治之在胆肾，胆肾足则神膏厚，神膏厚则经络润泽，经络润泽则神气和畅而阳光盛矣。"

（2）精血不足：成像依赖精血，精血影印景物。精血足则成像清晰，精血亏则成像困难。故精血不足为近视的另一常见病因。精血中，肝藏血，肝开窍于目；肾藏精，肾主瞳仁。精血不足首先责之于肝肾虚，这是传统中医治疗目疾的重要原则，近视也不例外。

二、西医

1. 流行病学及病因 国民体质检查表明：我国青少年近视发生率高达60%以上。引起近视原因可能与遗传、发育、环境、疾病和用眼习惯等有关。其中用眼不当推为首要发病因素。小儿近视刚发生，用眼习惯未形成，如早日发现，早日纠正不良习惯，采取干预措施，对于防止近视、度数加深，以及由此可能导致的视网膜脱离、黄斑出血、青光眼和白内障等并发症有积极意义。

2. 近视形成原理

（1）屈光调节：正常两眼屈光力和眼球前后轴的长度互相匹配。静止（不调节）状态下，远距离（5米以外）物体发出的平行光经眼的屈光系统折射，焦点将分毫不差地落在视网膜上，形成清晰物象。看近处时（5米内）睫状肌收缩，晶体悬韧带放松，晶状体呈横椭圆形，看远处时（5米外）睫状肌放松，晶体悬韧带紧张，晶状体呈扁平状，这就是屈光调节。调节力的强弱取决于睫状肌的收缩、晶体悬韧带的张力和晶体本身的弹性，以及物体的远近等。

（2）假性近视与真性近视：假性近视多因长时间、近距离，或不良身姿，如伏在桌上，或在动荡的车厢，或光线不稳定条件下看书，由于眼睫状肌因调节频繁和高强度调节而处于紧张与疲劳状态，最终失代偿或痉挛，调节难以为继，形成假性近视。可用睫状肌麻痹药物消除。如果趋势不改，病因不除，眼的调节和辐辏联动，可因为眼外肌对眼球的压迫和眼内压力改变使眼轴变长形成真性近视。

【治疗】

一、原理

增目力为近视的基本治法。肝肾亏虚宜补益肝肾。心胆虚怯宜养心益胆。

二、治法举例

1. 中药　枸杞、熟地、枣皮、黄精、鹿茸（益髓填精，补益肝肾）、党参、远志（益心气，宁神醒脑）、枳壳、青皮、竹茹（强胆行气）、石决明、菊花（清热明目）、防己、木瓜（缓急，解除痉挛）。

2. 小儿推拿　补心经、补肾经、清补肝经（针对近视所在脏腑）、天门入虎口、扣拨阳陵泉（解痉、缓急）、揉二人上马与揉肾顶（补肝肾，益精血），眼睛局部操作（①起式：拿揉项三线，拿颈夹脊，拿五经，按揉背部膀胱经；②点穴：攒竹、鱼腰、太阳、承泣、球后、瞳子髎、阳白；③振鼻根；④取泪法；⑤按揉目上眶；⑥收式：叩前额、振前额、叩颈椎、擦头颈之交）。

【预防及调摄】

1. 养成良好用眼习惯。阅读、书写、看电视等保持正确姿势和适当距离。长期视物中途最好闭目养神或远眺5~10分钟。养成做眼保健操的习惯。

2. 早发现，早干预。由于近视的临床疗效与患者年龄成反比，即年龄越小，效果越好，故应定期筛查小儿视力，及早发现，及早干预。

【文献资料】

《灵枢·论勇》：“怯士者，目大而不减，阴阳相失……肝系缓，其胆不满而纵。”

《素问·脉要精微论》：“夫精明者，所以视万物，别黑白，审短长，以长为短，以白为黑，如是则精衰矣。”

《诸病源候论》：“目不能远视。”

《证治准绳·七窍门》：“能近怯远证。”

《目经大成》始称“近视”。

《仁斋直指方·眼目方论》：“故肝肾之气充则精采光明，肝肾之气乏则昏矇晕眩。”

《原机启微·亡血过多之病》：“目之为血所养者明矣。手少阴心生血，血荣于目；足厥阴肝开窍于目，肝亦多血。故血亡目病，男子衄血、便血，妇人产后崩漏，亡之过多者，皆能病焉。其为病睛珠痛，珠痛不能视，羞明隐涩，眼睫无力，眉骨太阳，因为酸疼。”

《兰室秘藏·诸脉者皆属于目论》：“夫五脏六腑之精气皆禀受于脾，上贯于目。脾者诸阴之首也，目者血脉之宗也，故脾虚则五脏之精气皆失所司，不能归明于目矣。”

《审视瑶函·内瘴》：“此症非谓禀受生成近觑之病不治者。盖言平昔无病能远视，忽目患能近视而不能远视者。”

《审视瑶函·开导之后宜补论》：“夫目之有血，为养目之源。充和则有发生长养之功，而目不病，少有亏滞，目病生矣。”

《审视瑶函·识病辨症详明金玉赋》：“血少神劳精气衰，则瞻视昏渺。”“近视乃火少，远视因水虚。”

《审视瑶函·能近怯远症》：“阳不足，阴有余，病于火少者也。无火，是以光华不能发越于远，而拘敛近视耳。治在胆肾，胆肾足则神膏厚，神膏厚则经络润泽，经络润泽则神气和畅，而阳光盛矣。”“久视伤睛成近觑。”

《审视瑶函·诊视》：“凡病目后，宜滋肾水，何也？目以肝为主，肝开窍于目，目得血而能视，若滋肾水，则水能生木，木能生火，火能生土，土能生金，金能生水，生生不已，其益无穷。”

《审视瑶函·浊害清和症》："水升而火自降，火降而邪气自除，目自明矣。"

《审视瑶函·瞻视昏渺症》："滋阴则火自降，养肾则精自生。"

第七节　斜　视

【定义】正常情况下，人体注视同一目标时，两眼均聚焦于该物体形成清晰图像。斜视为注视同一物体时，一眼聚集目标，另一眼却偏离。从而不能形成清晰图像，并且表现为一侧眼珠偏于内或外侧。

【病位】眼睛、肝。

【病势】多属于实。

【病性】内热为多。

【病因】先天禀赋，不良用眼。

【斜视病机】目系失衡，眼球偏移。

【斜视理论依据】

一、中医

1. 正与斜　自然界天和地上下对称，人体外观左右基本对称。古人据此提炼出生理的、标准的和理想状态的"正"的状态。即，无论人体前后、上下、左右、脏腑、气血、阴阳等生理结构和功能，还是疾病发生，治疗用药、用推拿、用穴位等，传统中医都强调"以平为期"，所谓"平"就是"正"。

"阴平阳秘，精神乃治，阴阳离决，精气乃绝"，说的就是"正"。

目珠有二。左右各一，基本对称是谓正。目以视物，左右两眼，趋势一致，协调不偏是谓正。

不正为斜。斜视本质为失之"正"。

身体赖筋骨以正，脏腑赖阴阳气血以正，运动赖伸缩以正。两眼视物赖目系以正。所谓目系，为网络眼球的经络和经筋。

因此，斜视的表现形式为眼球偏移，但其基本病机为目系失衡。

2. 目系的内涵与作用　系者，丝也，绪也，连属也。目系也称眼系，目本，为联系、网络、固定眼球的经络和经筋，以及眼球后方与脑相连的组织。

（1）目系与经络：经络与目系的关系主要见于《灵枢·经脉》。其中，与目系相连属的经脉有：手少阴心经、足太阳膀胱经、足厥阴肝经、手太阳小肠经、手少阳三焦经、足少阳胆经、任脉等。而阳维脉与阴维脉参与维系眼球位置，阳跷脉与阴跷脉主管运动眼球。除任脉在正中外，其余经脉均左右对称。

（2）目系与经筋：目系与经筋的关系见于《灵枢·经筋》。其中，足太阳经筋为"目上网"，足阳明经筋为"目下网"（张景岳认为足太阳细筋散布于目上，故为目上网，足阳明细筋散布于目下，为目下网。两筋协同作用，施眼球运动）。一上一下结网配对，协同作用，管理眼球运动。此外，足少阳之筋、手太阳之筋、手少阳之筋等也结于眼球周围，司眼球旋转与视物。经筋也是左右对称的。

（3）目系的功能：对于单眼，有的经络与经筋在内眦，有的在外眦，有的上，有的下，维系着眼球的平衡。对于双眼，经络与经筋左右对称，维系着两眼之间的平衡。

一旦维系单眼或双眼的目系功能障碍，则"正"态失衡，这是斜视的根本原因。正如《灵枢·大惑论》所说"故邪中于项，因逢其身之虚，其入深，则随眼系以入于脑。入于脑则脑转，脑转则引目系急。目系急则目眩以转矣"。其中的转就是斜视。

二、西医

1. 病因

（1）调节学说：眼的调节作用与眼的集合作用互相联系，一定的调节带来相应的集合。常常由于调节—集合反射过强，内直肌强于外直肌，形成共同性内斜视。而近视眼因看近物少用或不用调节，集合力减弱，内直肌张力减低，形成共同性外斜视。

（2）双眼反射学说：双眼单视是条件反射，依靠融合功能完成，为后天获得的特殊功能。如果在条件反射形成过程中两眼视力不同，一眼视力受到明显感觉或运动障碍，妨碍了双眼单视功能，就会产生两眼位分离状态，即斜视。

（3）解剖学说：某一眼外肌发育过度或发育不全，眼外肌附着点异常，眼眶发育、眶内筋膜结构异常等，均可导致内外直肌肌力不平衡，产生斜视。

（4）遗传学说：斜视可能与遗传因素有关。

2. 临床表现　斜视患者眼位不正，当其注视一个物体时，此物体影像于正常眼落在视网膜中心凹，斜视眼则落在中心凹以外的位置，故而出现复视。内斜视眼位向内偏斜。在出生至半岁内发生者称为先天性内斜视。偏斜角度通常很大。后天性内斜视又分为调节性与非调节性，调节性内斜视常发生在2~3岁儿童，患儿常常会伴有中高度远视，或是异常的调节内聚力与调节比率。外斜视眼位向外偏斜，可分为间歇性与恒定性外斜视。间歇性外斜视因具有较好的融像能力，眼位大多可由融像能力维持在正常位置，只是偶尔在阳光或疲劳时才表现为一过性外斜眼位。反之则为恒定性外斜视。上、下斜视为眼位向上或向下偏斜，较为少见，但常常引发斜颈代偿。

3. 诊断

（1）询问病史：详细询问患者的年龄、准确的发病时间、发病原因或诱因、斜视发展情况、做过何种治疗、有无家族史等。

（2）眼外观检查：注意患者眼位偏斜的方向和程度，睑裂是否等大，颜面是否对称，有无代偿性头位。

（3）视力检查及屈光检查：详细检查患者的远、近视力及矫正视力。

（4）遮盖试验：遮盖试验可以简单而又确切地对斜视进行定性检查。

（5）检查眼球的运动：观察6个主要运动方向，确定受损眼肌。

（6）斜视角检查：健眼注视时，斜眼偏斜的角度称为第一斜视角。斜眼注视时，健眼偏斜的角度称为第二斜视角。测量第一、第二斜视角斜角可以协助麻痹眼的诊断，临床上常用方法为角膜映光法、同视机检查法、三棱镜配合遮盖法等。

4. 治疗

（1）非手术治疗：首先应促使两眼良好的视力发育，其次为矫正偏斜眼位。斜视的治疗方法包括戴眼镜、戴眼罩遮盖、正位视训练。戴眼罩是治疗斜视所引起的弱视的主要方法。眼肌手术则包括放松（减弱）或缩短（增强）一眼或两眼眼外肌中的一条或多条肌肉。轻度斜视可以戴棱镜来矫治。正位视训练可以作为手术前后的补充。

（2）手术治疗：斜视治疗的年龄越小，治疗效果越好。斜视手术不仅为了矫正眼位、改善外观，更重要的是建立双眼视功能。手术时机以 6~7 岁前为最佳。术后通过双眼视训练以增强和保持稳定的立体视功能。

【治疗】

一、原理

1. 调阴阳以维系平衡。

2. 正目系以纠偏斜。

二、治法举例

1. 中药　枸杞、熟地、女贞子、沙苑子（益精血，柔肝，缓急）、白芍、木瓜、乌梅、甘草（酸甘化阴，缓急舒筋）、伸筋草、舒筋草（调目系）、桑叶、菊花（平肝，清肝，明目）。

2. 小儿推拿　补肾经、揉二马、点揉命门（滋补肝肾）、清肝经、搓摩胁肋（疏肝、缓急）、天门入虎口、耳廓牵拉法、选择与斜视向反的方向捣小天心（正斜）、推移并旋转眼球（直接作用于眼球，帮助斜视恢复）、熨目法（活血化瘀，有助消除眼肌疲劳）。

【预防与调摄】

1. 早发现，早调治。

2. 养成良好用眼习惯。

【文献资料】

《灵枢·经脉》："心手少阴之脉……其支者，从心系上挟咽，系目系。""膀胱足太阳之脉，起于目内眦，上额，交巅。""足厥阴之脉……循喉咙之后，上入颃颡，连目系，上出额，与督脉会于巅。其支者，从目系下颊里，环唇内。""小肠手太阳之脉……其支者，别颊上䪼，抵鼻，至目内眦，斜络于颧。""三焦手少阳之脉……其支者，从耳后入耳中，出走耳前，过客主人前，交颊，至目锐眦。""胆足少阳之脉起于目锐眦，上抵头角……其支者，从耳后入耳中，出走耳前，至目锐眦后……其支者，别锐眦。"

《灵枢·经筋》："足少阳之筋……结于目眦为外维。""手太阳之筋……本支者，上曲牙，循耳前属目外眦。""手少阳之筋……其支者，上曲牙引，循耳前，属目外眦"

《灵枢·寒热病》："足太阳有通项入于脑者，正属目本，名曰眼系。"

《素问·骨空论》："任脉……至咽喉，上颐，循面，入目。"

《景岳全书》："网，纲维也，所以约束目睫，司开合者也。""太阳为目上网，阳明为目下网。"

《证治准绳》："目斜视上，黑睛紧小，白睛青赤，肝挟火邪，宜用泻青丸。"

第八节 弱 视

【定义】患儿视力减退，经矫正达不到0.8，且未发现眼睛有器质性病变者称为弱视。弱视仅发生在视觉尚未发育成熟的婴幼儿（8岁以内）。

【病位】眼、脑、肾。

【病势】多虚。

【病性】寒为主。

【病因】先天不足，早产、低体重，睡眠过少，用眼过度，斜视、高度近视、远视等导致。

【病机】清阳不充，脑髓不足，目不能见。

【理论依据】

一、中医

1. 弱视者目力虚弱

（1）弱视之"弱"顾名思义，是为视力衰弱。

（2）弱视多见于早产、低体重，及发育不良小儿，体质弱，精血不足，视力亦得不到良好发育。

（3）弱视多由近视、斜视等其他眼病转化或合并而成。而近视、斜视，及其他眼病多有肝肾亏虚。

（4）中医认为眼目之神光为全身"神"的重要标志。目光有神，视力清晰，既能辨近之精细，亦能望远之苍穹。弱视视力极差。目无光彩是为人体失神或少神。这是将弱视归于虚，归于寒的主要原因。

（5）视力是人体获取外界影像的过程。这一过程需要阳气的蒸腾与投射，需要脑髓和精血的影映。二者缺一不可。弱视患儿，视力经矫正仍然达不到 0.8，如果不是阳气不足，不能上升蒸腾充实于脑，难以将外界景物投射于脑，那就肯定是精血不足，影映障碍，成像困难。这是确定弱视病机为清阳不足，脑髓精血不足的关键。

2. 近视、斜视和弱视中医病机区别 儿童常见眼科疾病有近视、斜视和弱视。成像的基本条件为一定要有投射光源（阳气）和幕布（脑髓、精血），二者缺一不可（图9-4）。近视能视近而不能视远，即有目力，但目力不足，不能及远。故基本病机为目力不及。斜视既可视远，亦可视近，但无论远近任何目标在斜视两眼中均表现为两个影像。为了不重影，患眼必然偏斜，进行代偿，才能获得一个图像。故其基本病机为目系失衡，目珠偏斜。弱视是没有目力，即使进行视力矫正也达不到 0.8。不足 0.8 时，所视之物必然模糊，必然看不清，甚至完全失明。故其基本病机总结为目不能见。

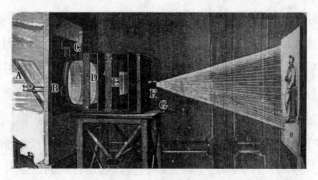

图9-4 投射示意图

近视为屈光调节异常，为眼球本身疾病。斜视眼球偏斜，其斜乃受大脑支配并与大脑抑制视觉有关，故斜视为眼球与大脑共同疾病。弱视检查眼睛并无器质性病变，说明病变部位为眼球之外的更高一级中枢。

二、西医

过去长期认为弱视是婴幼儿在视觉发育关键期，即从出生到 6 岁左右眼底视网膜黄斑区的锥体细胞，又叫感光细胞未能发育，不能感知光线和景物所致。根据用进废退的原则，治疗弱视就应该趁早加强视觉训练，况且，孩子本身处于视觉尚未发育的阶段。因此，临床上对弱视的治疗原则主要是加强对患者眼底黄斑区的形觉刺激，以此激活锥体细胞，恢复视力。其主要方法包括配眼镜（矫正屈光不正，使其进入眼内的光线聚焦在视网膜黄斑区刺激锥体细胞兴奋），压抑遮盖（使其视力较差眼相对于正常眼得到更多的光刺激），以及红光闪烁刺激（利用脉冲红光对锥体细胞的敏感性来激活锥体细胞），穿针、插孔、精细目力训练（增强锥体细胞对物体的分辨率及视敏锐度）等。从理论上来说，只要患者未超过视觉发育期，经过上述综合疗法均能促使黄斑区感光锥体细胞功能恢复，从而治愈弱视。这是眼科界发现并公认的弱视发生的外周学说。

近年来，弱视"中枢发生学说"获得支持。Wiesel、Hube 二人以此获得 1981 诺贝尔生理学奖。他们运用视觉诱发电位观察弱视猫模型。结果显示：弱视病变位置在大脑视中枢。大脑视中枢的缺陷或损害抑制了正常视觉功能发育，从而导致了弱视。随着现代视觉电生理学，神经生物化学及分子生物学技术的高速发展，这一假说在患儿身上得到印证，使弱视病因和机制研究取得重大突破。如视觉电生理中的 EOG、ERG 与 VEP 联合应用对视觉系统病变分层定位检测与验证对比，发现多数弱视患儿大脑中约 40% 或更多突触联系在发育过程中丧失，视觉传导神经萎缩，外侧膝状体相应层与之联系的中枢皮质 17 区神经元发育不良和减少（严重者 17 区神经细胞不足 20%）等，最终因其空间分辨率差几乎丧失而弱视。这是目前新发现并得出的弱视发生的中枢学说。

其实，弱视的外周和中枢学说可以互补，从不同层面作用与改变弱视的病理状态，从而提高弱视的治愈率。

【治疗】

一、原理

1. 滋补精血，有益成像。

2. 升清降浊，提高视能。

3. 健脑益智，促进脑髓发育。

4. 活血化瘀，加强信号传导。

二、治法举例

1. 中药　蚂蚁、熟地、龙眼肉、太子参、人参（益髓填精，营养脑髓，补益气血）、决明子、桑椹子、菟丝子、枸杞子（明目增视力）、升麻、黄芪、柴胡（升举阳气、提高视能）、当归、红花、郁金（活血化瘀、加强信号传导，增进视力）。

2. 小儿推拿　补脾经、补肾经、揉二马（补先天生后天，补后天养先天，增益精血）、双点门、揉太阳、干洗头（健脑益智，刺激脑髓，增进视力）、拿风池、摩百会（升阳举陷，提高视能）、点睛明、按攒竹、按鱼腰穴、点承泣（局部活血化瘀，加强视觉传导），整体按揉目上眶，并重点点按目上眶内 1/3 与外 1/3 交会处（增益视力，改善睡眠，促进视觉发育验方）。

【预防与调摄】

1. 越早发现，越早干预，疗效越好。

2. 治疗周期长，贵在持之以恒。

3. 配合戴镜、遮盖、视力训练等方法。

4. 加强营养，适当锻炼，提高身体素质。

【文献资料】

《灵枢·口问》："目者，宗脉之所聚也。"

《灵枢·海论》："髓海不足……目无所见。"

《诸病源候论·小儿杂症·盲》："眼无障翳而无所见，谓之盲。"

《张氏医通》:"东垣云:能远视不能近视者,阳气有余,阴气不足,少年穷役眼神所致也。海藏云:目能远视,知其有火,不能近视,责其无水,法当补肾,加减地芝丸,或六味丸加减。秘要云:阴精不足,阳光有余,病于水者,故光华发见,散乱而不能收敛。近视,治之在心肾。若贪淫恣欲,饥饱失节,形体甚劳,过于悲泣,皆斫丧阴精。精亏则阳火盛,火性炎而发见,阴精不能制伏挽回,故越于外而远照不收。治之而反触激者,有内障之患。"

《审视瑶函》:"肝经不足,肾经病,近在咫尺,视模糊。""阳不足,病于少火者也。"

《眼科金镜·盲》:"症之起不痛不痒,不红不肿,如无症状,只是不能睹物,盲瞽日久,父母不知为盲。"

主要参考文献

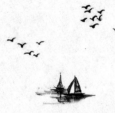

［1］人民卫生出版社. 黄帝内经（影印本）［M］. 北京：人民卫生出版社，2013.

［2］隋·巢元方. 诸病源候论［M］. 北京：人民卫生出版社，1955.

［3］廖品东. 小儿推拿学［M］. 第2版. 北京：人民卫生出版社，2016.

［4］孟陆亮，刘奉. 儿科学［M］. 北京：人民卫生出版社，2016.

［5］韩新民，熊磊. 中医儿科学［M］. 北京：人民卫生出版社，2016.

［6］丁文龙，王海杰. 系统解剖学［M］. 北京：人民卫生出版社，2015.

［7］廖品东，熊茜. 睡前捏一捏，宝宝不生病［M］. 南京：江苏凤凰科学技术出版社，2015.

［8］杨德全. 中药学［M］. 北京：人民卫生出版社，2014.